Checkliste Physiotherapie

in Orthopädie und Traumatologie

Rosi Haarer-Becker, Dagmar Schoer

85 Abbildungen

1996
Georg Thieme Verlag
Stuttgart · New York

Zeichnungen: Piotr und Malgorzata Gusta, Stuttgart
Umschlaggrafik: Cyclus DTP Loenicker, Stuttgart

Rosi Haarer-Becker
Karl-Seckinger-Straße 48
D-76229 Karlsruhe

Dagmar Schoer
Werderstraße 101
D-28199 Bremen

Die Deutsche Bibliothek – CIP-Einheitsaufnahme
Haarer-Becker, Rosi:
Checkliste Physiotherapie in Orthopädie und Traumatologie /
Rosi Haarer-Becker ; Dagmar Schoer. -
Stuttgart ; New York : Thieme, 1996

NE: Schoer, Dagmar:

Wichtiger Hinweis: Wie jede Wissenschaft ist die Medizin ständigen Entwicklungen unterworfen. Forschung und klinische Erfahrung erweitern unsere Erkenntnisse, insbesondere was Behandlung und medikamentöse Therapie anbelangt. Soweit in diesem Werk eine Dosierung oder eine Applikation erwähnt wird, darf der Leser zwar darauf vertrauen, daß Autoren, Herausgeber und Verlag große Sorgfalt darauf verwandt haben, daß diese Angabe dem **Wissensstand bei Fertigstellung des Werkes** entspricht.

Für Angaben über Dosierungsanweisungen und Applikationsformen kann vom Verlag jedoch keine Gewähr übernommen werden. **Jeder Benutzer ist angehalten,** durch sorgfältige Prüfung der Beipackzettel der verwendeten Präparate und gegebenenfalls nach Konsultation eines Spezialisten festzustellen, ob die dort gegebene Empfehlung für Dosierungen oder die Beachtung von Kontraindikationen gegenüber der Angabe in diesem Buch abweicht. Eine solche Prüfung ist besonders wichtig bei selten verwendeten Präparaten oder solchen, die neu auf den Markt gebracht worden sind. **Jede Dosierung oder Applikation erfolgt auf eigene Gefahr des Benutzers.** Autoren und Verlag appellieren an jeden Benutzer, ihm etwa auffallende Ungenauigkeiten dem Verlag mitzuteilen.

Printed in Germany

Satz: Dr. Ulrich Mihr GmbH, D-72076 Tübingen (System: 3B2, Version 4.62)
Druck: Gutmann + Co. GmbH, D-74388 Talheim

ISBN 3-13-103011-9 1 2 3 4 5 6

Mit dieser physiotherapeutischen Checkliste verwirklichen wir die Idee eines übersichtlichen, knappen Nachschlagewerkes.

Diejenigen Kolleginnen und Kollegen, die in den beiden Fachgebieten tätig sind, finden neue Aspekte der funktionellen Behandlung traumatologischer und orthopädischer Patienten.

Physiotherapeuten mit anderen Arbeitsschwerpunkten finden konkrete Hilfen, wenn „ihr“ Patient zusätzliche Probleme aus den beiden Fachgebieten aufweist.

Physiotherapieschüler lernen die Systematik physiotherapeutischen Handelns kennen und erhalten praxisnahe Vorgaben für Befundaufnahmen, Zielsetzungen und Behandlungsdurchführung.

Ärzte erhalten besonders im „Grauen Teil“ der Checkliste einen Einblick in die derzeit angewandten Behandlungsmethoden und die physiotherapeutische Arbeitsweise.

Bedingt durch unsere Sichtweise funktioneller Defizite am Halte- und Bewegungsapparat haben wir

- dem „Grauen Teil" des Buches mit Befund- und Behandlungstechniken, Behandlungsmethoden und -konzepten als unserem „Handwerkszeug“ viel Platz eingeräumt,
- den „Blauen Teil“, traumatologische und orthopädische Behandlungen, so knapp wie möglich gehalten.

Das Zuordnen von konkreten Maßnahmen zu einzelnen Krankheitsbildern gehört unserer Meinung nach der Vergangenheit an. Deshalb haben wir in den grundsätzlichen Teilen der Traumatologie und Orthopädie übergeordnete Behandlungsziele und -konzepte beschrieben, die der Leser beim Nachschlagen konkreter Verletzungen bzw. Erkrankungen stets mit berücksichtigen muß.

Verletzungen und Erkrankungen haben wir nach exemplarischen Gesichtspunkten ausgewählt.

Dieses Buch enthält keine Behandlungs„rezepte“, sondern fordert auf, sich mit jedem Patienten differenziert auseinanderzusetzen. Dazu bedarf es stets einer Behandlungsplanung für die speziellen Defizite, die der Befund offenlegt und die konsequente Überprüfung des Behandlungserfolges in Form von Wiederbefunden.

Sommer 1996

Dagmar Schoer, Bremen
Rosi Haarer-Becker, Karlsruhe

Grauer Teil

Blauer Teil

Allgemeines

- Jede krankengymnastische Behandlung ist eine Lernsituation für den Patienten.
- Jede Optimierung des Lernprozesses führt zu größerer Effektivität der krankengymnastischen Behandlung.
- Dabei sind die Behandlungsziele des Therapeuten die Lernziele für den Patienten.

Behandlungsziele und Maßnahmen

- **Lernziele** können z.B. sein:
  - der Patient soll sich ökonomisch bewegen
  - eine korrigierte Körperhaltung selbständig einnehmen
  - Kompensationsbewegungen automatisch einsetzen können
- Betrachtungsweise des Patienten als informationsverarbeitendes System mit Gliederung des Bewegungslernens in fünf Abschnitte von der Reizaufnahme bis zur motorischen Antwort (Abb. 1).

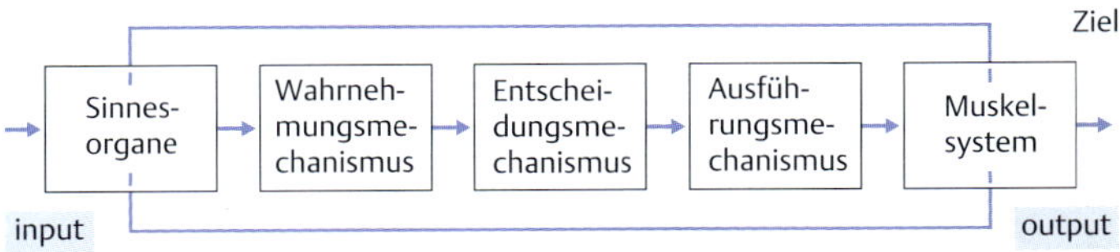

Abb. 1 Modell der Informationsverarbeitung beim Bewegungslernen

- Bei jeder neu gelernten Bewegung Vergleich der motorischen Antwort mit der Zielvorstellung, dem Lernziel.
- Klare Vorgaben helfen dem Patienten, die Ziele ohne große Umwege zu erreichen.
- **Lernprozeß**
  Der eigentliche Lernprozeß verläuft in drei Phasen:
  1. Wahrnehmung der geplanten Veränderung
  2. Entscheidung, ob die geplante Veränderung gelingt
  3. Ausführung der geplanten Veränderung
- **Die Wahrnehmungsfähigkeit**
  Sie wird entscheidend von der Behandlungsatmosphäre beeinflußt:
  - Schmerzen
  - Angst
  - laute Nebengeräusche
  - unpassende Raumtemperatur usw.

  stören die Konzentration ebenso wie das Überfrachten mit zu vielen Informationen in zu kurzer Zeit.

Bewegungslernen (nach Schewe)

- **Verbesserung der Wahrnehmung:** Sie ist möglich, wenn mehrere Rezeptoren angesprochen werden. Der Therapeut kann z. B.:
  - über die geplante Bewegung informieren,
  - die Bewegung danach passiv durchführen,
  - einen richtungsweisenden Stimulus durch den Hautkontakt geben,
  - durch Zug und Druck die Rezeptoren der Kapseln, Sehnen und Muskeln ansprechen.
  - Kritische Überprüfung der wahrgenommenen Informationen.
  - Einbeziehung von Vorerfahrungen des Patienten.
  - Positive Bewegungserfahrung durch erfolgreiche Durchführbarkeit in der physiotherapeutischen Behandlung.
  - Ermöglichen dieser positiven Erfahrung durch unkonventionelle Bewegungsaufträge, Bewegen vom proximalen Hebel.
  - Befundbezogene Anpassungen, die Schmerzen vermeiden usw.
  - Speicherung häufig geübter Bewegungsabläufe im Langzeitgedächtnis.
  - Automatisches Abrufen dieser Bewegungsabläufe unter Umgehung der Entscheidungsphase möglich.
  - Dies gilt ebenso für unerwünschte automatische Ausweichbewegungen.
  - Veränderung von Automatismen nur über Verbesserung der Wahrnehmung für das Problem und realisierbare Zielvorstellungen.
- **Ausführungsphase:** Hier erfolgen Feinkorrekturen (sie betreffen vorrangig die Sicherheit des Patienten).
  - Der Patient kann einen Bewegungsauftrag des Therapeuten als gefährlich einschätzen, z. B. das erste Aufstehen mit Unterarmstützen unter Teilbelastung nach einer Beinoperation.
  - Therapeut und Patient planen, daß die Füße unter das jeweilige Hüftgelenk aufgesetzt werden.
  - Immer wieder setzt der Patient das betroffene Bein zu weit nach außen, sein Sicherheitsbedürfnis rät ihm zu einer breiteren Unterstützungsfläche.
  - Vermeidung dieser Situation, wenn die neue Belastung z. B. im Gehbarren geübt wird.
- Bewegung wird nicht als Selbstzweck geübt, sondern um motorische Funktionen wiederherzustellen oder Kompensationen zu lernen.
  Hat z. B. ein Patient mit Rückenbeschwerden die Stabilisation der Körperlängsachse gelernt, werden anschließend typische Alltagssituationen durchgespielt: Gegenstände vom Boden aufheben, Schuhe zubinden usw.
  Dadurch Festigen des gelernten Bewegungsablaufs bis zur Automatisierung.
  Die Umsetzung in den beruflichen und privaten Alltag des Patienten ist dann wahrscheinlicher.

Allgemeines

- Physiotherapeuten benutzen untereinander, im Team und zur Dokumentation eine präzise Fachsprache.
- Im Umgang mit Patienten die „Patientensprache", mit der Haltungen und Bewegungen instruiert werden. Die „Patientensprache" spricht die Wahrnehmung des Patienten an und vermeidet Fachausdrücke, die der Patient „übersetzen" muß.

Behandlungsziele und Maßnahmen

- Anleiten von Haltungen und Bewegungsabläufen mittels wahrnehmbarer (nachvollziehbarer) Angaben. Fördern der Orientierung am eigenen Körper.
  - ***Beispiele:***
  - Gelenkstellungsänderungen werden durch Distanzveränderungen zwischen zwei wahrnehmbaren Körperpunkten instruiert.
    - „Die Hand entfernt sich vom Schultergelenk" ergibt Extension im Ellbogengelenk vom Unterarm aus.
    - „Das Kinn nähert sich dem Brustkorb" ergibt Flexion der Halswirbelsäule vom Kopf aus.
  - Stabilisation in einem oder mehreren Gelenken werden durch das Beibehalten von Distanzen zwischen zwei wahrnehmbaren Körperpunkten instruiert.
    - „Der Abstand zwischen Kinn und Brustkorb bleibt gleich, während sich der Oberkörper nach vorn/unten neigt", ergibt eine Stabilisation in der Halswirbelsäule.
  - Haltungen und Bewegungen werden durch Druckveränderungen zwischen Körper und Unterlage differenziert beeinflußt.
    - „Der Druck unter der rechten Beckenhälfte nimmt zu" führt zu einer Gewichtsverlagerung nach rechts, z. B. in die Ausgangsstellung Sitz.
  - Änderungen in der Intensität der Muskelaktivität und kleine differenzierte Gelenkstellungsänderungen werden durch die Aufforderung „Hautfalten zu bilden oder zu glätten" erreicht.
    - „Die Hautfalten vorn am Sprunggelenk nehmen zu" aktiviert die Dorsalextensoren des Unterschenkels dynamisch konzentrisch und vergrößert die Dorsalextension im oberen Sprunggelenk.
- Appellieren an die Phantasie des Patienten mit der Aufforderung, „etwas darzustellen", „etwas nachzuahmen". Assoziationen wecken oder schaffen.
  - ***Beispiel:***
    Aus der Bauchlage auf dem Gymnastikball hebt sich der Brustkorb, der Patient verkörpert das Bild der Galionsfigur (Abb. 2).
- Mentales Vorstellen bzw. Abrufen eines Bewegungsablaufes erleichtert dem Patienten die konkrete Handlung und fördert die ökonomische Aktivität beim Üben. Der Patient erhält Zeit, sich vorzubereiten (s. Bewegungslernen, S. 1 f.).
  - ***Beispiel:***
    „Bevor Sie sich, wie in der letzten Behandlung besprochen, bücken, spielen Sie den Bewegungsablauf nochmals gedanklich durch."

Die Instruktion des Patienten

- Standardisieren eines Bewegungsauftrages, damit er für wiederkehrende Situationen oder therapeutische Bewegungsmuster einen auditiven Reiz für den Patienten darstellt (s. Bewegungslernen, S. 1 f.).
  - ***Beispiel:***
    Der Bewegungsauftrag für die PNF-Pattern (S. 123) ist präzise, knapp und wird als exterozeptiver (auditiver) Reiz stets in derselben Variante (angepaßt an den einzelnen Patienten) formuliert.
- Zeit geben, Patient muß das Gehörte zuerst umsetzen.
  - ***Beispiel:***
    „Geben Sie mir Ihr Armgewicht" – warten – „ich bewege den Arm nach ..." – warten – machen. So hat der Patient genug Zeit, sich auf die Bewegung einzustellen und „lockerzulassen".
- Taktile Reize, manipulative Hilfen und richtungsweisende Widerstände unterstützen die verbale Instruktion. Sie passen stets zu den Worten des Therapeuten.
  - ***Beispiel:***
    Verbaler Auftrag: „Während sich der Oberkörper aus dem Sitz nach vorn neigt, bleibt der Abstand zwischen den Kniegelenken gleich." Taktile Unterstützung: Berührung rechts und links lateral am Kniegelenk.
- Visuelle Eigenkontrollen des Patienten unterstützen die Instruktion des Therapeuten.
  - ***Beispiel:***
    Die Augen des Patienten verfolgen den Bewegungsweg der Hand in einem PNF-Armpattern (s. PNF, S. 123).

Typische Instruktionsfehler

- Fachausdrücke verwenden.
- Ungenaue Angaben, Ergebnis so lange korrigieren, bis der Patient „endlich" macht, was der Therapeut will.
  Folgen sind z. B., daß der Patient hyperaktiv oder demotiviert wird.
- Negationen verwenden.
  „Machen Sie dieses nicht, machen Sie jenes nicht, ..."
  „Stellen Sie sich keinen rosaroten Elefanten vor!"
- Verbale und taktile Hilfen widersprechen sich.
  „Bewegen Sie das Bein nach außen" – die Hände des Therapeuten liegen aber an der medialen Seite des Beines.
- Fixierende und widerstandgebende Hand des Therapeuten sind für den Patienten nicht zu unterscheiden.

a

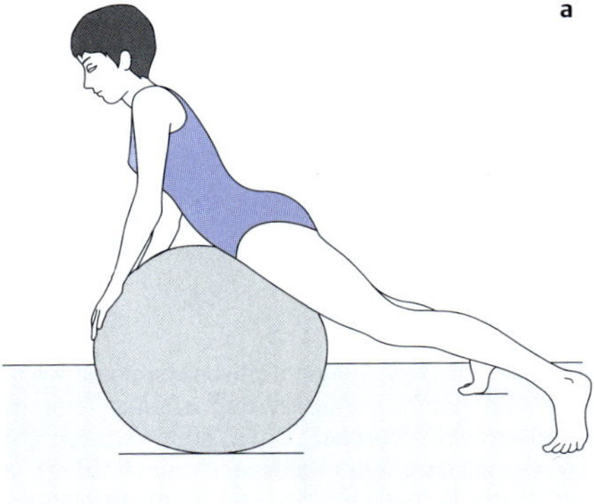

b

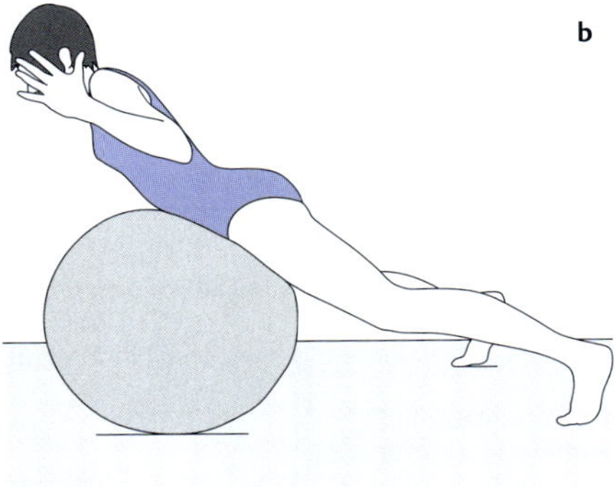

Abb. 2 Der Name der FBL-Übung „Galionsfigur" weckt die Assoziation zum Bewegungsablauf.
a) „Galionsfigur" mit stützenden Armen.
b) „Galionsfigur" mit freien Armen.

Physiotherapeutischer Befund in Orthopädie und Traumatologie

Allgemeines

- Das Wahrnehmen der Symptome des Patienten und die ärztliche Diagnose sind die Grundlagen der Befundaufnahme.
- Um Symptome und deren Ursachen zu begreifen, muß der Therapeut
  - zuhören
  - beobachten
  - palpieren
  - Funktionen und Strukturen testen
  - quantitative Daten messen und schätzen
  - Funktionen qualitativ beurteilen
  - Informationen interpretieren
- Fundierte Kenntnisse in der Anatomie, Physiologie, Neurophysiologie und in der speziellen Krankheitslehre sind ebenso Voraussetzung wie das Verstehen des gesunden Bewegungsverhaltens des Menschen. Durch die Orientierung an einer in der Bewegungslehre vermittelten hypothetischen Norm nimmt der Therapeut Abweichungen wahr und klassifiziert sie z. B. als Ausweichbewegung, Schonhaltung usw.
- Je genauer der Physiotherapeut die ärztliche Diagnose und Therapie (z. B. Wirkung der verabreichten Medikamente) kennt, um so besser kann er Befunddaten auswerten und Behandlungen planen.

Die persönlichen Daten des Patienten

- Name, Alter, Beruf/Tätigkeit, Hobby, soziale Stellung, Kostenträger

Anamnese

- Subjektive Beschwerden des Patienten
  Aktives Zuhören ist die wichtigste Eigenschaft des Therapeuten bei diesem Teil der Befundaufnahme.
  - Welche Symptome? (Schmerzen, Sensibilitätsstörungen, Instabilitätsgefühl, Unsicherheit, Steifigkeit)
  - Wann und wie oft treten die Symptome auf?
    Können sie beeinflußt werden und wenn ja, wie?
    Therapeut läßt sich typische auslösende Situationen zeigen und beobachtet, wie der Patient z. B. den Schmerz verstärken oder vermindern kann.
    Die Hypothesenbildung über die Ursachen der Symptome beginnt.
  - Besteht zwischen den einzelnen Symptomen ein Zusammenhang?
    Therapeut stellt gezielte Fragen zu Symptomen, die dieselbe Ursache haben können.
- Krankheitsgeschichte
  - Seit wann, Verlauf, evtl. vererbt?
- Bisherige Therapie, Medikamente
- Allgemeinzustand, andere Erkrankungen
- Welche Erwartungen hat der Patient, wie ist seine Motivation für die geplante Behandlung?

Bewegungsverhalten / Alltagsbewegungen / Hilfsmittel

- Bereits bei der ersten Begegnung mit dem Patienten wird der geübte Beobachter Auffälligkeiten im Bewegungsverhalten erkennen.
- Beobachtet werden z. B. Schonhaltungen, Hinkmechanismen, das An- und Ausziehen, das Hinsetzen und Aufstehen, der Gebrauch von Hilfsmitteln.

Konstitution

- **Fragestellungen**
  - Welchen Einfluß hat der Körperbau des Patienten auf seine Haltung und sein Bewegungsverhalten?
  - Hat die Konstitution einen negativen Einfluß auf die Symptome des Patienten?
- **Hypothetische Norm beim Erwachsenen**
  - *Längen:*
    Mitte der Gesamtkörperlänge: auf Höhe der Symphyse, Ober- und Unterlänge stehen im Verhältnis 1 : 1.
    Die Unterlänge teilt sich im Kniegelenkspalt in Oberschenkellänge : Unterschenkellänge plus Ferse in 1 : 1.
    Armlänge: Handgelenk auf Höhe des Trochanter major.
  - *Breiten:*
    Abstand zwischen rechtem und linkem Trochanter major und der frontotransversale Brustkorbdurchmesser auf Achselhöhe sind gleich breit.
    Der Schultergelenksabstand ist deutlich breiter.
    Der Hüftgelenksabstand entspricht der Breite eines Schultergürtels.
  - *Tiefen:*
    Fußlänge, sagittotransversaler Brustkorbdurchmesser auf Achselhöhe und Kopftiefe sind gleich.
  - *Gewichtsverteilung:*
    Beurteilt wird, ob der Patient z. B. einen schweren Schultergürtel, ein schweres Becken, leichte Arme usw. hat.
- Abweichungen von der hypothetischen Norm (Abb. 3) können Befunde unterschiedlichster Ursache potenzieren, z. B. kann das Gewicht der Arme, die bei sehr breitem Brustkorb und schmalem Schultergelenksabstand nicht im Lot hängen, die Halswirbelsäule belasten.

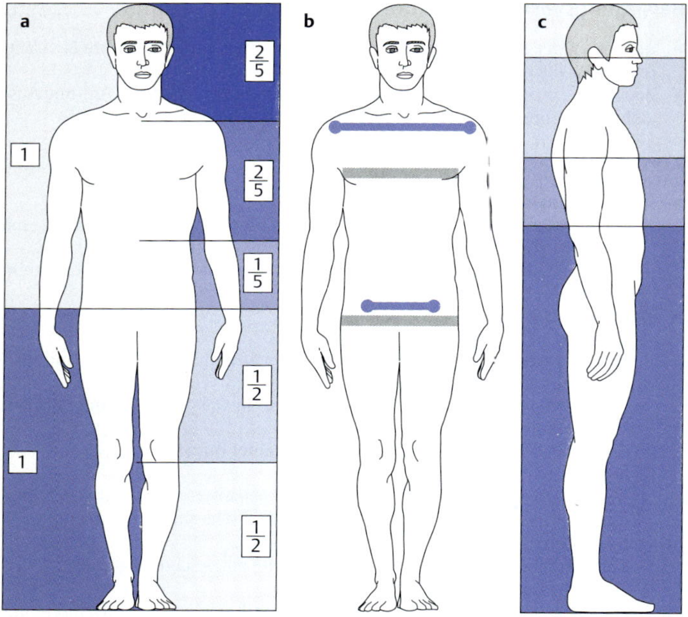

Abb. 3 a) Konstitution: Längen
Die Oberlänge teilt sich 1/5 Becken
2/5 Brustkorb
2/5 Kopf und HWS Die Unterlänge teilt sich am Kniegelenkspalt.

b) Konstitution: Breiten
Abstand zwischen den Trochanteren und frontotransversalem Thoraxdurchmesser auf Achselhöhe sind gleich.
Hüftgelenksabstand halb so groß wie Schultergelenksabstand.

c) Konstitution: Tiefen
Fußlänge, sagittotransversaler Thoraxdurchmesser auf Achselhöhe und Kopftiefe sind gleich.

Haut/Unterhaut

- Äußeres Erscheinungsbild
  - Wunden, Narben, Dekubiti
  - Farbe: Rötung, Blässe, Blauverfärbungen
  - Beschaffenheit: z. B. trocken, glänzend, schuppig, Schwielen
- Temperatur, besonders bei Verdacht auf Entzündungen prüfen
- Verschieblichkeit zwischen den einzelnen Gewebsschichten prüfen
- Schwellungen
- Head'sche Zonen, Kibler-Hautfalten, Bindegewebszonen (S. 88 ff.)

Knochen

- Äußeres Erscheinungsbild
  - Achsenabweichungen, Fehlstellungen
  - Längenabweichungen (Seitenvergleich)
  - Deformitäten (z. B. Trichterbrust)
- Kenntnis über Röntgenbefund
  - Achsenabweichungen, Fehlstellungen
  - Kallusbildung z. B. nach Frakturen, Brückenkallus
  - Formveränderungen, z. B. Keilwirbelbildung, ossäre Auszackungen

Gelenke

- Äußeres Erscheinungsbild
  - Formveränderungen, z. B. bei Gonarthrose?
  - Achsenabweichung, z. B. Genu varum?
  - Schwellungen (Umfangmaße)
- Erguß, Hämarthros (Punktionsbefund)
- Kapselbandapparat
  - Verdickungen der Kapsel, z. B. Frozen shoulder
  - Kapselverklebungen (Bewegungsausmaß und Traktionsbefund im Seitenvergleich)
  - Hypermobilität oder Instabilität durch Lockerungen im Bandapparat
- Gelenkspiel (Joint play) (S. 99 ff.)
  - Gleitbewegungen zwischen distalem und proximalem Gelenkpartner aus der (aktuellen) Ruhestellung (Seitenvergleich)
  - Traktion und Kompression (Seitenvergleich)
  - Endgefühl
- Verdacht auf Blockierungen
- Provokationstests
  - für den Knorpel und den subchondralen Knochen (verstärkt Kompression und mildert Traktion die Symptome?)
  - für die Menisken
- Kenntnis über Röntgen-, Arthroskopie- und Computertomografiebefunde
  - Formveränderungen
  - Arthrose
  - Gelenkmaus
  - Subluxationen
    Bandscheibenprotrusion oder -prolaps

- Beweglichkeit
  - Messen der Bewegungstoleranzen nach der Neutral-Null-Methode (S. 15 ff.)
  - Schätzen der Bewegungsausmaße
- Qualität der Bewegung
  - Verstärken sich die Symptome während der Bewegung oder in einem bestimmten Bereich des Bewegungsweges?
  - Ist die Bewegung insgesamt oder teilweise nur gegen Widerstand des Gewebes möglich?
  - Baut der Patient Schutzspannungen im Bewegungsweg auf?
  - Gibt es Gelenkgeräusche?
  - Verändern sich die Symptome durch folgende Varianten der Bewegungsausführung: passiv durch Therapeuten, aktiv gegen Widerstand, Bewegen unter Traktion, Bewegen unter Kompression.

Bänder

- Stabilitätstests durch passives Bewegen in die vom Band begrenzte Bewegung (Abb. 4)
- Palpation im Bandverlauf, um Schwellungen und Reizungen zu erkennen.

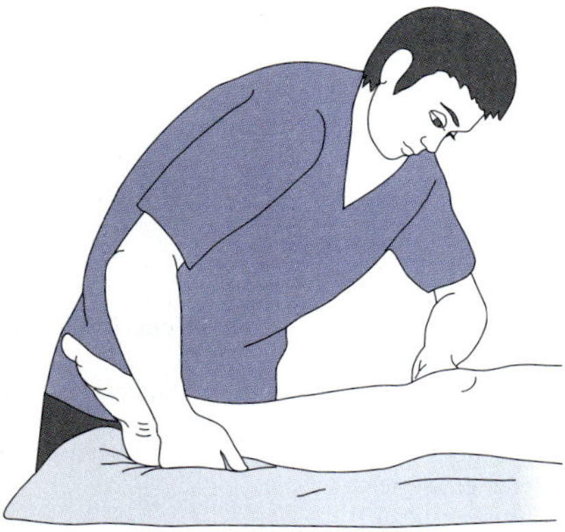

Abb. 4 Test des medialen Bandapparates am Kniegelenk. Therapeut provoziert durch Schub von lateral ABD.

Muskulatur/Sehnen

- Äußeres Erscheinungsbild
  - Muskelrelief
  - Hypertrophien, Atrophien (Umfangmaße)
  - Schwellungen im Bereich der Muskulatur
  - Schwellungen im Bereich der Sehnen und Sehnenansätze
- Palpationsbefund
  - Tonus (Konsistenz und Spannungszustand)
  - lokale Verhärtungen in der Muskulatur (Myogelosen)
  - Reizungen am Übergang Sehne/Muskel, an der Sehne und an der Ansatzstelle der Sehne am Knochen
  - Druckschmerz im Bereich des Muskels oder der Sehnenansätze
- Dehnbarkeit / Geschmeidigkeit der Muskulatur
  - Eingelenkige Muskulatur von mehrgelenkiger Muskulatur unterscheiden. Mehrgelenkige Muskulatur besitzt eine physiologische passive Insuffizienz, d. h. ihre Länge ermöglicht kein endgradiges Bewegen in allen von ihr überbrückten Gelenken.
- Kontraktionsfähigkeit
  - Eingelenkige Muskulatur muß durch ihre Kontraktion das überbrückte Gelenk bis in die Endstellung bewegen.
    Mehrgelenkige Muskulatur besitzt eine physiologische aktive Insuffizienz, ihre Verkürzung ermöglicht keine endgradigen Bewegungen in allen von ihr überbrückten Gelenken.
- Kraft
  - Widerstandstest: statische Muskelarbeit in Mittelstellung des Muskels
  - Einschätzen der Kraft mit Hilfe der sechsstelligen Skala des Muskeltestes (S. 19).
- Maximalkraft
  - Überwinden eines Widerstandes mit höchstmöglicher Kraft
- Schnellkraft
  - Überwinden von Widerständen mit hoher Geschwindigkeit
- Kraftausdauer
  - Zeitraum bis zur Ermüdung bei langdauernder Kraftanwendung
- Koordination
  - innerhalb eines Muskels
  - im Muskelzusammenspiel
- Isometrische Widerstandstests nach Cyriax (Abb. 5)
  - Schädigungen im Bereich der Sehne, am Sehnenansatz am Knochen und im Muskel erzeugen bei isometrischer Arbeit in der Mittel- oder Dehnstellung eines Muskels Schmerzen oder Kraftminderung. Schmerz ohne Kraftverlust deutet auf einen geringen, Schmerz und Kraftverlust auf einen großen Schaden hin.
    (Kein Schmerz, keine/wenig Kraft: neurologischer Befund).
  - Die erhöhte Spannung der Muskulatur erhöht den Druck im Gelenk, was auch zu Schmerzen führen kann.

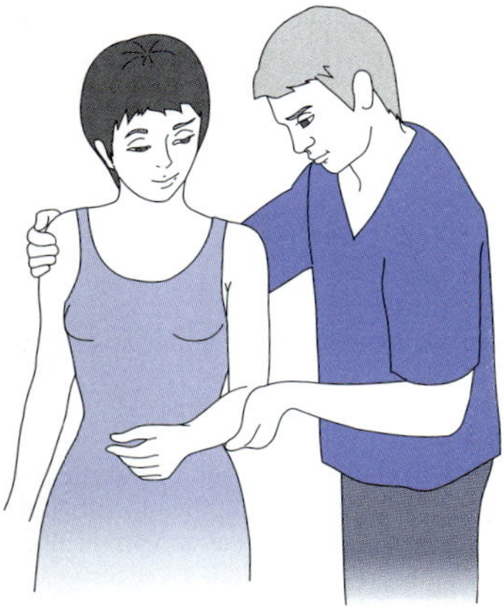

Abb. 5 Isometrischer Test für die Abduktion des Schultergelenks nach Cyriax.

- Triggerpunkte
- Kenntnis über Röntgenbefund
  - Sklerosierungen im Bereich der Sehnen
  - Kalkablagerungen

Schleimbeutel/Sehnenscheiden

- Schwellungen, Krepitation

Haltung im Stehen und im Sitzen / Statik

- Beurteilt wird der Einfluß der Haltung des Patienten auf aktive und passive Strukturen des Bewegungsapparates.
- Statik im Stand (hypothetische Norm: s. Haltungsschulung, S. 45) Haltungsveränderungen bedingen Gleichgewichtsreaktionen:
  - Veränderungen der Fußbelastung, z. B. vermehrte Vorfußbelastung
  - Nicht in die Körperlängsachse eingeordnete Gewichte fordern Gegengewichte, z. B. Becken vor, Schultergürtel zurück.
  - „Verschobene" Gewichte erzeugen im Vergleich zur guten Haltung erhöhte oder verminderte Muskelaktivitäten, belasten passive Strukturen.
  - Gewichtsverschiebungen in der Sagittalebene werden auf die mittlere Frontalebene bezogen.
  - Gewichtsverschiebungen in der Frontal- und Transversalebene werden auf die Symmetrieebene bezogen.
- Statik im Sitzen (hypothetische Norm: s. Haltungsschulung, S. 44)
  - Die bevorzugte/häufigste Sitzhaltung des Patienten beurteilen.

Gangbild

➤ (s. Gangbeschreibung, S. 21 ff., und Hinkmechanismen, S. 26 ff.)

Neurologischer Befund

➤ Nach Nervenläsionen motorische und sensible Ausfälle dokumentieren.
  - Muskelschwächen bei peripheren Lähmungen mit Hilfe der fünfstelligen Einteilung des Muskeltestes (S. 19 f.) differenzieren
  - Reflexe testen
  - Sensibilitätsausfälle dokumentieren (besonders wenn thermische und taktile Reize in der Therapie benötigt werden)
  - die zum Dermatom gehörenden Wirbelsäulensegmente untersuchen
  - Kompressionssysndrome berücksichtigen (S. 209 f.)

➤ Auf Rückenmarksymptome achten.

Nervendehnfähigkeit / -gleitfähigkeit

➤ Bei Verdacht auf Adhäsionen im Verlauf der Nerven deren Gleitfähigkeit überprüfen (s. Mobilisation des Nervengewebes, S. 108 ff.).

Atmung

➤ Restriktive Ventilationsstörungen, z. B. nach Verletzungen im Bereich des Brustkorbes oder bei Erkrankungen des Bewegungsapparates, z. B. Morbus Bechterew (s. Atemtherapie, S. 77 f.).

Hypothesenbildung

➤ Während und nach der Sammlung der Befunddaten stellt der Therapeut Hypothesen über mögliche Ursachen der Symptome auf.

➤ In der Traumatologie und operativen Orthopädie sind Symptome den Ursachen oft klar zuzuordnen. Verletzung bzw. Erkrankung, Art der Versorgung und Immobilisationszeiten erklären den Befund.

➤ In der konservativen Orthopädie, z. B. bei Patienten mit scheinbar plötzlich auftretenden Schmerzen, bekommt die Hypothesenbildung eine zentrale Bedeutung. Der Therapeut muß durch Differenzierung in der Befundaufnahme Hypothesen untermauern oder fallenlassen.

Differenzierende Funktionsanalyse

➤ Grob kann zwischen Funktionskrankheiten und strukturellen Krankheiten differenziert werden.

➤ Geht der Therapeut von Funktionskrankheiten aus, die sich aus Dauerbelastung des Bewegungsapparates ergeben, muß er die Belastungsursachen und ihre Wirkung hypothetisch festlegen und das Verändern des Bewegungsverhaltens in den Mittelpunkt der Therapie stellen.

➤ Strukturelle Differenzierungen ergeben sich aus Tests, die einzelne Strukturen des Bewegungsapparates provozieren oder entlasten.

- ***Beispiel:***
  Patient demonstriert eine schmerzhafte Bewegung, zeigt auch, wie er den Schmerz verstärken oder vermindern kann. Therapeut schließt auf evtl. betroffene Strukturen. Geplante Veränderungen des Bewegungsablaufes mit dem Ziel, diese Strukturen mehr oder weniger zu provozieren, kreisen das Problem ein.

Probebehandlungen

➤ Sie bestätigen oder verwerfen die hypothetische Behandlungsgrundlage und können bereits Teil der Befundaufnahme sein.

Allgemeines

- Die Neutral-Null-Stellung aller Gelenke des Bewegungsapparates ist nach dem aufrechten Stand definiert.
  Die Sprunggelenke befinden sich dabei annähernd in einem 90°-Winkel, die Knie zeigen nach vorn, die Arme hängen, die Daumen zeigen nach vorn, der Blick ist geradeaus gerichtet.
- In der Regel wird für die Messung des Bewegungsausmaßes der distale Gelenkpartner passiv in einer der drei definierten Körperebenen bewegt (Sagittal-, Frontal-, Transversalebene). Der proximale Gelenkpartner bleibt am Ort.
- Der Drehpunkt des Winkelmessers liegt auf dem Zentrum des Gelenkes, der „proximale" Schenkel des Winkelmessers wird am proximalen Gelenkpartner fix angelegt, der „distale" Schenkel kann während der Bewegung mitgeführt oder in der Endstellung angelegt werden.
  Die Schenkel des Winkelmessers werden entlang virtueller Längsachsen angelegt.

Dokumentation des Meßergebnisses

- Gelenk nennen
- antagonistische Bewegungen um eine Achse nennen
- Bewegungsausmaß in Gradzahlen angeben
- die Nullstellung wird mit der „0" gekennzeichnet
- Schrägstriche zwischen den Maßzahlen
  - ***Beispiel:***
    Kniegelenk: Flexion/Extension 140/0/5
- Wird bei einer Bewegungseinschränkung die Nullstellung nicht erreicht, „verschiebt" sich die Null zu der nicht möglichen Bewegungskomponente.
  - ***Beispiel:***
    Beugekontraktur des Kniegelenkes
    Kniegelenk: Flexion/Extension 140/10/0
- Extremitätengelenke im Seitenvergleich messen

Normwerte

- **Schultergürtelbewegungen**
  - Elevation/Depression, Scapulaabduktion/-adduktion,
  - Ventral-/Dorsalrotation der Clavicula: im Seitenvergleich beurteilen.
- **Schultergelenk**
  - Flexion/Extension 170/0/40
  - Abduktion/Adduktion 170/0/40
  - Transversale Flexion/transversale Extension 130/0/40
  - Innen-/Außenrotation aus der Nullstellung 100/0/40
  - Innen-/Außenrotation bei 90° ABD 70/0/70
  - Innen-/Außenrotation bei 90° Flexion 70/0/80
- **Ellbogengelenk**
  - Flexion/Extension 150/0/05
- **Radioulnargelenke**
  - Supination/Pronation 90/0/90

- **Handgelenk** (Abb. 6)
  - Dorsalextension/Palmarflexion 60/0/60
  - Ulnare/radiale Abduktion 40/0/30

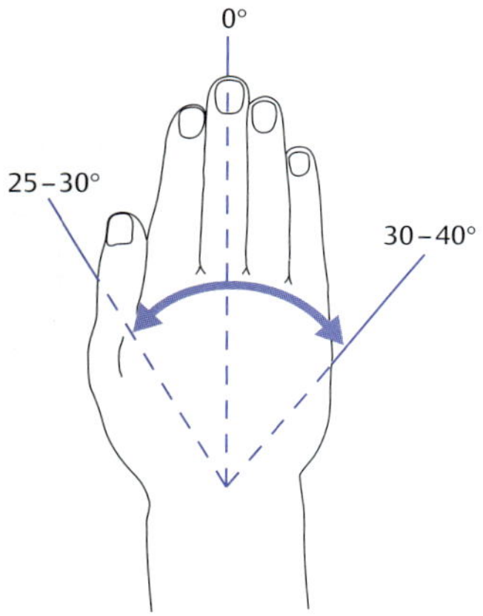

Abb. 6 Radiale und ulnare Abduktion des Handgelenkes. Während ein Schenkel des Winkelmessers in Verlängerung der Unterarmlängsachse bleibt, orientiert sich der andere an der Handmittellinie.

- **Fingergrundgelenke**
  - Flexion/Extension 90/0/05
  - Abduktion/Adduktion: Abstand zwischen den Fingern messen
- **Fingermittelgelenke**
  - Flexion/Extension 100/0/00
- **Fingerendgelenke** (Abb. 7)
  - Flexion/Extension: Abstand der Fingerkuppe zur Mittelphalanx messen
- **Daumengelenke**: im Seitenvergleich beurteilen

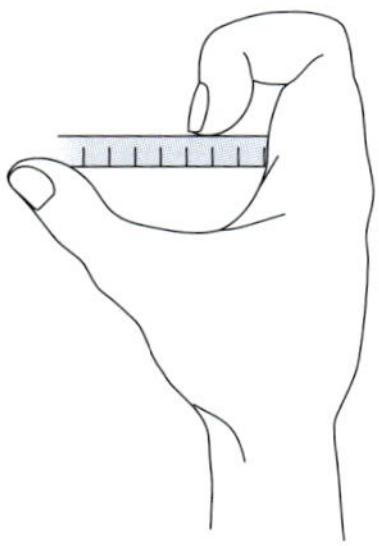

Abb. 7 Die Flexion im Fingerendgelenk wird durch den Abstand der Fingerkuppe zur Mittelphalanx quantifiziert.

- **Hüftgelenk**
  - Flexion/Extension 130/0/15
  - Abduktion/Adduktion 40/0/30
  - Transversale Abduktion/transversale Adduktion 80/0/20
  - Innen-/Außenrotation aus der Nullstellung 40/0/30
  - Innen-/Außenrotation bei 90° Flexion 30/0/50
- **Kniegelenk**
  - Flexion/Extension 150/0/05
  - Innen-/Außenrotation bei 90° Flexion: Seitenvergleich
- **Oberes Sprunggelenk**
  - Dorsalextension/Plantarflexion 20/0/50
- **Unteres Sprunggelenk** (Abb. 8)
  - Inversion/Eversion: Seitenvergleich 60/0/30
- **Mittelfußgelenke**
  - Supination/Pronation: Seitenvergleich 30/0/15
- **Zehengelenke:** Seitenvergleich

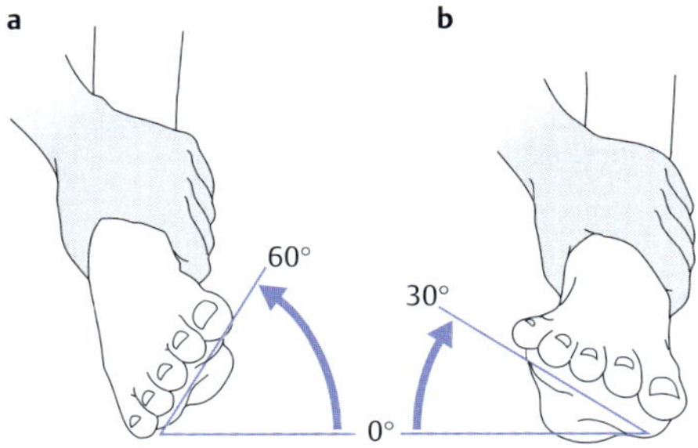

Abb. 8 a) Inversion in Supination des Fußes
b) Eversion in Pronation des Fußes

Beweglichkeitsprüfung der Wirbelsäule und Normwerte

- Die Beweglichkeit der Wirbelsäule wird durch Beobachtung und Palpation beurteilt.
- Die einzelnen Bewegungsmöglichkeiten werden im Seitenverhältnis geprüft, die Ergebnisse können wie folgt beschrieben werden:
  - keine Bewegung möglich
  - stark eingeschränkte Beweglichkeit
  - leicht eingeschränkte Beweglichkeit
  - normale Beweglichkeit
  - Hypermobilität
- **Messung nach Schober** (Abb. 9): Abstandsmessung zwischen zwei markierten Punkten (Hautmarken)
  - Lendenwirbelsäule: erste Hautmarke über Dornfortsatz S1 und zweite Hautmarke 10 cm kranial davon.
    Bei Flexion vergrößert sich die Distanz auf 15 cm.
  - Brustwirbelsäule: erste Hautmarke über Dornfortsatz C7 und zweite Hautmarke 30 cm kaudal davon.
    Bei Flexion Zunahme der Distanz um 8 cm.
    Die Extension kann analog beurteilt werden.
- Einzelne physiotherapeutische Methoden haben ihre eigenen Notationsschemen für den Beweglichkeitsbefund der Wirbelsäule.

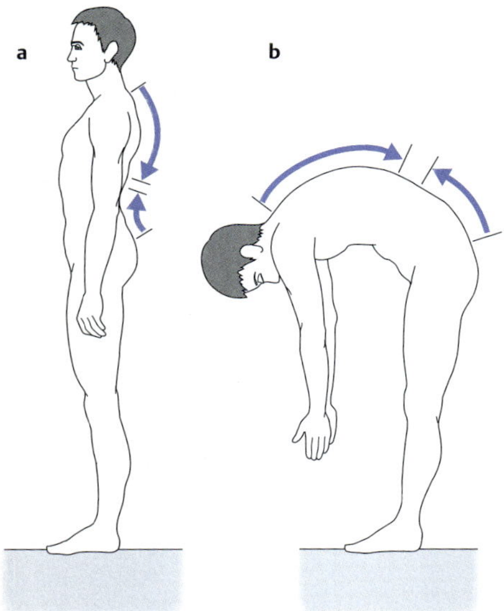

Abb. 9 Messung nach Schober. Distanzvergrößerung bei der Flexion.

Allgemeines

- Einschätzen der Muskelkraft mit Hilfe standardisierter Tests
- Kraftbeurteilung von 0 (keine Kontraktion möglich) bis 5 (volle Kraft)

Bewertungsskala:

- 5 = normale Muskelkraft: Das volle Bewegungsausmaß ist gegen starken Widerstand möglich
- 4 = leicht reduzierte Muskelkraft: Das volle Bewegungsausmaß ist gegen mäßigen Widerstand möglich
- 3 = schwache Muskelkraft: Das volle Bewegungsausmaß ist ohne Widerstand, gegen die Schwerkraft möglich
- 2 = sehr schwache Muskelkraft: Es kann nur unter Ausschluß der Schwerkraft auf einer horizontalen Ebene bewegt werden
- 1 = Muskelkontraktion ist fühlbar, Bewegung ist nicht möglich
- 0 = keine Kontraktion möglich

Ausführung

- Für die Werte 5 – 3 Wählen einer Ausgangsstellung, bei der der zu testende Muskel gegen die Schwerkraft bewegen muß.
- Gleichmäßiger manueller Widerstand des Therapeuten beim Test der Werte 5 und 4 während des gesamten Bewegungsweges.
- Für den Wert 2 Wählen einer Ausgangsstellung, bei der die Bewegung, die der zu testende Muskel ausführt, hubfrei erfolgt, um eine vertikale Achse in einer horizontalen Ebene.
- Für die Werte 1 und 0 palpiert der Therapeut eine eventuelle Kontraktion des Muskels.
- Bewegt wird jeweils nur in einem Gelenk vom distalen Gelenkpartner aus, der proximale Gelenkpartner wird fixiert.
  - ***Beispiele:*** Abb. 10, 11

Muskeltest (nach Kendall und Kendall)

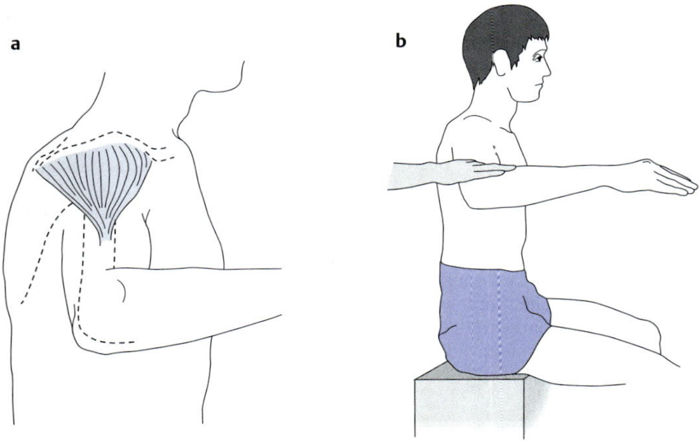

Abb. 10 a) M. deltoideus.
b) Test des M. deltoideus auf den Wert 4 bzw. 5.

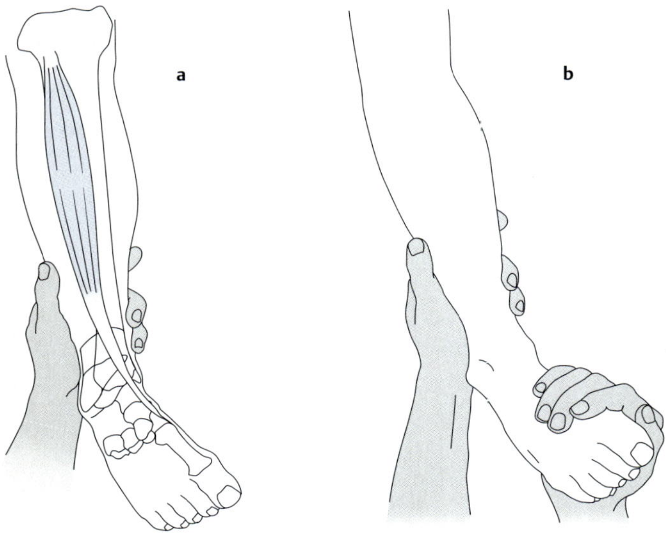

Abb. 11 a) M. tibialis anterior,
b) Test des M. tibialis anterior auf den Wert 4 bzw. 5.

Allgemeines

- Für die physiotherapeutische Befundaufnahme und während der Behandlung braucht der Therapeut wahrnehmbare, zumeist beobachtbare Kriterien für die Beurteilung des Bewegungsablaufes „Gehen".
- Erkenntnisse aus den Untersuchungen in Ganglabors sind Grundlage der Bewegungskriterien.
- Bei einer Frequenz von ca. 120 Schritten pro Minute kann bei ökonomischer Aktivität die längste Wegstrecke zurückgelegt werden. Für das entsprechende Gangtempo gibt es eine hypothetische Norm für den Bewegungsablauf des Gehens.
- Der Therapeut berücksichtigt in der Befundaufnahme tempo- und konstitutionsbedingte Veränderungen des Bewegungsablaufes.
- Der Therapeut kennt die Beurteilungskriterien des Gehens, wenn ein Bein nicht oder nur teilbelastet wird.

Gehen ohne Hilfsmittel

- bei ca. 120 Schritten/Min.
- Um so gut wie möglich den automatisierten Bewegungsablauf des Gehens auszulösen, geht der Patient während der Beobachtung seines Gangbildes mit einem Gehziel. Die „Zielsehnsucht" (FBL, S. 122) ist notwendig, um die Schritte reaktiv entstehen zu lassen.
- Je nach Befund trägt der Patient z. B. angepaßte Schuhe, Schuhe mit Sohlenerhöhung, Einlagen, stützende Bandagen (z. B. am Sprung- oder am Kniegelenk).

Beurteilung (Abb. 12, 13)

- **Gangrhythmus:** gleichmäßig
- **Gangphasen:** Kurze Zweibeinbelastungsphase (beide Beine haben Bodenkontakt), längere Einbeinbelastungsphase (Stand- und ein Spielbein).
- **Spurbreite:** Geringer als der Abstand zwischen den Hüftgelenken (Beurteilung von hinten). Die Innenknöchel von Spiel- und Standbein berühren sich beim Überholen gerade nicht.
- **Schrittlänge:** 2–3 Fußlängen (Beurteilung von der Seite) Schrittlänge: Strecke zwischen dem Fersenkontaktpunkt eines Beines und Fersenkontaktpunkt des anderen Beines.
- **Körperlängsachse:** Vertikal (Beurteilung von der Seite). Becken, Brustkorb, Kopf bilden eine gemeinsame vertikale Längsachse.

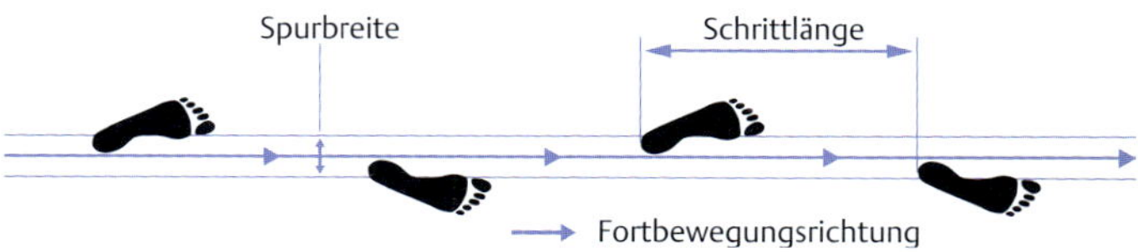

Abb. 12 Spurbreite, Schrittlänge.

- **Brustkorbquerdurchmesser auf Achselhöhe:** Quer zur Gehrichtung (Beurteilung von vorn/hinten): Die Spielbeinbewegung führt weiterlaufend zur Drehung des Beckens in der Wirbelsäule, diese Bewegung endet in der oberen Brustwirbelsäule. Die Längsachse des Brustbeines bleibt nach vorn gerichtet.
- **Einstellung der anatomischen Fußlängsachse und Abrollweg** (Beurteilung von vorn und von der Seite): Die anatomische Fußlängsachse divergiert in bezug auf die Symmetrieebene des Patienten und in bezug auf die Gehrichtung. Die Ferse setzt dorsolateral auf, der Abrollweg führt über die Längswölbung nach vorn zum Kleinzehenballen und endet am großen Zeh. Die Beugestreckachse des Großzehgelenkes steht quer zur Gehrichtung. Der Abrollweg ist nach vorn gerichtet, nützt die gesamte Fußlänge diagonal aus.
- **Standbein (Beurteilung von der Seite):** Beginnt mit dem Fersenkontakt und endet mit der Zehenablösung. Das proximale Ende des Beines legt räumlich den längsten Weg zurück.
  - Hüftgelenk: Aus der Flexion entsteht eine Extension durch die Neigung des Beines.
  - Kniegelenk: Hat am Beginn der Standbeinphase die größte Extension, während des Abrollens nimmt die Flexion zu.
  - Oberes Sprunggelenk: Ist mit dem Fersenkontakt in Nullstellung, am Ende des Standbeines entsteht Plantarflexion.
  - Längswölbung: Bleibt während des Abrollens erhalten.
- **Standbein (Beurteilung von vorn/hinten)**
  - Die Beugestreckachsen von Hüft-, Knie- und Großzehgrundgelenk bleiben annähernd frontotransversal und quer zur Gehrichtung (s. Beinachsentraining, S. 29 f.).
- **Spielbein (Beurteilung von der Seite):** Beginnt mit der Zehenablösung und endet mit dem Fersenkontakt. Der Fuß legt räumlich den größten Weg zurück.
  - Hüftgelenk: Aus der Extension entsteht Flexion vom Bein aus.
  - Kniegelenk: Zu Beginn der Spielbeinphase größte Flexion, ab dann entsteht die Extension.
  - Oberes Sprunggelenk: Aus der Plantarflexion zur Nullstellung.
  - Fuß: Geringe Supinationsstellung.
- **Spielbein: (Beurteilung von vorn/hinten)**
  - Die Beugestreckachse des Kniegelenkes bleibt frontotransversal und quer zur Gehrichtung.
- **Beckenbewegungen** (Beurteilung von vorn/hinten): Die Rotationsbewegungen in den Hüftgelenken und in der unteren Brustwirbelsäule dienen der Schrittverlängerung. Ab-/adduktorische Bewegungen in der Frontalebene sind zur Erhaltung des Gleichgewichtes erforderlich. Normalerweise keine beobachtbaren Bewegungen in der Sagittalebene.
  - innenrotatorische/adduktorische Bewegungen im Standbeinhüftgelenk
  - außenrotatorische/abduktorische Bewegungen im Spielbeinhüftgelenk

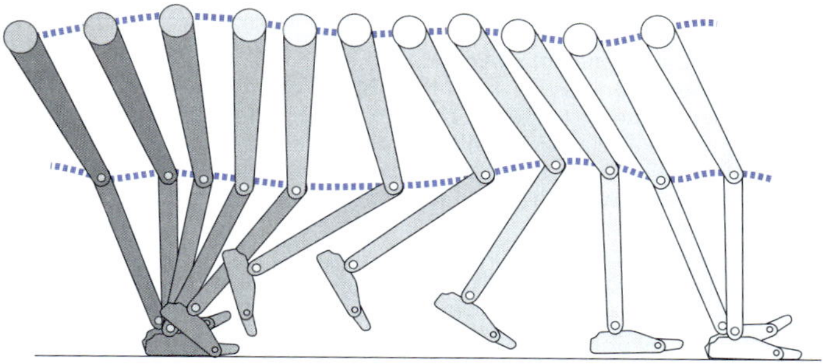

Abb. 13 Schematisierter Bewegungsablauf des Stand- und Spielbeines.

- **Armbewegungen** (Beurteilung von der Seite): Dem Kreuzgang entsprechend entsteht der „Gegenarmpendel"
  - Die Längsachsen des Standbeines und des gegenüberliegenden Armes bewegen sich annähernd parallel.
  - Das Schultergelenk „überholt" die Hand, das Schulterblatt nähert sich der Wirbelsäule.
  - Die Längsachsen des Spielbeinoberschenkels und des gegenüberliegenden Armes bewegen sich annähernd parallel.
  - Die Hand „überholt" das Schultergelenk, das Schulterblatt entfernt sich von der Wirbelsäule.

Tempobedingte Einflüsse auf das Gehen

- Tempozunahme: Gehen wechselt zum Laufen
- Tempoabnahme (Beispiele):
  - Schritte werden kürzer
  - Rotationsbewegungen nehmen ab und verschwinden
  - Armpendel werden symmetrisch
  - Anforderung an das Gleichgewicht nimmt zu
  - Beckenbewegungen in der Frontalebene nehmen zu

Konstitutionelle Einflüsse auf das Gehen

- Es gibt zahlreiche konstitutionelle, also als Normalbefunde zu wertende Einflüsse auf das Gehen.
  - ***Beispiele:***
    Große Füße, lange Beine: große Schritte
    Breites Becken: Bewegungen in der Frontalebene nehmen zu
    Schmales Becken: Rotationsbewegungen nehmen zu

Gehen mit Entlastung

Entlastendes Gehen mit Unterarmstützen

➤ **Dreipunkte-Gang mit Sohlenkontakt**
  - Griffe der Unterarmstützen auf Höhe der Trochanteren einstellen. (Wenig höher eingestellte Griffe bringen den Körper beim Stützen weiter nach oben, die Spielbeinphase wird einfacher.)
  - Beide Stützen vorsetzen, Fuß des zu entlastenden Beines zwischen den Stützen ohne Belastung über den Boden abrollen, während das gesunde Bein einen Schritt macht.

➤ **Dreipunkte-Gang mit Teilbelastung**
  - Patient kontrolliert erlaubt Teilbelastung wiederholt auf einer Waage. Beide Beine stehen dabei auf gleichem Niveau (z. B. Waage in Boden versenkt).
  - Zunächst Kontrollieren der Waage mit den Augen, später Üben mit geschlossenen Augen und Bestätigung oder Korrektur durch den Therapeuten.
  - Beide Stützen vorsetzen, Fuß des betroffenen Beines zwischen den Stützen aufsetzen, während das gesunde Bein einen Schritt macht, mit Teilbelastung über den Boden abrollen.

➤ **Vierpunkte-Gang**
  - Nur mit Teilbelastbarkeit
  - Entsprechend des Kreuzganges werden die beiden Stützen und Beine nacheinander nach vorn gesetzt.
    (Rechte Stütze, linkes Bein - linke Stütze, rechtes Bein.)

➤ **Zweipunkte-Gang**
  - Bei fast voller Belastbarkeit
  - Stütze und gegenüberliegendes Bein werden gleichzeitig vorgesetzt.

Gehen mit Handstock

➤ Stock auf gegenüberliegender Seite des betroffenen Beines

➤ Stock wird in der Regel etwas niedriger eingestellt als zuvor die Unterarmstützen, da weniger entlastet wird.

Treppengehen bei erlaubtem Sohlenkontakt und bei Teilbelastung

➤ Hochgehen: das zu entlastende Bein mit den Stützen nachsetzen

➤ Heruntergehen (Abb. 14): das zu entlastende Bein mit den Stützen zuerst nach unten setzen

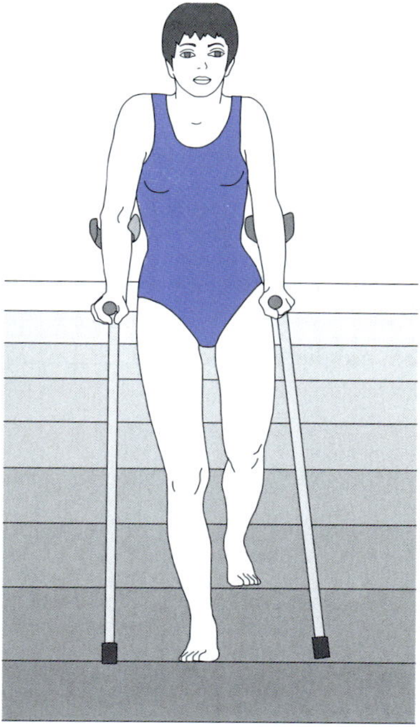

Abb. 14 Das zu entlastende Bein geht mit den Stützen zuerst treppab.

Gehhilfen als Anpassungen an den Allgemeinzustand des Patienten

- Gehwagen, Gehböckchen, reziprokes Gehgestell, Rollator usw. ersetzen die Unterarmstützen, z. B. bei unsicheren, schwachen Patienten.
- Achselstützen oder Unterarmstützen mit Abstützmöglichkeiten für die Unterarme bei Patienten mit z. B. Schwächen, Bewegungseinschränkungen, Schmerzen im Bereich der Hände, Unter- oder Oberarme.
- Anatomisch geformte Stockgriffe bei Patienten mit Funktionsdefiziten im Bereich der Hand.

Häufige Hinkmechanismen

Allgemeines

- **Ursachen:** z. B. Schmerzen, Angst, Angst vor Belastung und muskulären Insuffizienzen, mangelnde Ausdauer- oder Koordinationsfähigkeit, Bewegungseinschränkungen, Instabilitäten der Gelenke u.v.m.
- Auf der Grundlage der Diagnose und des physiotherapeutischen Befundes mit genauer Beobachtung und Beschreibung des Gangbildes entstehen Hypothesen über die Ursache des Hinkens.
- Dezente Hinkmechanismen, die dem Beobachter keine deutlichen Abweichungen im Bewegungsverhalten zeigen, aber das Gefühl „etwas stimmt nicht" auslösen, können evtl. nach Analysen im Ganglabor begründet werden. Der Physiotherapeut erhält für seine Behandlung von dort die notwendigen Informationen.

Beispiele von Hinkmechanismen, mögliche Ursachen

- **Gangrhythmus gestört**
  - Schritte ungleichmäßig lang
  - einzelne Gangphasen werden beschleunigt
  - unterschiedliches Bewegungsverhalten des Stand- oder Spielbeines rechts und links
  - Ursachen:
    - trifft auf fast alle Gründe für Hinkmechanismen zu
    - Der Therapeut schließt z. B. aus der „beschleunigten Phase", welche Strukturen dadurch entlastet, geschont werden.
- **Verbreiterung der Gangspur:**
  - oft kann gut beobachtet werden, von welchem Bein aus die Spur verbreitert wird
  - das entsprechende Bein wird weniger und kürzer belastet
  - Bewegungen des Brustkorbes in der Frontalebene sichtbar
  - ***Ursachen:*** z. B.
    - mangelnde Belastung (z. B. bei Schmerz, Angst, Unsicherheit, nach Operationen)
    - Bewegungseinschränkungen im Bereich des Fußes, z. B eingeschränkte Pronation
    - Valgusstellung in den Kniegelenken
    - sehr dicke Oberschenkel
- **Außenrotationsstellung des Standbeines**
  - Knie und Fuß zeigen deutlich nach außen
  - Abrollen über den Fußinnenrand oder sogar über die Inversions-Eversionsachse des unteren Sprunggelenkes
  - ***Ursachen:*** z. B.
    - Schmerzvermeidung („Ausweich"bewegung)
    - Bewegungseinschränkungen im Bereich des Fußes, z. B. fehlende Dorsalextension im oberen Sprunggelenk, fehlende Knieflexion
    - Muskelschwächen z. B. der Wadenmuskulatur oder des Quadrizeps
- **Innenrotationsstellung des Standbeines**
  - Knie und Fuß zeigen deutlich nach innen
  - Abrollen über die Kleinzehenseite

- *Ursachen:* z. B.
  - Beinachsenproblem, z. B. zu große Tibiatorsion, zu große Antetorsion des Schenkelhalses, Genu valgum
  - Entlastung des Großzehgelenkes, z. B. bei Hallux valgus
- **Überstreckung des Kniegelenkes am Standbein**
  - besonders in der Einbeinbelastungsphase wird das Kniegelenk passiv, arretiert
  - es entsteht eine gegen die Fortbewegung gerichtete Rückwärtsbewegung des Kniegelenkes
  - Fersenablösung ist verzögert
  - *Ursachen:* z. B.
    - Schwäche des Quadrizeps und / oder der Wadenmuskulatur
    - schlechte Gewohnheit
    - Schmerzvermeidung
    - Bewegungseinschränkungen, z. B. Dorsalextension des oberen Sprunggelenkes, Hüftbeugekontraktur
- **Gewichtsverlagerung zur Standbeinseite (positiver Duchenne)**
  - Der Brustkorb zeigt eine lateralflexorische oder translatorische Bewegung in der Frontalebene zur Standbeinseite
  - Je nach Ursache zu beiden Seiten
  - *Ursachen:* z. B.
    - Zentrieren des Gewichtes über dem Standbein. Entsteht bereits bei Bagatellverletzungen des Beines oder z. B. bei Instabilität des Kniegelenkes (Unsicherheitsgefühl)
    - Hüftgelenk wird in veränderter Einstellung belastet, z. B. bei Schmerzen und / oder Arthrose (Schutzhinken)
    - Gelenkkomprimierende Funktion der Abduktoren des Standbeines wird aufgehoben, z. B. zur Knorpelentlastung (Schutzhinken)
    - Hüftdysplasie
    - Schwäche der Abduktoren, z. B. nach langen Ruhigstellungszeiten
- **„Herunterfallen" des Beckens auf der Spielbeinseite (positiver Trendelenburg)**
  - meistens mit dem positiven Duchenne kombiniert
  - *Ursachen*: z. B.
    - sehr schwache Abduktoren
    - Hüftdysplasie
- **Zirkumduktion des Spielbeines**
  - Das Bein wird abduktorisch oder in der Lendenwirbelsäule lateralflexorisch über außen nach vorn gebracht
  - *Ursachen:* z. B.
    - verminderte Beweglichkeit des Knie- oder Hüftgelenkes

- **Verlust der vertikalen Ausrichtung der Körperlängsachse**
  - Körperabschnitte Becken, Brustkorb, Kopf haben keine gemeinsame Längsachse mehr
  - Sie können in die oder aus der Gehrichtung „verschoben" sein
  - ***Ursachen:*** z. B.
    - Streckdefizite der Hüftgelenke, der Patient flektiert die Hüftgelenke vom Becken oder gesamten Oberkörper aus und erhält so die notwendigen Bewegungstoleranzen für das Vorneigen des Standbeines
    - zu große Schritte
    - destabilisierter, nach hinten/unten translatierter Brustkorb bei Haltungsinsuffizienz, Reaktivität der Schritte geht verloren
- **Ungleicher, veränderter Armpendel**
  - Differenzieren, ob das Problem im Bereich der Arme, Hals- oder Brustwirbelsäule liegt oder ob das veränderte Bewegungsverhalten der Arme reaktiv auf einen Hinkmechanismus der Beine entsteht.

Allgemeines

- Der Patient soll lernen, seine Beingelenke physiologisch zu belasten, die Beinstatik mittels beobachtbarer Kriterien zu kontrollieren.
- Die Beingelenke tragen das Körpergewicht, Beinachsentraining ist Standbeintraining. Muskeln werden stets synergistisch beansprucht, die Fußsohle hat Bodenkontakt. In unbelasteten Ausgangsstellungen, z. B. Rückenlage, erhält die Fußsohle eine Abstützfläche (z. B. die Hand des Therapeuten), um standbeintypische Synergismen zu ermöglichen.
- Das Standbein ist optimal eingestellt, wenn
  - Hüft-, Knie- und Sprunggelenk in derselben sagittalen Ebene stehen (Orientierung an der Varus-Valgus-Linie des Beines),
  - der Fuß eine Längs- und Querwölbung hat,
  - die anatomische Fußlängsachse eine physiologische Divergenz zeigt,
  - die Zehengelenke in Nullstellung sind,
  - die Beugestreckachsen des Hüft-, Knie und Großzehgelenkes parallel (beim Gehen frontotransversal) stehen,
  - das Kniegelenk gerade so weit flektiert ist, daß der M. quadrizeps femoris gegen die Schwerkraft arbeiten muß („Flexionsverhinderer").
- Es werden Funktionen, nicht einzelne Muskeln geübt.

Indikationen

- Abweichungen der Beinstatik (s. Befund S. 6 ff.) von der hypothetischen Norm (z. B. Genu valgum, Knicksenkfuß).
- Insuffiziente Standbeinmuskulatur (z. B. nach Immobilisation, nach langanhaltender Entlastung durch Schmerzen, bei Instabilitäten des Bandapparates usw.).
- Hinkmechanismen verschiedenster Ursachen.

Voraussetzungen

- Die Belastbarkeit betroffener Strukturen, z. B. nach Traumen, operativen Eingriffen, bei degenerativen Veränderungen usw., muß dem Therapeuten bekannt sein (Teil der ärztlichen Verordnung).
- Die Einstellbarkeit der Beinachsen unbelastet überprüfen:
  - Beweglichkeit
  - Bänderstabilitäten
  - knöcherne Beinachsen (Antetorsion, Valgus/Varus des Schenkelhalses, Crus varum, Tibiatorsion usw.)
- Muskelstatus beurteilen (Dehnfähigkeit, Kraft, Ausdauer, Koordination)
- Einsatz von Hilfsmitteln überprüfen (Einlagen, Tapes, Bandagen)

Grundsätzliche Behandlungsziele und Maßnahmen

- Der Patient soll den Zusammenhang zwischen veränderter Statik, muskulären und ligamentären Insuffizienzen und den Belastungen auf die Gelenke verstehen.
  - ***Beispiel:***
    Der Therapeut demonstriert dem Patienten den weiterlaufenden Effekt der Fußinnenrandbelastung bei mangelnder Stabilisation der Sprunggelenke auf das Knie- und Hüftgelenk (valgische Belastung, Innenrotation des Bein-

es am Hüftgelenk) und nennt beispielhaft Strukturen, die durch diese Haltung fehlbelastet werden (z.B. Außenmeniskus und mediale Seitenbänder der Kniegelenke).

- ➤ Der Patient soll den Bewegungsweg aus der Fehlstatik in die bestmögliche Korrektur lernen.
  - „Prägen" eines Bewegungsablaufes, der für den Patienten nachvollziehbar ist und oft wiederholt werden muß.
  - Verbale, visuelle und taktile Hilfen begleiten den wiederholten Weg aus der belastenden in die korrigierte Haltung.
  - ***Beispiel:***
    Zur Stabilisation der Längswölbung orientiert sich der Patient an der Druckwahrnehmung zwischen Fußsohle und Boden. Aus der Fußinnenrandbelastung wandert der Druck unter der Ferse nach außen, der Großzehballen hält Bodenkontakt (Pronation des Vorfußes).
- ➤ Der Patient soll die einzelnen Bewegungsniveaus des Beines unter verschiedenen Bedingungen stabilisieren können:
  - unterschiedliche Belastung (teil-, vollbelastet),
  - unterschiedliche Einstellungen der Gelenke (im Sitzen, im Stand, Sohlen- oder Vorfußkontakt, mehr oder weniger viel Knieflexion, Außenrotation des Beines im Hüftgelenk usw.),
  - unterschiedliche Unterlagen (ebener Boden, weiche Unterlage, z.B. Behandlungsmatte, schiefe Ebene, bewegliche Unterlage, z.B. Schaukelbrett oder Kreisel usw.).

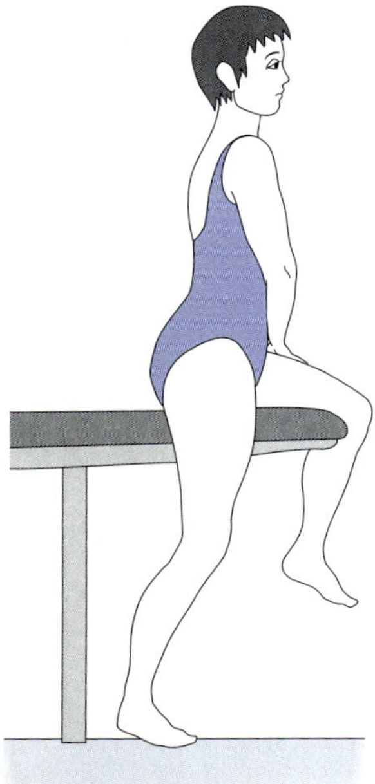

Abb. 15 „Halbsitz" – mögliche Ausgangsstellung für teilbelastetes Beinachsentraining.

Fußfehlbelastungen (Beispiele)

➤ **Verminderte Längswölbung**

- Fußinnenrandbelastung: Ferse steht in Eversion (Valgusstellung), die Vorfußgelenke sind vom Rückfuß aus supinatorisch eingestellt.
- *Beinachsentraining:*
  - Mit der Einstellung des Rückfußes beginnen.
  - Der Synergismus: Inversorische Stabilisation des unteren Sprunggelenkes, pronatorische Gegenstabilisation der Vorfußgelenke und wölbungsstabilisierende Aktivität der Fußmuskulatur werden geübt.
  - Das Standbein wird z.B. im Hüftgelenk so viel außenrotiert, daß es, weiterlaufend zwischen Fußsohle und Boden, zum „Abrollen" auf die Mitte der Ferse kommt (inversorische Bewegung im unteren Sprunggelenk).
  - Häufig fehlt den Patienten die notwendige gegenläufige Pronation des Vorfußes, um den Kontakt Großzehballen/Boden aufrechtzuerhalten (s. Mobilitätstechniken, S. 62 ff.).

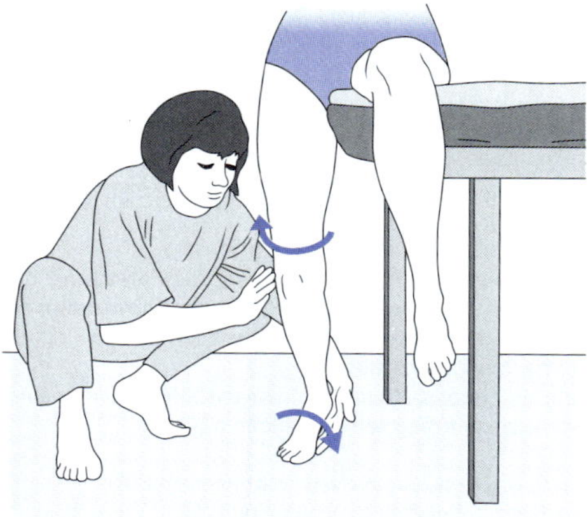

Abb. 16 Aktivieren der Längswölbung in teilbelasteter Ausgangsstellung. Der Außenrotation des Beines im Hüftgelenk wird die gegenläufige Pronation des Vorfußes entgegengesetzt.

  - Einlagen müssen folgende Bedingungen erfüllen:
    Vermeiden der Eversionstendenz der Ferse (Ferseninnenranderhöhung), Unterstützung der Fußwölbungen.

Typische Beinachsenprobleme

➤ **Hohlfuß**
- Therapeutisch kaum beeinflußbar.
- Die Dorsalextension des oberen Sprunggelenkes wird endgradig vermieden.
- Absätze sind eine sinnvolle Anpassung (außer bei gleichzeitigem Spreizfuß).

➤ **Spreizfuß / Hallux valgus**
- Therapeutisch kaum beeinflußbar.
- Einlagen, die die Querwölbung unterstützen, oder Tapes, die die Querwölbung formen, beim Beinachsentraining benützen. (Nicht bei Morton-Neuralgie, S. 210)
- In Anfangsstadien des Hallux valgus kann das Großzehgrundgelenk lateral gegen die Adduktionsstellung getapt werden.

Achsenabweichungen im Bereich des Unterschenkels

➤ **Zu große Tibiatorsion**
- Vergrößerte Entwicklung der Torsion während des Wachstums. Hypothetische Norm: 23° beim Erwachsenen.
- Anatomische Fußlängsachse zu weit nach außen gerichtet.
- Häufige Kompensation: Innenrotation des Beines im Hüftgelenk. Dadurch Belastung auf das Kniegelenk, dessen Beugestreckachse medialrotiert steht.
- Die Beugestreckachsen von Hüft- und Kniegelenk sind parallel einstellbar, die des Großzehgrundgelenkes nicht.
- Das Abrollen über den Fußinnenrand bei zu weit nach außen gerichtetem Fuß belastet das Kniegelenk beim Gehen.
- *Beinachsentraining:*
  - Bestmögliche Kompensation anstreben, besonders zur Entlastung des Kniegelenkes, um Atrophien und Muskelverkürzungen zu vermeiden, die sich aus der Innenrotation des Beines im Hüftgelenk ergeben.

➤ **Rekurvierter und/oder varischer Unterschenkel**
- Bei einseitiger Abweichung ergibt sich eine Beinlängendifferenz, die statischen Abweichungen können zu Kniegelenksproblemen führen.
- *Beinachsentraining:*
  - Die Fehlstellungen sind physiotherapeutisch nicht beeinflußbar, es können nur die evtl. entstehenden Symptome behandelt werden.

Kniegelenksfehlbelastungen

➤ **Genu recurvatum**
- Ursachen z. B.: schlechte Haltung, Hypermobilität, Quadrizepsschwäche, konstitutionell niedere Ferse und nach hinten geneigter Unterschenkel.
- Bei einseitiger Abweichung ergibt sich eine Beinlängendifferenz, veränderte Druckbelastung im Kniegelenk, Streß auf die dorsalen passiven Strukturen des Kniegelenkes.
- Weiterlaufender Effekt kann eine Flexionstellung des Beckens in den Hüftgelenken und eine Hyperlordose der tiefen Lendenwirbel sein.

- *Beinachsentraining:*
  - Bei Quadrizepsinsuffizienz parallel zum Beinachsentraining gezielte Kräftigung, z.B. PNF Beinpattern (S. 123 ff.), therapeutische Übungen (S. 122),
  - Verbessern der Körperwahrnehmung, um die korrigierte Einstellung selbst überprüfen zu können.
  - Absätze erleichtern die neu zu lernende Einstellung des Beines.

➤ **Genu valgum (X-Abweichung)** (S. 194 f.)
- Ursachen z.B.: Insuffizienz des medialen Bandapparates des Kniegelenkes, mögliche Auswirkung einer ständigen Innenrotation des Beines im Hüftgelenk oder einer Fußinnenrandbelastung.
- Bei einseitiger Abweichung ergibt sich eine Beinlängendifferenz.
- Erhöhte laterale Druckbelastung im Kniegelenk (Außenmeniskus), Streß auf mediale passive Strukturen des Kniegelenkes.
- Atrophie bes. des M. Quadrizeps vastus medialis, einseitiger lateraler Zug an der Patella (Vastus lateralis) mit mechanischen Veränderungen im retropatellaren Gelenk.
- Auswirkungen auf Fußgelenke (Eversion und Innenrandbelastung) und Hüftgelenk (Innenrotation, Adduktion).
- *Beinachsentraining:*
  - Einstellen des Kniegelenkes in die Varus-Valgus-Linie.
  - Durch geringe Flexion und Außenrotation des Oberschenkels im Hüftgelenk kann die Beugestreckachse des Kniegelenkes parallel zu den Beugestreckachsen von Hüft- und Großzehgrundgelenk eingestellt werden. Die Standbeinmuskulatur kann unter korrigierten Bedingungen trainiert werden.
  - Evtl. Einlagen und kniegelenkstabilisierende Bandagen.

➤ **Genu varum (O-Abweichung)** (S. 195)
- Ursachen z.B.: Insuffizienz des lateralen Bandapparates des Kniegelenkes, Auswirkung eines varischen Unterschenkels.
- Bei einseitiger Abweichung ergibt sich eine Beinlängendifferenz.
- Erhöhte mediale Druckbelastung im Kniegelenk (Innenmeniskus), Streß auf laterale passive Strukturen des Kniegelenkes.
  Atrophie bes. des M. Quadrizeps vastus lateralis, einseitiger medialer Zug an der Patella mit mechanischen Veränderungen im retropatellaren Gelenk.
- Auswirkungen auf Fußgelenke (Außenrandbelastung) und Hüftgelenke (Außenrotation, Abduktion).
- *Beinachsentraining:*
  - Das Einstellen des Kniegelenkes in die Varus-Valgus-Linie gelingt nicht.
  - Im Hüftgelenk müssen Extension und Innenrotation freigehalten werden, mit diesen Bewegungen vom Oberschenkel aus sind geringe Korrekturen möglich.
  - Evtl. Einlagen und kniegelenkstabilisierende Bandagen.

Typische Beinachsenprobleme

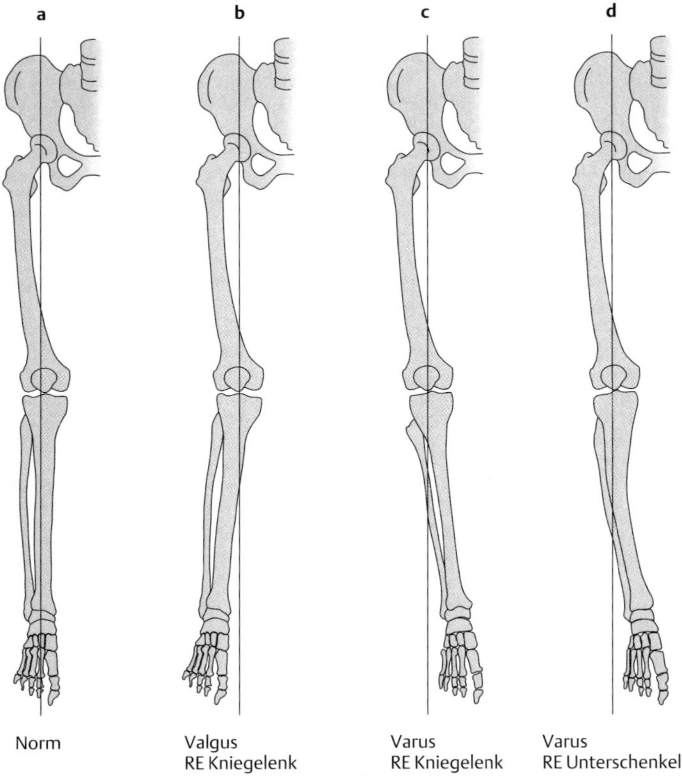

Abb. 17 Beinachsenabweichungen.

Ligamentär bedingte Instabilitäten

- Gibt es im Bereich des Fußes, der Sprunggelenke und am Kniegelenk.
  - Ursachen z. B.: Z. n. Traumen, bei allgemeiner Bindegewebsschwäche, durch degenerative oder rheumatisch bedingte Veränderungen.
  - Fehlbelastungen und Subluxationen der betroffenen Gelenke.
  - Weiterlaufend negative Belastungen in benachbarten Gelenken.

- *Beinachsentraining:*
  - Bei subluxierten Gelenken bestmögliche manuelle Einstellung des Gelenkes (s. „Gelenkschonende Maßnahmen", S. 54 f.).
  - Muskuläre Kompensation der Bänderinsuffizienz, Stabilisations- und Koordinationsübungen für die gelenkumgebende Muskulatur.
  - Vermindern zusätzlicher statisch bedingter Belastungen, wie z.B. Fußinnenrandbelastung bei Insuffizienz der medialen Kniegelenksbänder.
  - Passive Stabilisation z.B. durch Bandagen, Tape usw.

Achsenabweichungen im Bereich des Oberschenkelhalses

➤ **Vergrößerte Antetorsion**
- Mangelnde Rückbildung der Antetorsion während des Wachstums.
- Hypothetische Norm: ca. 12° beim Erwachsenen.
- Innenrotationsstellung des Beines im Hüftgelenk, um Femurkopf in der Gelenkspfanne zu zentrieren, dadurch Fehlbelastung im Bereich des Kniegelenkes und des Fußes (vgl. kompensatorische Innenrotation bei großer Tibiatorsion).
- Flexorische Einstellung des Beckens in den Hüftgelenken, um Gelenkpfanne über den Femurkopf zu stellen.
- *Beinachsentraining:*
  - Die Parallelstellung der Beugestreckachsen von Hüft-, Knie- und Großzehgrundgelenk ist nicht möglich. Besonders das Kniegelenk leidet unter der ständigen Innendrehung des Beines.
  - Stellt man das Bein außenrotatorisch ein und vermindert die Flexion des Beckens, besteht die Gefahr der verminderten Knorpelüberdachung am Femurkopf.
  - Außenrotation und Extension des Hüftgelenkes unbelastet freihalten.
  - Unter Belastung nur so viel Außenrotation eingestellen, daß die Beugestreckachse des Kniegelenkes parallel zu der des Hüftgelenkes steht.

  Die anatomische Fußlängsachse zeigt dabei nach außen.

➤ **Valgischer Schenkelhals**
- Mangelnde Rückbildung während des Wachstums.
  Häufig mit vergrößerter Antetorsion kombiniert.
- Die gelenkkomprimierende Wirkung der Abduktoren des Standbeines ist bei valgischem Schenkelhals im Vergleich zur hypothetischen Norm vergrößert.
- *Beinachsentraining:*
  - Teilbelastet üben. Hohe Belastung für die Abduktoren vermeiden.
  - Zeigt der Patient den Hinkmechanismus „positiver Duchenne", kein Training der Abduktoren ohne Befund. Ist keine Immobilisationsphase vorausgegangen, ist die Schwäche der Abduktoren als Ursache unwahrscheinlich. Der Hinkmechanismus entlastet den Gelenkknorpel. Belastet das Hinken die Wirbelsäule, braucht der Patient eine Gehstütze auf der gegenüberliegenden Seite.

Allgemeines

- Nach Verletzungen und/oder Operationen beginnt die Gangschulung bereits in unbelasteten Ausgangsstellungen.
  Gangtypische Synergismen und Bewegungsmuster werden geübt.
- Gehen setzt Stehen voraus.
  Solange die Belastung, die Gewichtsübernahme auf ein Bein im Stand, nicht gelingt, wird der Patient hinken.
- Schritte entstehen reaktiv auf Gewichtsverlagerungen nach vorn im Sinne von ständiger Veränderung der Unterstützungsfläche.
  Der Therapeut schult die Reaktivität dieses Bewegungsablaufes.
- Automatisiertes Gehen, auch automatisiertes Hinken kann durch verbale Instruktion kaum verändert werden.
- Verbal beeinflußbar sind erfahrungsgemäß nur
  - das Gangtempo,
  - die Spurbreite,
  - die Schrittlänge.
- Taktile und manipulative Hilfen sind nötig.
- Hinken muß ursächlich behandelt werden (z. B. Verbessern der Beweglichkeit), gangtypische Bewegungsmuster (Ausschnitte aus dem normalen Gangzyklus) werden an die Möglichkeiten des Patienten angepaßt und wiederholt geübt.

Behandlungsziele und Maßnahmen

- Fördern gangtypischer Synergismen und Bewegungsmuster in unbelasteten Ausgangsstellungen
  Beispiele:
  - PNF-Pattern für Beine, Becken, Rumpf, Arme und Beine (S. 123 ff.)
  - Stemmführungen (S. 128 ff.)
  - Reflexlokomotion nach Vojta (S. 137 ff.)
  - Gangtypische Übungen der Funktionellen Bewegungslehre (S. 122)
  - Falls erlaubt, kann mit Approximation in Richtung der Längsachse des Beines die Stützfunktion des Standbeines geübt werden
- Erreichen der standbeintypischen Stützfunktion in teilbelasteten Ausgangsstellungen
  Beispiele:
  - Sitz, Gewichtsverlagerung auf die Beine durch Vorneigen des Oberkörpers
  - Halbsitz, dosierte Steigerung der Belastung möglich
  - Standbeintraining im Gehbarren
- Erreichen der vollen Gewichtsübernahme in Einbeinbelastung
  - Beinachsentraining (S. 29 f.)
  - PNF-Gangschulung (S. 127)
- Reaktive Schrittauslösung, am besten vom Körperabschnitt Brustkorb aus
  Beispiel:
  - Seitliche Gewichtsverlagerung im Stand führt zur Entlastung des potentiellen Spielbeines.

- Brustkorb geradlinig nach vorn bewegen, dabei „wandert" der Druck unter dem belasteten Bein zum Vorfuß, dann zu den Zehen, das Spielbein macht den reaktiven Schritt nach vorn.
- Um Schrittfolgen auszulösen, „trägt" der Therapeut den Brustkorb des Patienten horizontal, geradlinig nach vorn, die Gehbewegungen der Beine entstehen als Gleichgewichtsreaktion.
- Nur mit einer klaren „Zielsehnsucht" (Ich will zum Fenster!) läßt sich automatisiertes Gehen auslösen (s. FBL, S. 122).
  Der Patient orientiert sich an seinem Ziel und transportiert seinen Brustkorb (dieser Körperabschnitt will nach vorn) dorthin.

➤ Verbessern der Koordination der Standbeinmuskulatur
  - ***Beispiele:***
  - Reflexlokomotion nach Vojta (S. 137 ff.)
  - Stehen und Gehen auf weichen, unebenen Unterlagen
  - Stehen auf beweglichen Unterlagen (Schaukelbrett, Kreisel)

➤ Verbessern der Kraft und Ausdauer der Gehmuskulatur
  - ***Beispiele:***
  - Wiederholtes Üben kräftigender therapeutischer und gangtypischer Übungen
  - PNF-Gangschulung (S. 127)
  - Gehen im Wasser, schnelles Gehen im Wasser
  - Lange Gehstrecken, bergauf, bergab
  - Laufbandtraining verbessert die Ausdauer, verändert aber den Gangautomatismus

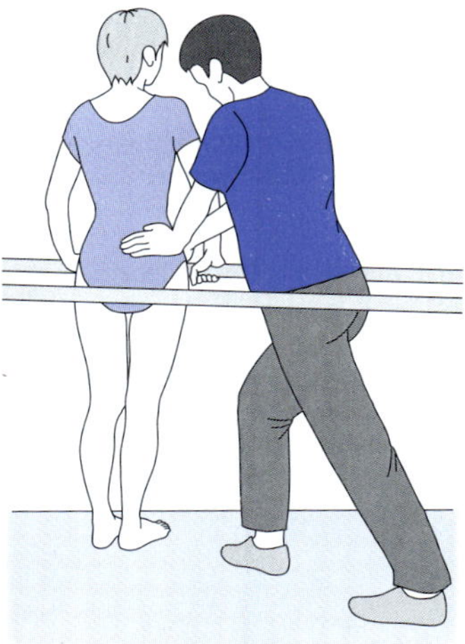

Abb. 18 Kräftigung der Standbeinmuskulatur durch Widerstände am Becken. Patient stabilisiert mit den Abduktoren der linken Seite gegen den Therapeutenwiderstand.

Hilfsmittel, die das Gehen erleichtern

- **Stützen/Stöcke** sind trotz erlaubter Belastung sinnvoll, z. B.
  - wenn nach längerer Gehstrecke Hinkmechanismen eintreten,
  - bei Knorpelschädigungen und dabei besonders beim Bergabgehen,
  - bei Unsicherheitsgefühl des Patienten.
- **Absätze** erleichtern das Ablösen der Ferse des Standbeines und sind geeignete Anpassungen, z. B. bei
  - verminderter Dorsalextension,
  - Schwäche der Wadenmuskulatur,
  - Überstrecken der Kniegelenke.
- **Abrollhilfen**
  - bei Bewegungseinschränkungen oder
  - nach Versteifungen im Bereich des Fußes oder der Sprunggelenke.
- **Gelenkstabilisierende Bandagen oder Tape-Verbände**
  - bei Instabilitäten nach Bandverletzungen,
  - besonders auch bei Unsicherheiten des Patienten nach Bandverletzungen,
  - bei muskulären Insuffizienzen.

Hinkmechanismen zum Schutz und zur Schonung bestimmter Strukturen

- Anamnese, Diagnose und physiotherapeutischer Befund bilden die Grundlage für die Hypothesenbildung über mögliche Ursachen des Hinkens. Hinkmechanismen, die z. B. nach Überbelastungen (langes Bergwandern) scheinbar plötzlich entstehen, sind Modifikationen im Bewegungsverhalten (vgl. Brügger-Konzept, S. 115 ff.) mit dem Ziel, gereizte Strukturen vorübergehend zu schützen, und dürfen dem Patienten nicht verboten werden.
  - ***Beispiele:***
  - positiver Duchenne (S. 27) bei Knorpelschädigung des Hüftgelenkes
  - veränderte Einstellung des Fußes, veränderter Abrollweg bei Arthrose im Großzehgrundgelenk
- Behandeln der Ursache des Hinkens
- Ausgleichende Maßnahmen und Übungen, wenn durch den Hinkmechanismus zusätzliche Strukturen überlastet werden
  - ***Beispiel:***
  - Entlastungsübungen und Entlastungsstellungen (S. 51 f.) für die Lendenwirbelsäule bei positivem Duchenne

Allgemeines

- Ausweichbewegungen (Ausweichmechanismen) sind Veränderungen im Bewegungsverhalten, die das – in der Regel unbewußte – Ziel haben, bestimmte Strukturen im Bewegungsapparat nicht oder weniger zu beanspruchen.
- Beim Gehen auftretende Ausweichbewegungen nennt man Hinkmechanismen.
- Ausweichbewegungen können einzelne Strukturen entlasten, was unter bestimmten Voraussetzungen sinnvoll sein kann, andere Strukturen werden dabei im Vergleich zum normalen Bewegungsverhalten überlastet.
- Je länger Ausweichbewegungen gebraucht werden, desto automatisierter erscheinen sie, und die „Umstellung" zum normalen Bewegungsverhalten gelingt auch nach der Beseitigung der Ursache nicht spontan.
- Kompensationsmechanismen sind notwendige Anpassungen an bleibende funktionelle Defizite. In der Therapie wird überprüft, ob die bestmögliche Kompensation gefunden wurde.

Ursachen

- Typische Ursachen sind z. B.
  - Schmerzvermeidung,
  - Muskelschwächen,
  - Bewegungseinschränkungen.
- Die Ursachen z. B. einer Bewegungseinschränkung können wiederum sehr vielfältig sein (z. B. kapsulär, muskulär).
- Ausweichbewegungen werden durch Beobachtung erfaßt, Diagnose und physiotherapeutischer Befund lassen auf deren Ursachen schließen.

Behandlungsziele und Maßnahmen

- Finden der Ursache durch eine differenzierte Befundaufnahme und Behandlung der Ursache (z. B. Kräftigung, Muskeldehnung, Kapseldehnung).
- Instruieren von wahrnehmbaren Kriterien, mit deren Hilfe der Patient sein Bewegungsverhalten kontrollieren kann.
- Bewegungszielvorgaben an die Möglichkeiten des Patienten anpassen.
- Bewegen vom proximalen Gelenkpartner: Unterbricht automatisierte Ausweichbewegungen, die beim Bewegen vom distalen Gelenkpartner aus entstanden sind.
  - ***Beispiele:***
    - Das Hüftgelenk kann vom Becken aus mobilisiert werden,
    - das Ellbogengelenk vom Oberarm aus,
    - das Schultergelenk vom Schultergürtel oder vom Brustkorb aus usw.
- Bei irreversiblen Ursachen Suchen nach Kompensationsmöglichkeiten, die für die Problemlösung bei den einzelnen Patienten geeignet sind.

Ausweichbewegungen

Behandlungsbeispiel:

- Ein nach Ruhigstellung eingeschränkt bewegliches Schultergelenk läßt nur ein begrenztes Ausmaß an Armbewegungen zu.
- Instruktionen, die die Hand „so weit wie möglich nach oben schicken", wird der Patient nur mit Ausweichbewegungen „korrekt" beantworten können. Das frühzeitige Heben des Schultergürtels und Mitbewegen der Wirbelsäule bringt die Hand weiter nach oben.
- Die Abbildungen zeigen einen möglichen Bewegungsablauf, bei dem die Patientin durch die Primärbewegung „Hand bewegt sich auf dem rollenden Ball geradlinig nach vorn" keinen Grund hat, mit der typischen Ausweichbewegung „Heben des Schultergürtels" zu reagieren (Abb. 19 a).
- Mit taktiler Eigenkontrolle überprüft die Patientin das Bewegungsverhalten des Schultergürtels (Abb. 19 b).
- Die Primärbewegung wird vor der aktuellen Bewegungsgrenze gestoppt, damit noch genügend Flexionstoleranzen für das Abheben des Armes vorhanden sind (Abb. 19 c).

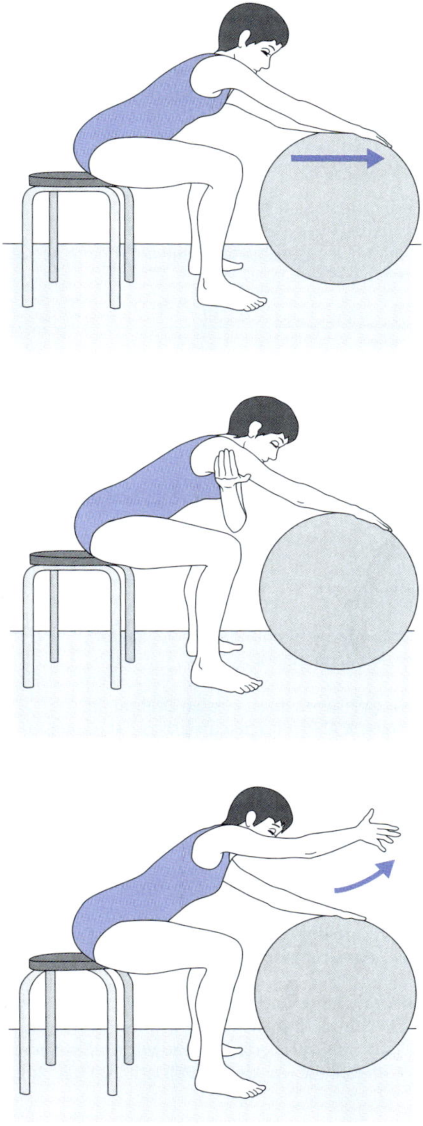

Abb. 19 Um den Bewegungsablauf zu kontrollieren, wird er in drei Schritte zerlegt (s. Text).

Biomechanische Grundlagen

Allgemeines

- Die Wirkung physikalischer Kräfte auf den menschlichen Körper wird beschrieben.
- Analyse der Beanspruchung von Körperstrukturen durch physikalische Belastungen.
- Biomechanische Kenntnisse vermeiden störende und schädigende Reizsetzungen durch den Therapeuten und – über die Instruktion von Verhaltensweisen – durch den Patienten.
- Biomechanische Kenntnisse erleichtern dem Therapeuten die Auswahl geeigneter Maßnahmen zur Unterstützung eines Heilungsprozesses.
- Degenerative Veränderungen am Bewegungsapparat können auf negative biomechanische Belastungen bezogen werden.

Grundlagen

- **Pathomechanische Beanspruchungen der Gelenke** entstehen z. B.
  - als Immobilisationsfolgen,
  - bei Achsenabweichungen,
  - als intraartikuläre Druckveränderungen, „Klemmen" des Gelenkspaltes bei disharmonischer Druckverteilung,
  - bei Störung der periartikulären Spannung.
- Erhöhter Druck in den Gelenken führt zu erhöhter Arthrozeption und muskulärem Hypertonus.
- Verminderter Druck verringert die Arthrozeption und führt zu hypotoner Muskulatur.
- Belastungen, einwirkende Kräfte ergeben sich
  - aus dem Muskelzug,
  - aus der Schwerkraft und der daraus resultierenden Gewichtskraft,
  - aus elastischen Kräften über den Bandapparat,
  - aus Reibungskräften usw.
- Dezentrierte, subluxierte Gelenke verlieren ihren idealen Drehpunkt.
  Bewegungen um den „pathologischen" Drehpunkt belasten das Gelenk und seine umgebenden Strukturen.
- Die Wirkung mehrerer Kräfte, z. B. auf ein Gelenk, wird mit Hilfe von Kräfteparallelprogrammen verdeutlicht.
- **Muskuläre Kräfte** auf Gelenke werden errechnet aus
  - Kraftrichtung, dem Verlauf der Wirkungslinie eines Muskels,
  - Kraftintensität und Angriffspunkt der Kraft.
- So kann die gelenkkomprimierende von der bewegenden Funktion eines Muskels differenziert werden.
  - Je größer der Abstand der Wirkungslinie eines Muskels zu dem Drehpunkt, den er überzieht, desto größer das Drehmoment und damit die Bewegungskomponente des Muskels.
- **Wirkungen der körpereigenen Gewichte und zusätzlicher therapeutischer Widerstände** lassen sich biomechanisch erklären , was z. B. bei der Behandlung subluxierter oder mangelhaft stabilisierbarer Gelenke von großer Bedeutung ist. (vgl. gelenknahe Widerstände in der Stabilisationsbehandlung, S. 70 f.).

- **Actio – Reactio:** Auf jede Actio erfolgt eine Reactio.
  - So bewirkt z. B. ein harter Fersenaufsatz beim Gehen (Actio) einen erhöhten Gegendruck vom Boden aus (Reactio).
    Die Druckbelastung in den Gelenken steigt.
  - Diesen Effekt kann man z. B. bei Arthrosen in den Beingelenken umkehren. Gehen auf weichem Boden mit weichen Sohlen verringert den Gegendruck vom Boden, Gelenke werden schonender belastet.
  - Die Ausbildung von Osteophyten, z. B. an der Hüftgelenkspfanne oder an den Wirbelkörpern, erklärt sich als Reactio auf pathologisch veränderte Druckverteilungen.

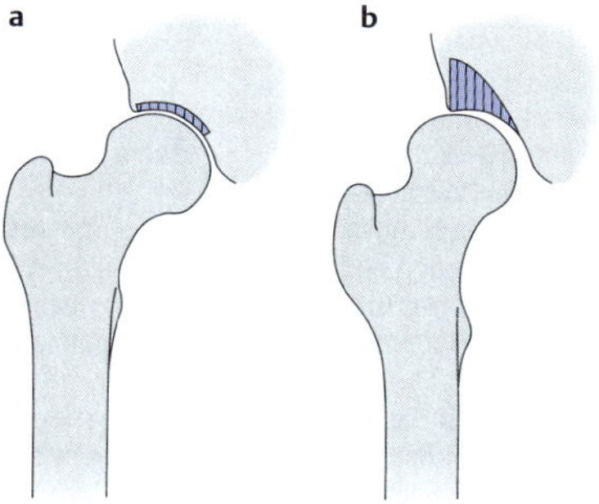

Abb. 20
a) Normales Hüftgelenk.
b) Veränderungen der Hüftgelenkspfanne reaktiv auf subluxierte Stellung des Femurkopfes.

- **Therapeutischer Nutzen der Biomechanik**
  - Das Berücksichtigen und Einschätzen aller einwirkenden Kräfte ist notwendig, um z. B. Gelenkprobleme zu befunden.
  - Beurteilt werden müssen jeweils die Statik, der Gang, häufig vorkommende Bewegungsmuster in Beruf und Freizeit, Beweglichkeit, Muskeltonus.
  - Röntgenbilder können Befund- und Arbeitshypothesen stützen.

Behandlungsziele und Maßnahmen

- **Biomechanische Reharmonisierung der Gelenke**
  - Dem Befund entsprechende Herabsetzung oder Stimulation der Arthrozeption durch das Verändern der Druckbelastung im Gelenk
  - Mobilisation und Zentrieren der Gelenke durch manualtherapeutische Techniken
- **Funktionelle Rehabilitation**
  - Entspannen und Dehnen verkürzter Muskulatur
  - Trainieren insuffizienter Muskulatur
  - Verändern der Statik (Haltungsschulung)
  - Verändern des Bewegungsverhaltens zur Reduktion schädlicher Bewegungsmuster

Allgemeines

- Die Körperhaltung eines Menschen unterliegt den verschiedensten Einflüssen (emotionalen, sozialen, kulturellen usw.).
- Die hypothetische Norm der guten Haltung ist breit. Sie ist
  - situationsabhängig (s. „ADL-Training", S. 53),
  - konstitutionsabhängig,
  - bedingt durch die Anatomie und Biomechanik des Bewegungsapparates.
- Die Haltungsschulung beeinflußt die Statik des Bewegungsapparates und damit indirekt auch andere Faktoren *(jemanden aufrichten!)*.

Grundlagen

- **Rückenschonendes Sitzen**
  - Ideale Sitzhöhe: Hüftgelenke höher als Kniegelenke.
  - Die Körperabschnitte Becken, Brustkorb und Kopf in die vertikale Körperlängsachse eingeordnet (Nullstellung der Wirbelsäule).
  - Abstand zwischen Füßen und Kniegelenken mehr als Beckenbreite, besonders wichtig, wenn sich der Oberkörper in den Hüftgelenken vorneigen soll (am Schreibtisch). Durch die transversale Abduktion der Oberschenkel in den Hüftgelenken bessere Bewegungsmöglichkeit für das Vorneigen des Oberkörpers.
  - Oberschenkel- und Fußlängsachse zeigen in dieselbe Richtung, nach außen.
  - Füße stehen vor oder unter den Kniegelenken, damit für das Vorneigen des Oberkörpers genug Unterstützungsfläche nach vorn vorhanden ist.

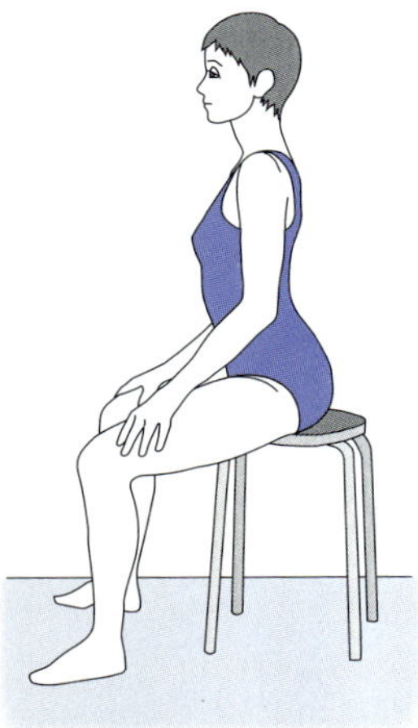

Abb. 21 Aufrechter Sitz.

➤ **Statik im Stand**

- Füße: hüftgelenks- bis beckenbreit, anatomische Fußlängsachsen wenig nach außen gerichtet.
- Kniegelenke: nach vorn gerichtet und in „Mini"-Flexion, gerade so viel, daß der M. quadrizeps arbeiten muß.
- Beinstatik insgesamt: s. Beinachsentraining S. 29 f.
- Becken, Brustkorb und Kopf im Lot übereinander, in die vertikale Körperlängsachse eingeordnet.
- Becken: bewegungsbereit, keine statische Dauerhaltung der Hüftgelenke und Lendenwirbelsäule.
- Brustkorb: aufgerichtet, mittlere/obere Brustwirbelsäule in physiologischer Kyphose, die gegen die Flexion stabilisiert ist.
- Kopf: bewegungsbereit, keine statische Dauerhaltung der Halswirbelsäule.
- Schultergürtel: auf dem Brustkorb abgelegt.
- Arme: hängend.

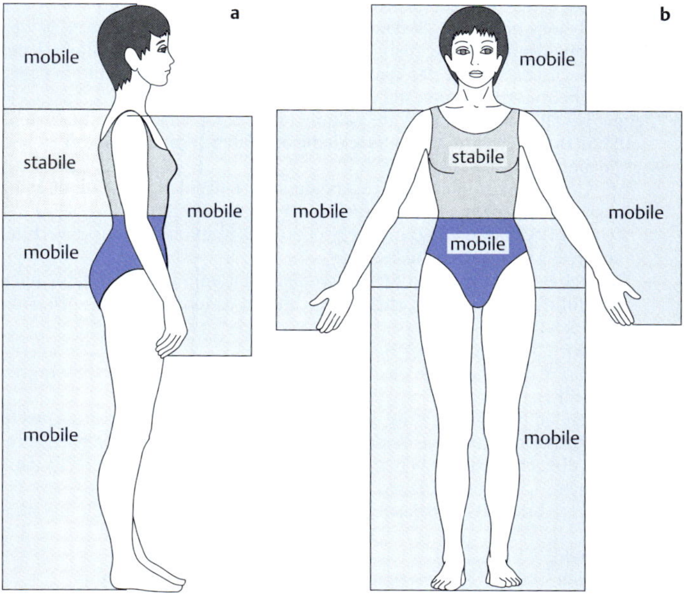

Abb. 22 Während die Körperabschnitte Kopf, Arme, Becken, Beine eine hohe Bewegungsbereitschaft besitzen, muß im Bereich der Brustwirbelsäule vorwiegend stabilisiert werden.

Behandlungsziele und Maßnahmen

- Patient lernt die belastenden Faktoren seiner Sitz- und Standhaltung kennen.
  - Abweichungen wahrnehmbar, evtl. beobachtbar machen:
    Skizzieren der Haltung, Beobachten im Spiegel, auf Video, Abweichungen in der Haltung passiv verstärken, um sie zu verdeutlichen, Haltungsfehler vormachen usw.
  - Evtl. Ursachen nennen, Behandlungsplan besprechen.
  - Mögliche Folgen der schlechten Haltung erklären:
    Modelle benützen, z.B. Wirbelsäulenskelett, Zeichnungen usw.
- Patient lernt den Bewegungsweg aus der schlechten in die gute bzw. bestmögliche Haltung.
  - Verbale, taktile und manipulative Hilfen, die den Bewegungsweg nachvollziehbar machen, geben (s. Instruktionen, S. 1 f.).
  - Bewegungsweg unter der Eigenkontrolle des Patienten sehr oft wiederholen, die wichtigsten Kriterien verbalisieren lassen.
  - ***Beispiel:*** „Einstellen der guten Sitzhaltung":
    „Breitbeinig hinsetzen, Becken rollt auf der Sitzfläche nach vorn zu den Oberschenkeln, das Brustbein bewegt sich im Raum nach vorn/oben, der Bauch wird dabei lang, der Blick ist geradeaus gerichtet, die Schultern liegen auf dem Brustkorb, Hände auf den Oberschenkeln."
- Patient behält/stabilisiert die gute Haltung in unterschiedlichsten Situationen.
  - Die Sitzhaltung wird auf unterschiedlichen Sitzgelegenheiten und in verschiedenen Sitzhaltungen geübt:
    z.B. Hocker, Ball, Bankkante, Schneidersitz (Einstellen der Wirbelsäule), Ringsitz auf niederem Hocker (wichtig z.B. für Erzieherinnen).
  - Stehen in Schrittstellung, mit vergrößerter Standbreite, Gewichtsverlagerungen von rechts nach links
  - Tätigkeiten im Sitzen und Stehen werden pantomimisch oder tatsächlich ausgeführt: z.B. Schreibtischtätigkeit, bügeln, staubsaugen (s. „ADL-Training", S. 53).
  - ***Beispiel:*** „Bügeln mit guter Haltung"
    Bügelbrett auf eine Höhe einstellen, die eine aufrechte Arbeitshaltung ermöglicht.
    „Stehen Sie breitbeinig, Knie und Füße zeigen in dieselbe Richtung, leicht nach außen, das gedachte Medaillon auf Ihrem Brustkorb ‚strebt' nach vorn/oben, die Schultern bleiben auf dem Brustkorb liegen. Das Gewicht kann von rechts nach links verlagert werden."
- Patient unterbricht Dauerbelastungen durch Dauerhaltungen gezielt und häufig.
  - ***Beispiele:***
    - kleine Hin- und Herbewegungen der Körperlängsachse im Raum
    - kleine Gewichtsverlagerungen auf der Unterstützungsfläche
    - Räkeln (und Gähnen)
    - Entlastungsstellungen einnehmen (s. S. 51 f.)

Sitzgelegenheiten, die die gute Haltung fördern

- Hocker, Stühle mit wenig nach vorn geneigter Sitzfläche oder mit Keilkissen erleichtern die Lordosierung der Lendenwirbelsäule vom Becken aus, eine Voraussetzung für die Aufrichtung des Brustkorbes.
  Beachten: Patienten mit hypermobiler unterer Lendenwirbelsäule und verminderten Extensionstoleranzen im lumbothorakalen Übergang sollten nicht auf dem Keilkissen sitzen.
- Umgekehrtes und dadurch breitbeiniges Sitzen auf einem Stuhl, Unterarme auf Stuhllehne abgelegt.
- Stühle mit Armlehnen, um die Wirbelsäule vom Armgewicht zu entlasten.
- Sitzen auf dem Ball schützt die Muskulatur vor dem Ermüden.
  Kleine Bewegungen auf der labilen Unterlage fordern von der Muskulatur differenzierte, hochkoordinierte Anpassungen an Gelenkstellungsänderungen und reaktive Arbeit zur Erhaltung des Gleichgewichtes.
- Höhenverstellbare „Stehstühle" z.B. mit Rollen, mit einem Standfuß in Form einer Halbkugel und mit kleinen Sitzflächen (z.B. Fahrradsattel) für Tätigkeiten, die auch im Stehen erledigt werden könnten.
  Die Beingelenke werden entlastet; auf der kleinen, evtl. beweglichen Sitzfläche muß die Muskulatur balancierend, stabilisierend arbeiten und ermüdet dadurch weniger.

Unterstützende Faktoren für die gute Haltung

- Sitzkeilkissen, s.o.
- Lordosekissen, Stuhllehnen, die die Lendenwirbelsäule und den lumbothorakalen Übergang stützen.
- Bequeme, weite Kleidung, die den Gelenken ihre Bewegungstoleranzen läßt (Vermeiden von „Jeanskontrakturen"!).
- Schuhe und Einlagen:
  - Patienten mit Tätigkeiten im Stehen sollten im Laufe einer Woche unterschiedliche Schuhe tragen.
    Sind Einlagen nötig, müssen sie für alle Schuhe geeignet sein.
  - Absätze können bei „chronischen Knieüberstreckern" und bei sehr lordotischer unterer Lendenwirbelsäule sinnvoll sein.
- Mieder oder stützende Korsetts zur Aufrichtung der Wirbelsäule:
- Training der Bauch- und Rückenmuskulatur unerläßlich.
- Tape-Verbände helfen vorübergehend bei der Stabilisation einzelner Gelenke und dienen als Erinnerungshilfen, z.B. im Bereich der Wirbelsäule (s.S. 56f.).

Bücktraining / Heben und Tragen

Allgemeines

- Der Patient verändert, verbessert, kontrolliert sein Bewegungsverhalten beim Bücken, Heben und Tragen von Gegenständen.
- Er lernt einen rückenschonenden Bewegungsablauf mit stabilisierter Nullstellung der Wirbelsäule, während die Hände den Boden oder einen niedrigen Gegenstand erreichen.
  Die Körperlängsachse kann dabei mehr horizontal oder vertikal eingestellt sein.
- Der optimale Bewegungsablauf ergibt sich aus den Anforderungen typischer Alltagssituationen, aus Kondition, Beweglichkeit und Körperbau des Patienten.
- Präventiv sollte jeder rückenschonendes Bücken, Heben und Tragen erlernen, z. B. in Rückenschulen.
- Bei allen Patienten mit Rückenproblemen muß das Bückverhalten überprüft und gegebenenfalls verändert werden.

Grundlagen

- **Der „horizontale Bücktyp"**
  - Die annähernd horizontale Einstellung des Oberkörpers verlangt eine gute Stabilisationsfähigkeit der Wirbelsäule in ihrer Nullstellung und bei langem Oberkörper gute Flexionstoleranzen in den Hüftgelenken.
  - Ein langer Oberkörper und viel Gewicht im Bereich des Schultergürtels erschweren aus Gleichgewichtsgründen das horizontale Bücken, weil viel Gewicht vor die Unterstützungsfläche gebracht wird.
- **Der „vertikale Bücktyp"**
  - Die annähernd vertikale Einstellung des Oberkörpers belastet die Kniegelenke stark, da sehr viel Körpergewicht hinter die Beuge-Streck-Achsen der Kniegelenke gebracht wird.
  - Die Belastung für den M. quadrizeps ist sehr hoch.
  - Die oberen Sprunggelenke benötigen gute Dorsalextensionstoleranzen (Anpassung bei Hypomobilität: Absätze).
  - Knie- und Hüftgelenke benötigen gute Flexionstoleranzen.
  - Die Stabilisation der Wirbelsäule in ihrer Nullstellung fällt vielen Patienten beim „in die Hocke gehen" leichter.
  - Ein kurzer Oberkörper und viel Gewicht im Bereich des Beckens erschweren aus Gleichgewichtsgründen das vertikale Bücken, weil viel Gewicht hinter die Unterstützungsfläche gebracht wird.
  - Die Belastungen auf die untere Wirbelsäule, die aus dem Oberkörpergewicht entstehen, sind geringer als beim horizontalen Bücken.
- Beide Bückvarianten sind für die Wirbelsäule schonender als das Bücken mit flexorisch eingestellter Wirbelsäule.

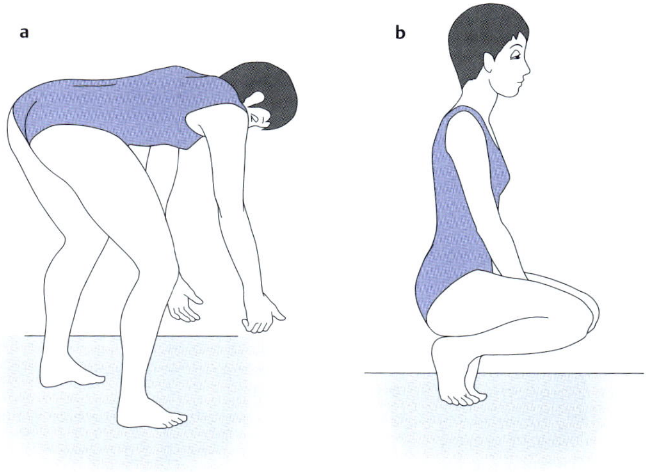

Abb. 23 a) horizontaler Bücktyp
b) vertikaler Bücktyp.

Behandlungsziele und Maßnahmen

- **Bücktyp festlegen**
  - Aus den Befunddaten über
    - subjektive Beschwerden
    - Konstitution
    - Beweglichkeit, Kraft
    - Beinachsen
    - Stabilisationsfähigkeit im Bereich der Wirbelsäule

    erkennt der Therapeut, welche Bückvariante für den Patienten sinnvoll ist.
- **Bewegungsablauf erklären und wiederholt üben**
  - Die Primärbewegung geht von den Hüftgelenken aus. Sie werden
    - beim horizontalen Bücken nach „hinten/wenig unten" bewegt, dabei bleibt die Lendenwirbelsäule in ihrer physiologischen Lordose stabilisiert;
    - beim vertikalen Bücken nach „unten/wenig hinten" bewegt. Diese Richtung „nach hinten" fördert die Stabilisation der Lendenwirbelsäule.
  - Der Bewegungsauftrag „nach vorn/unten bücken" provoziert die Flexion der Wirbelsäule!
- **Hilfen zur Eigenkontrolle geben**
  - Der Patient braucht wahrnehmbare Kriterien, mit deren Hilfe er sich kontrollieren kann.

- ***Beispiele:***
  - Die Länge des Bauches bleibt beim Bücken erhalten (Abstand Symphyse bis Fossa jugularis bleibt trotz Lageveränderung der Wirbelsäule im Raum gleich).
  - Die Kniegelenke schauen in dieselbe Richtung wie die breitbeinig eingestellten Füße (s. „Beinachsentraining", S. 29 f.).

➤ **Übertragen des Bewegungsablaufes Bücken in verschiedene Ausgangsstellungen**
- Beine stehen mit breiter Unterstützungsfläche parallel (die Abduktionsstellung verbessert die Flexionstoleranzen in den Hüftgelenken).
- Schrittstellung, Fechterstellung.
- Notwendige Arbeitshaltungen des Patienten.

➤ **Heben und Tragen**
- Der Patient lernt,
  - Gewichte nah am Körper zu heben und zu tragen,
  - „verteilbare" Gewichte (z. B. zwei Taschen) in bezug auf die Wirbelsäule symmetrisch auf beide Arme zu verteilen.
- Der Patient reduziert seine Belastungen bei Tätigkeiten, die eine gebückte Haltung verlangen.
- ***Beispiele:***
  - Einnehmen des Halbkniestandes (evtl. mit auf dem Oberschenkel abgelegtem Brustkorbgewicht),
  - Abstützen eines Armes bei vorgeneigtem Oberkörper (Abb. 24),
  - Abstützen der Beine an einer Abstützfläche (z. B. am Badewannenrand beim Neigen über die Wanne), (s. „ADL-Training", S. 53).

a b

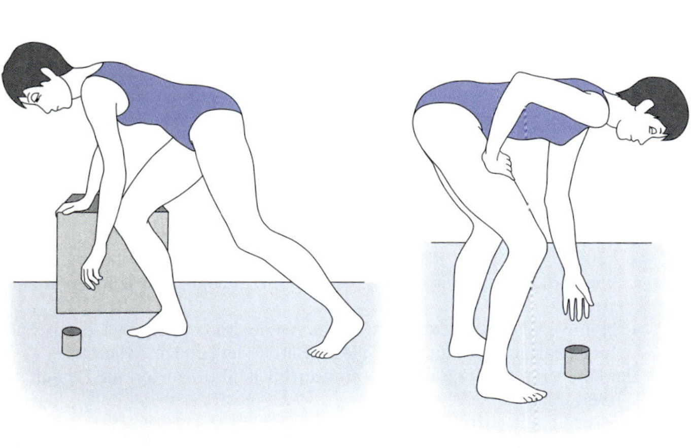

Abb. 24 a) Reduktion der Belastung durch Abstützen eines Armes, b) ... auf dem eigenen Oberschenkel.

Allgemeines

- Dauergestreßte Strukturen des Bewegungsapparates werden gezielt vom belastenden Körpergewicht „befreit".
- Dauerbeanspruchungen, die sich z. B. aus der beruflichen Tätigkeit des Patienten ergeben, werden mehrmals gezielt unterbrochen.
- Therapeut und Patient finden gemeinsam Haltungen, Einstellungen der einzelnen Körperabschnitte oder Lagerungen, die einzelne Gelenke und Muskelgruppen vorübergehend entlasten.

Behandlungsziele und Maßnahmen

- **Analysieren,** welche Strukturen trotz der physiotherapeutischen Behandlung nicht oder noch nicht vor Überbeanspruchung geschützt werden können.
  - ***Beispiele:***
    - Arbeitsplatz am Bildschirm belastet z. B. die Halswirbelsäule,
    - statische Veränderungen bei lumbalem Flachrücken belasten z. B. die Muskulatur der Lendenwirbelsäule.
- **Reduzieren der Belastung** durch Einnehmen von Haltungen, evtl. unterstützt von Lagerungen, die das Körpergewicht
  - an eine Unterlage, Abstützfläche oder ähnliches abgeben oder
  - in bezug auf die betroffenen Strukturen umverteilen.
  - ***Beispiele:***
    - Zur Entlastung der Halswirbelsäule das Kopfgewicht, z. B. beim Telefonieren oder Schreiben, in eine Hand abstützen.
    - Die Hände beim Spazierengehen auf das Kreuzbein legen und damit das Armgewicht in bezug auf die Beugestreckachsen der Lendenwirbelsäule weiter nach hinten bringen, um die dorsale Muskulatur zu entlasten.
- Überprüfen, ob der Patient bereits selbst sinnvolle Entlastungsstellungen gefunden hat, und ihn gegebenenfalls in seinem Handeln bestätigen und ermutigen.

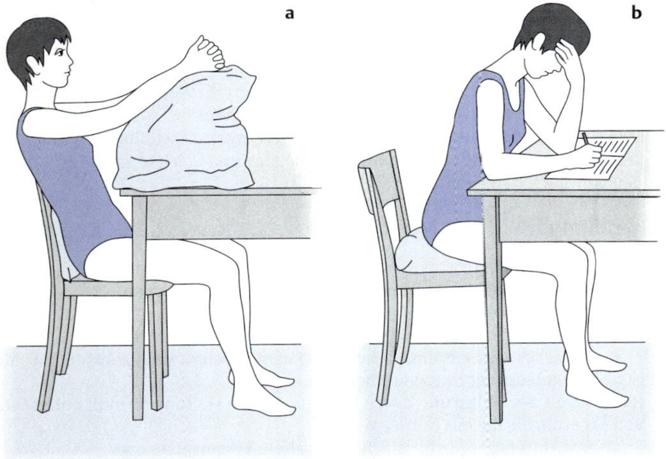

Abb. 25 a) Entlastung der Hals- und Brustwirbelsäule vom Schultergürtel-Arm-Gewicht.
b) Entlastung der Halswirbelsäule vom Kopfgewicht.

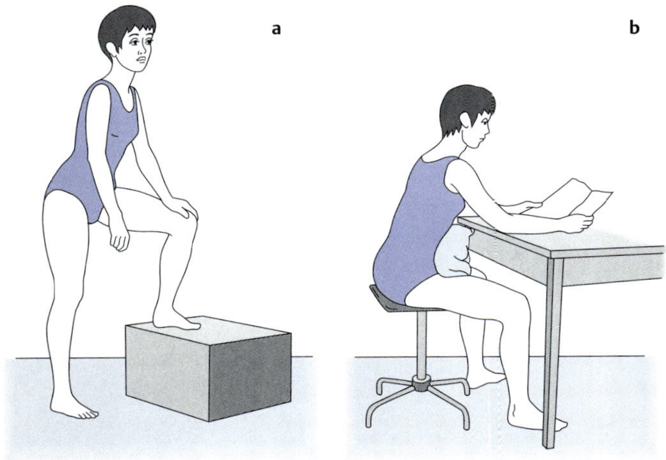

Abb. 26 a) Entlastung der LWS durch Vergrößern der Unterstützungsfläche und durch Gelenkstellungsänderungen.
b) Entlastung der LWS vom Bauchgewicht.

Allgemeines

- In Prävention und Behandlung lernt der Patient mit seinem Bewegungsapparat schonend umzugehen.
- Rückenschonendes Verhalten und gute Beinachsenbelastung werden in die Bewegungsabläufe des Alltags integriert.
- Mögliche Anpassungen der „Umwelt" (Tischhöhen, Sitzhöhen) an die Vorgaben des eigenen Bewegungsapparates werden verdeutlicht.
- Die ergotherapeutische Behandlung (z. B. Selbsthilfetraining, An- und Ausziehtraining) wird unterstützt.

Grundlagen

- **Lernvoraussetzungen für das ADL-Training**
  - Haltungsschulung (S. 44 ff.), Beinachsentraining (S. 29 f.), Bücktraining (S. 48 ff.), gelenkschonendes Verhalten (S. 54 f.) und Entlastungsstellungen (S. 51 f.) gehören je nach Befund zu den Lernvoraussetzungen.
- **Konstitutionelle Faktoren** (S. 7 f.), die das tägliche Bewegungsverhalten erschweren (sehr große, sehr kleine Patienten), sind dem Patienten bekannt. Gemeinsam mit dem Therapeuten wird z. B. die Gestaltung des Arbeitsplatzes, der Küche usw. besprochen.
- **Hilfsmittel,** wie z. B. verbreiterte Griffe bei rheumatischen Händen, werden in der Regel von den Ergotherapeuten vorgeschlagen und deren Anwendung geübt.

Behandlungsziele und Maßnahmen

- **Aufklären des Patienten**
  - Gemeinsames „Sammeln" belastender Tätigkeiten des täglichen Lebens.
  - Erkennen der individuellen Faktoren, die diese Tätigkeiten erschweren.
  - Gemeinsam Lösungsvorschläge finden.
- **Übertragen des gelernten Bewegungsverhaltens in den Alltag**
  - Konkrete Situationen herstellen, Patient soll z. B. einen Sprudelkasten heben, soll fegen, Schuhe binden, sich an einen Schreibtisch setzen und dort hantieren.
  - Bewegungsverhalten des Patienten in der für ihn unbeobachteten Situation kontrollieren und auf Verbesserungsmöglichkeiten aufmerksam machen.
- **Gestalten der Rahmenbedingungen**
  - Tips zur ergonomischen Arbeitsplatzgestaltung geben,
    z. B. wie kann ein Computerarbeitsplatz aussehen
    (Bildschirm auf Augenhöhe, Textvorlagen so plazieren, daß der Kopf nicht gedreht gehalten werden muß).
  - Tips für das An- und Ausziehen geben,
    z. B. zum Schuhebinden hinsetzen.
  - Nutzen sinnvoller Hilfsmittel, z. B. langer Schuhlöffel, Klettverschlüsse statt Schnürsenkel, Rucksack statt Tasche (z. B. bei lumbalem Flachrücken) usw.

Gelenkschonende Maßnahmen

Allgemeines

- Die ärztliche Diagnose und der physiotherapeutische Befund zeigen, welche Gelenke aus welchen Gründen „schonend" behandelt werden müssen.
- Das Gelenk lebt von Bewegung. Alternierende Be- und Entlastung und die Walkbewegungen zwischen den beiden Gelenkpartnern sind für die Ernährung des Knorpels entscheidend.
- Schmerzen, Bewegungseinschränkungen, Hypermobilität, statische Abweichungen, muskuläre und ligamentäre Insuffizienzen führen zu
  - Fehlbelastungen,
  - Degenerationen und/oder Subluxationen in den betroffenen, evtl. auch den angrenzenden Gelenken.
- Diese Ursachen können physiotherapeutisch beeinflußt werden.
- Zusätzlich zur ursächlichen Behandlung erhält der Patient, soweit möglich, Instruktionen über gelenkschonende Verhaltensweisen.

Indikationen

- Die Ursache der Gelenkbelastung ist nicht beeinflußbar oder noch nicht beseitigt. (Außer der Diagnose können auch beruflich bedingte Tätigkeiten oder zuwenig bzw. zuviel Sport Ursachen sein.)
- Prävention.

Behandlungsziele und Maßnahmen

- **Vermindern der Folgen von Immobilisation,** z. B. nach Operationen.
  - Statische Muskelarbeit zur Verminderung von Atrophien und gegen Verklebungen im Bereich der Gelenkkapsel während der Ruhigstellungszeit.
  - Üben mit den nicht ruhiggestellten Körperabschnitten (PNF, S. 124), um über die Irradiation statische Muskelarbeit im betroffenen Bereich zu erhalten.
  - Bei extraartikulären Traumen/Eingriffen, soweit möglich, Traktion und Kompression mit gelenknahen Griffen, ohne weiterlaufenden Effekt auf die ruhiggestellten Strukturen, um die Knorpelernährung zu fördern, z. B. Manualtherapeutische (S. 100) Traktion und Kompression des Kniegelenkes bei Unterschenkelfrakturen.
- **Zentrieren subluxierter Gelenke,** bevor bewegt oder belastet wird.
  - Besonders rheumatisch veränderte Gelenke vor der passiven oder aktiven Bewegung manuell zentriert, um die Gelenkmechanik zu verbessern und um die gelenkstabilisierende Muskulatur unter korrigierten Bedingungen trainieren zu können.
  - *Vorsicht:* Das Gelenkspiel allein genügt nicht zur Beurteilung der Gelenksituation. Beispiel: Bei einem zu weit ventral stehenden Humeruskopf im Schultergelenk empfindet der unerfahrene Therapeut evtl. das Gleiten nach ventromedial als eingeschränkt, weil aus der Fehlstellung das Gleiten nach dorsolateral vergrößert erscheint.
    Der exakte Seitenvergleich, die Orientierung an der hypothetischen Norm und Berufserfahrung sind notwendig.

- **Bewegen ohne Belastung,** z. B. zur Schmerzverminderung.
  - Hubfreies Bewegen
    (Bewegungsebene horizontal, Bewegungsachse vertikal)
  - Therapeut nimmt das belastende Gewicht ab
  - Bewegen im Schlingentisch
  - Bewegen im Wasser, z. B. den Auftrieb nützend
  - Pendelübungen, z. B. Arthrosen
- **Instruktion von Entlastungsstellungen** (S. 51 f.), die der Patient mehrfach täglich einnehmen kann:
  - für das betroffene Gelenk,
  - für angrenzende, überlastete Gelenke, z. B. für die Lendenwirbelsäule bei Coxarthrose.
  - Entlastung durch Stöcke, Bandagen, Mieder, Halskrawatten usw., z. B. bei größerer körperlicher Belastung.
  - Unterstützung durch Hilfsmittel, die die Anforderungen des täglichen Lebens erleichtern, z. B. verdickte Griffe des Bestecks bei rheumatischen Veränderungen der Hand, lange Greifzangen bei Coxarthrose usw.
- **Gezielter Einsatz von Wärme, Hitze oder Kälte** (S. 86 f.)

Allgemeines

- Tapeverbände und Bandagen unterstützen Aufgaben des Bewegungsapparates, besonders die Stabilisation der Gelenke.
- Indikation und Lokalisation eines Tapeverbandes ergeben sich aus der Befundaufnahme.
- Der Verband darf das Bewegungsverhalten nicht stören.

Grundlagen

- **Entlastung und Unterstützung** von Muskeln, Sehnen, Bändern, Faszien mit Hilfe von Tapepflastern und Bandagen
- **Teilruhigstellung** von Gelenken
- **Anlegen eines Tapeverbandes**
  - Die Haut muß gereinigt und gegebenenfalls rasiert werden.
  - Hautschäden, wie z. B. kleine Wunden, werden abgedeckt.
  - Um Zirkulationsstörungen zu vermeiden, wird das Tape nicht zirkulär angelegt.
  - Tape wird sparsam verwendet, die einzelnen Pflasterstreifen überlappen sich und folgen den Körperformen.
  - Muskelfunktionen dürfen nicht behindert werden.

Behandlungsziele und Maßnahmen

- Reduzieren von absehbaren Schädigungen, die sich ergeben
  - aus Hypermobilitäten,
  - aus statischen Fehlhaltungen.

  Tapen und Bandagieren sind damit präventive bzw. sekundärpräventive Maßnahmen.
- Wahrnehmungs- und Erinnerungshilfen für den Patienten, wenn z. B. nach der Haltungsschulung Wirbelsäulenabschnitte in ihrer „neuen" Einstellung mit Tapepflaster stabilisiert werden.

Kontraindikationen

- Unklarer Befund
- Hautirritationen
  - Allergien
  - evtl. auch nach fehlerhaftem, zu straffem, faltigem, zirkulärem Tape
  - durch zu seltenes Wechseln des Tapeverbandes
- Allergien gegen den Klebstoff

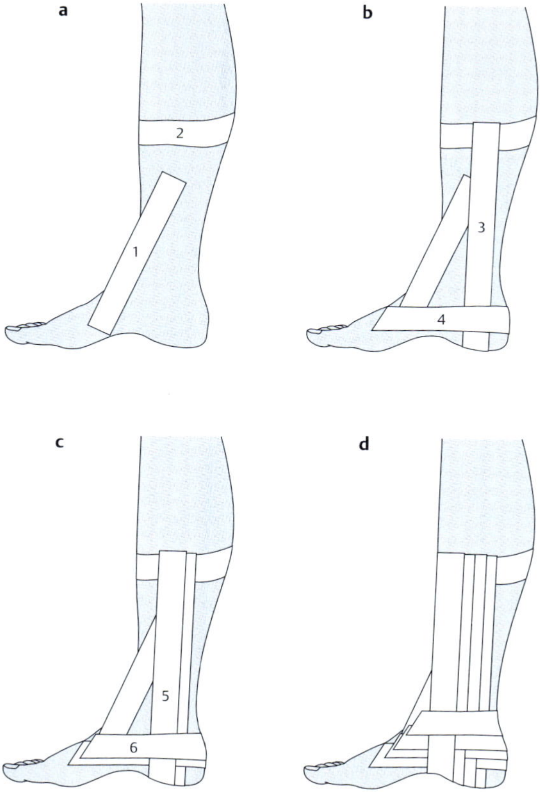

Abb. 27 a – d) Aufbau eines Tapeverbandes medial am Sprunggelenk zur Unterstützung des Ligamentum deltoideum.

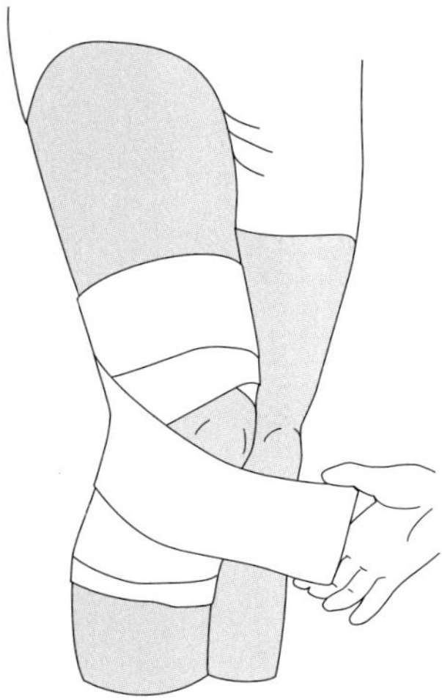

Abb. 28 Bandage am Kniegelenk, Patella bleibt frei.

Allgemeines

- Schmerzen zu verharmlosen heißt Warnsignale des Körpers mißachten.
- „Böses kann Böses nicht vertreiben!"
- Grundlegende Ziele der Physiotherapie:
  - Verhaltensänderungen zu bewirken, d.h. der Patient befindet sich in einem Lernprozeß,
  - sensomotorische Eigenschaften zu trainieren.
- Lernen und Trainieren sind unter Schmerzen erschwert. Schmerzlindernde Maßnahmen vor oder während anderer gezielter Handlungen sind deshalb stets Bestandteile der Behandlung.
- Es gibt Ausnahmesituationen, bei denen bewußt Schmerzen ausgelöst werden:
  - in der Befundaufnahme, z.B. bei Provokationstests,
  - bei Behandlungen „im Schmerz", an der Schmerzstelle, mit dem Ziel der Schmerzminderung während der angewandten Maßnahme, z.B. bei einer Querfriktion auf einer schmerzhaften Sehne.

Grundlagen

- Jeder Mensch empfindet „seine" Schmerzen subjektiv. Was Patient A „gut aushalten kann", ist für den Patienten B bereits „nicht mehr auszuhalten".
- Die Nozizeptoren reagieren auf Gewebsreizungen und -schädigungen. Man unterscheidet zwei Arten von Nozizeptoren:
  - A-δ-Fasern, dünne, myelinisierte Fasern, vorwiegend in der Haut, die schnell auf Reize reagieren (Primärschutz) und einen hellen, sehr gut lokalisierbaren, stechenden, schneidenden Schmerz auslösen.
  - C-Fasern, dünne, marklose Fasern, die verzögert (Sekundärschmerz) einen dumpfen, diffusen, brennenden, bohrenden Schmerz auslösen.
- Die Intensität und die Art der Schmerzwahrnehmung steht aber nicht in direkter Beziehung mit dem Ausmaß der Gewebsreizung oder -schädigung.
- Viele Faktoren beeinflussen das Phänomen der Schmerzwahrnehmung.
  - ***Beispiele:***
    - Individuelle Empfindlichkeit, Erfahrungen mit früheren Schmerzen (Lernprozesse), Begleitumstände während des Schmerzzustandes (z.B. zusätzliche berufliche Belastungen).
    - Kulturelle Herkunft (Welche Beschwerden sind sozial „anerkannt", wie wird Schmerz ausgedrückt?).
    - Wunsch nach Zuwendung: kann zum Bagatellisieren oder Dramatisieren des Zustandes führen.
- **Schmerzbefund**
  Der Therapeut nimmt auf verschiedene Art und Weisen wahr, daß der Patient Schmerzen hat:
  - *Aktives Zuhören*
    - Die verbale Schilderung enthält Informationen, die der erfahrene Therapeut strukturieren kann.
    - Gibt es nur einen Schmerz oder mehrere, stehen diese in Verbindung miteinander?

   - Wo ist der Schmerz, seit wann besteht er, wann tritt er auf? Wodurch kann er ausgelöst, verstärkt, vermindert werden?
   - Wie schildert der Patient den Schmerz (affektiver Bereich, limbisches System)?
- *Beobachten*
   - Gibt es Veränderungen im Bewegungsverhalten? Welche Strukturen könnten durch Ausweichbewegungen geschützt werden?
   - Wie ist die Mimik des Patienten während der Anwendung einer Maßnahme, sind verbale Angaben („Es geht") und Mimik (Augenbrauen ziehen sich zusammen) kongruent?
   - Gibt es vegetative Schmerzreaktionen, wie z.B. Atem anhalten oder Hyperventilation, Herzklopfen, Schweißausbrüche?
- *Spüren*
   - Wie ist der Tonus der Muskulatur?
   - Überläßt der Patient z.B. den zu behandelnden Arm entspannt oder angespannt an den Therapeuten?

➤ Die beste schmerzlindernde Maßnahme wäre die Behandlung der Schmerzursache. Hier ist die Zuordnung oft deshalb so schwierig, weil es nicht nur organische, strukturell bedingte Ursachen gibt.
- ***Beispiele*** für Schmerzursachen:
   - Die Symptome sind einzelnen Strukturen des Bewegungsapparates zuzuordnen, den Gelenken, Muskeln, Bändern, Schleimbeuteln und Sehnenscheiden, Nerven, Gefäßen.
   - Hemmung einer Funktion durch reflektorische Schmerzen.
     Der Schmerz bzw. seine Vermeidung schützt bestimmte Strukturen vor weiterer Belastung (vgl. Funktionskrankheiten, Brügger, S. 115 ff.).
   - Krankheiten innerer Organe verursachen Schmerzen am Bewegungsapparat, in bestimmten Hautgebieten (referred pain).
   - Psychische und psychosoziale Faktoren lösen den Schmerz aus oder verstärken einen strukturell bedingten Schmerz.

Behandlungsziele und Maßnahmen

➤ **Streß- und angstfreie Behandlungssituation herstellen**
- Der Therapeut klärt den Patienten über die geplanten Maßnahmen auf, verabredet, wie bei auftretenden oder zunehmenden Schmerzen verfahren wird.
- Besonders wichtig bei Maßnahmen, bei denen der Patient sich nicht verbal ausdrücken kann, z.B. für eine Traktion des Kiefergelenkes müssen vorher Handzeichen vereinbart werden.
- Für evtl. schmerzhafte Maßnahmen, z.B. eine Muskeldehnung, einen Provokationstest ankündigen; mit Beenden der Handlung fragen, ob der Schmerz wieder weg ist bzw. nachläßt.
- Der Therapeut strahlt Ruhe aus und nimmt sich Zeit, wendet sich dem Patienten zu. Bei Hektik und Zeitdruck kann kein Patient entspannen.

- **Fördern der Resorption bei Schwellungen und Gelenkergüssen**
  - Die extra- und intraartikuläre Druckverminderung wirkt schmerzmindernd.
  - Alternierendes Hin- und Herbewegen im schmerzfreien Bereich.
  - Hitzeanwendungen (Heiße Rolle, S. 86f.) und Hochlagern bei Ödemen fördern die Resorption.
- **Entspannen hypertoner Muskulatur**
  - Schmerzbedingte Ausschüttungen von Histamin, Serotonin und anderen sog. Schmerzmediatioren führen zum Hypertonus der Muskulatur.
    Der Muskelstoffwechsel wird durch aktives Bewegen im schmerzfreien Bereich gefördert.
  - Muskelschmerzen, die sich aus dauerhypertonen Zuständen ergeben, können durch aktives Bewegen im schmerzfreien Bereich positiv beeinflußt werden.
  - Bei Dauerhypertonus bei statischen Fehlhaltungen aus der Gewichtsverteilung muß die Haltung verbessert werden.
  - Bei Dauerhypertonus aus einer erhöhten Propriozeption, z.B. an einem unter Kompression stehenden Gelenk, muß das Gelenk behandelt, eine Blokkierung gelöst werden.
  - Bei Muskelschmerzen aus Überlastung (Muskelkater) helfen Hitzeanwendungen (Heiße Rolle) und Bewegung im schmerzfreien Bereich.
  - Dauerhypertone Muskulatur kann verkürzen und damit die Bewegung einschränken. Die Muskulatur muß gedehnt werden.
- **Dämpfen der Sympathikusaktivität**
  - Schmerz, Angst führen zu Gewebsveränderungen, die auf sympathischen Reflexen beruhen. Der entstehende Hypertonus der Muskulatur, die Reduktion der Bewegung und eine erhöhte Empfindlichkeit peripherer Sensoren führen ihrerseits zu immobilisationsbedingten Veränderungen im Gewebe, der Zustand verschlechtert sich weiter (Teufelskreis).
  - Entspannende Maßnahmen einleiten, z.B. Finden schmerzfreier Ausgangsstellungen und Lagerungen, mentales Entspannen (alle für Therapeut und Patient akzeptablen Methoden wie z.B. Feldenkrais, progressive Muskelentspannung nach Jacobson, autogenes Training usw.).
  - Bindegewebsmassage (S. 88 ff.).
  - Bewegen unter Gewichtabnahme oder hubfreies Bewegen, wenn der Patient ohne „die Auseinandersetzung mit der Schwerkraft" sich entspannter bewegen kann.
- **Dämpfen der Nozizeption durch Erhöhen der Mechanorezeptorenaktivität**
  - Hypothese: Mit vermehrter Aktivität tritt die Schmerzwahrnehmung in den Hintergrund.
  - Die Aktivität wird gesteigert durch die räumliche und zeitliche Summation extero- und propriozeptiver Reize.
- **Nutzen der Wirkungen physikalischer Maßnahmen**
  - Langzeit-Eisanwendungen (S. 86f.)
  - Elektrotherapie (S. 93)
  - Heiße Rolle (S. 86f.).

Mobilisationsbehandlung

Allgemeines

- Die Strukturen des *Bewegungs*apparates leben von *Bewegung*.
  Die physiologischen Reize zur ständigen Erneuerung der einzelnen Gewebsstrukturen sind
  - Bewegung und damit verbundenen Faktoren wie
  - Zug und Druck,
  - Be- und Entlastung.
- Dauerhafte Immobilisation schädigt den Bewegungsapparat.
  Immobilisation wird vorübergehend und partiell notwendig, z.B. nach Traumen während der Heilungsphase der verletzten Strukturen.

Grundlagen

- **Strukturen, die die Mobilisationstechniken ansprechen**
  - *Gelenkknorpel*
    Die Ernährung des Knorpels über die Gelenkflüssigkeiten wird durch die Walkbewegung zwischen den beiden Gelenkpartnern sichergestellt. Während der Entlastung des Knorpels wird die Flüssigkeit aufgenommen, unter Belastung mit den Stoffwechselendprodukten wieder abgegeben. Druck und Entlastung sind physiologische Reize für den Knorpel.
  - *Gelenkkapsel*
    Bewegung verhindert Verklebungen im Bereich von Kapselfalten und den Umbau des Bindegewebes in „ungeordnetes" Kontrakturgewebe. Muß ein Gelenk vorübergehend ruhiggestellt werden, wirken isometrische Übungen für die umgebende Muskulatur dem Kapselumbau etwas entgegen.
    Bei kapsulären Einschränkungen werden Traktions- und Gleittechniken der Manuellen Therapie angewandt (S. 98 ff.).
  - *Bänder*
    Die Ruhigstellung nach operativen Eingriffen betrifft stets nur den Bewegungsabschnitt, der die Heilung stören oder verhindern würde.
    Das nicht belastende Bewegen im vom Operateur freigegebenen Spielraum fördert die für die Bandheilung notwendige Bindegewebssynthese.
  - *Muskulatur*
    Um bewegen zu können, muß die Muskulatur dehnfähig sein (S. 65 ff.).
    Um Bewegung zu erzeugen, muß sie genügend Kraft entwickeln können.
    Hypomobilität reduziert Kraft und Elastizität der Muskulatur.
  - *Weichteilschichten*
    Bewegung führt immer auch zu Verschiebungen zwischen einzelnen Gewebsschichten. Lösende Techniken können deshalb zu den Mobilisationstechniken gezählt werden.
    Packegriffe, Bindegewebsstriche u.ä. verbessern die Verschieblichkeit auf mechanischem und reflektorischem Wege.
- **Bewegungsniveaus (Orte der Bewegung)**
  - *Bewegungen in Gelenken*
    Viele Gelenke lassen sich „intern" in mehrere „Teilgelenke" gliedern.
    Beispiel Kniegelenk: Bewegung findet statt zwischen Femur und den Menisken, Tibia und Menisken, Patella und Femur.

  - Das Gelenkspiel (joint play), das Verhalten der konvexen und konkaven Gelenkfläche zueinander, wird manualtherapeutisch mit Gleit- und Traktionstechniken geübt (S. 98 ff.).
    Bewegt werden dabei der konkave, der konvexe oder beide Gelenkpartner.
  - Anguläre Bewegungen, beobachtbare Bewegungen um Achsen in Bewegungsebenen werden vom distalen, vom proximalen oder von beiden Gelenkpartnern aus ausgeführt.
  - Anguläre Bewegungen bei subluxierten, dezentrierten Gelenken, bei eingeschränktem Gelenkspiel schädigen das Gelenk.
- *Bewegungen auf Verschiebeebenen, Translationen*
  - Zwei Körperabschnitte bewegen sich auf einer Verschiebeebene gegeneinander.
  - Diese Form der Bewegung ist am Bewegungsapparat nur annähernd möglich.
  - Als „Translationen" bezeichnete Bewegungen des Kopfes und des Brustkorbes beschreiben die geradlinige Bewegungsrichtung des Körperabschnittes gegen seinen benachbarten Körperabschnitt.
  - Bei einer Dorsaltranslation des Kopfes z. B. bewegen sich beobachtbare Punkte, z. B. das Kinn, geradlinig in der Sagittal- und Transversalebene gegen den Brustkorb nach dorsal/hinten. Dabei wird in der unteren Halswirbelsäule extendiert, in der oberen flektiert.
- *Gleitlager zwischen den einzelnen Weichteilschichten*

Beispiele:
  - Schulterblatt muß auf dem Brustkorb gleiten.
  - Humeruskopf muß unter dem Akromion gleiten.
  - Patella muß gegen Femur gleiten.

➤ **Mobilisationsarten**
- *Passives Bewegen*
  Der Therapeut führt die Bewegung am Patienten ohne dessen Zutun und ohne dessen Aufmerksamkeit aus. Z. B. bei bewußtlosen Patienten, bei nicht ansprechbaren Patienten oder wenn es sich um Bewegungen handelt, die z. B. ihres geringen Ausmaßes wegen für den Patienten nicht nachvollziehbar sind.
  Grundsätzlich ist das Einbeziehen des Patienten zu bevorzugen.
- *Passives Bewegen mit Wahrnehmung der (instruierten) Bewegungsrichtungen*
  Der Patient kann (z. B. bei Paresen) oder darf (z. B. nach einer Operation) sich nicht aktiv bewegen.
  Der Therapeut kündigt die geplanten Bewegungsrichtungen an.
  Dies gilt für passive manualtherapeutische Gleit- oder Traktionsbewegungen genauso wie für anguläre Bewegungen.
  Der Patient kann sich darauf einstellen und „locker lassen".
  Bei passiven Mobilisationen auf Bewegungsschienen, z. B. nach Kniegelenksoperationen, ist der Patient mental bei der Bewegung.

- *Assistives Bewegen*
  Ein Teil des Gewichtes des Patienten wird durch den Therapeuten abgenommen.
  Die reduzierte Belastung kann z.B. Bewegen trotz muskulärer Schwäche erlauben, schmerzlindernd wirken oder das Erlernen einer neuen Bewegung unterstützen.
- *Aktives Bewegen*
  Ist mit unterschiedlicher Hubbelastung für die Muskulatur möglich.
  - Hubfreies Bewegen ist Bewegen um vertikale Achsen in horizontalen Ebenen, in bezug auf die Schwerkraft indifferent.
  - Bei Bewegungen mit Hub muß die Muskulatur Gewichte (Körpergewichte) gegen die Schwerkraft heben (dynamisch konzentrische Muskelarbeit) oder mit der Schwerkraft bremsen (dynamisch exzentrische Muskelarbeit).
- *Resistives Bewegen,* Bewegen gegen Widerstände
  Stellt für die angesprochene Muskulatur einen fazilitierenden Reiz dar. Die Verbesserung der Muskelfunktion unterstützt das Mobilisationsziel.
- *Bewegen unter Zug auf die Gelenke*
  Kann z.B. bei intraartikulären Problemen schmerzlindernd sein. Die Griffe des Therapeuten sind dabei gelenknah.
- *Resistives Bewegen mit Traktion*
  Erhöht die Aktivität der gelenkumgebenden Muskulatur (s. PNF, S. 123 ff.).
- *Bewegen unter Kompression auf die Gelenke*
  Kann z.B. bei Problemen in den gelenkumgebenden Strukturen schmerzlindernd sein. Die Griffe des Therapeuten sind dabei gelenknah.
- *Resistives Bewegen mit Approximation*
  In Richtung der Längsachsen der Knochen erhöht die Aktivität der gelenkumgebenden Muskulatur (s. PNF, S. 123 ff.) und ergibt eine Mobilisation in Stützaktivität.

Allgemeines

- Die Beweglichkeit eines Gelenkes kann durch schmerzhafte, hypertone oder zu kurze Muskulatur eingeschränkt sein.
- Bewegungseinschränkungen anderer Ursachen führen ihrerseits sekundär zu Veränderungen in der Muskulatur.
- Muskeln, die über einen längeren Zeitraum nicht gedehnt werden (Ruhigstellung nach Verletzungen, Bewegungseinschränkungen z.B. durch Arthrosen), verlieren Ihre Dehnfähigkeit und/oder werden kürzer.
- Dauerbeanspruchte, hypertone Muskulatur verliert ihre Entspannungsfähigkeit.
- Antagonisten paretischer Muskulatur neigen durch das entstandene Ungleichgewicht zu Verkürzungen.
- Dehnen ist der physiologische Reiz für das sich ständig erneuernde Muskelgewebe.

Grundlagen

- Physiotherapeutische Maßnahmen zur Entspannung und Dehnung.
  Sie beruhen auf
  - *mechanischen Wirkungen*
    Längs- und Querdehnen der Muskulatur löst Verklebungen zwischen den einzelnen bindegewebigen Hüllen innerhalb eines Muskels,
    im Bereich der Übergänge von Sehne/Muskel und Sehne/Periost.
  - *neurophysiologischen Wirkungen im Sinne der Inhibition*
    Dehnen ist der adäquate Reiz für die Golgi-Rezeptoren in den Sehnen, die Reaktion ist die Tonussenkung.
    Das Aktivieren der Antagonisten führt zur reziproken Hemmung der zu entspannenden Agonisten.
    Erhöhen der Mechanorezeptorenaktivität dämpft die Nozizeption, Schmerzlinderung bringt Entspannung.
  - *der Förderung der Durchblutung*

Behandlungsziele und Maßnahmen

- **Reziprokes Entspannen hypertoner Muskulatur**
  - Die Antagonisten der zu entspannenden Muskulatur werden mit statischer, dynamisch konzentrischer oder exzentrischer Arbeit beansprucht.
  - Die Auswahl der Muskelarbeit hängt von den subjektiven Beschwerden oder vom Gelenkbefund ab.
  - Anschließend die entspannte Muskulatur dehnen.
  - ***Beispiel:*** Antagonistische, exzentrische Entspannung (Dekontraktion) der Innenrotatoren des Schultergelenkes.
    - Oberarm in Nullstellung, Unterarm im Ellbogengelenk 90° flektiert.
    - Der Unterarm wird aktiv oder passiv nach lateral, dorsal bewegt = Außenrotation des Armes im Schultergelenk.
    - Der Patient bremst den Widerstand des Therapeuten mit exzentrischer Muskelarbeit beim Weg zurück in die Innenrotation.
    - Die Innenrotatoren werden reziprok gehemmt und angenähert.

   - Nach mehrmaliger Wiederholung mehr Dehnung der Innenrotatoren möglich.
- **Postisometrisches Entspannen** (vgl. PNF, „Halten-Entspannen", S. 126)
  - Der zu entspannende Muskel arbeitet in einer schmerzfreien bestmöglichen Dehnstellung gegen geringen Widerstand mindestens zehn Sekunden lang statisch.
  - Der Patient nimmt die darauffolgende Entspannung wahr.
  - Sobald der Therapeut die Entspannung der Muskulatur spürt, verstärkt er durch langsames Bewegen die Dehnung.
  - Aus der neu erreichten Einstellung den Vorgang mehrmals wiederholen.
  - ***Beispiel:*** Entspannung des M. biceps brachii
    - Aus bestmöglicher Extension des Ellbogengelenkes und Pronation des Unterarmes (bei extendiertem Schultergelenk) Widerstand gegen statische Muskelarbeit in die Ellbogenflexion und Supination geben.
    - Danach für den Patienten wahrnehmbare Entspannungsphase (Therapeut hat das Gewicht des Unterarmes).
    - Passives langsames Weiterbewegen in die Dehnstellung.
- **Verbessern der Dehnfähigkeit durch Längs- und Querdehnen**
  - Wiederholte statische Arbeit vor der Dehnung in bereits „vorgedehnter" Länge fördert die Durchblutung des Muskels.
  - Das überbrückte Gelenk wird entsprechend des Faserverlaufes eines Muskels in die Endstellung bewegt (antagonistisch zur Funktion des Muskels).
  - Mehrgelenkige Muskeln zuerst über einem, z. B. über dem schmerzfreieren Gelenk, dehnen, dieses Gelenk danach fixieren, restliche Dehnung durch Bewegen der anderen Gelenke.
  - Die bereits der Länge nach gedehnte Muskulatur greifen und quer zur Faserrichtung verschieben.
  - So wird mehr Länge erreicht, ohne dem Gelenk mehr Bewegung abzuverlangen. Sinnvoll bei schmerzhaften Bewegungen oder bei gelenkbedingten Bewegungseinschränkungen.
- **Funktionsmassage nach Evjenth**
- Bearbeiten der Muskulatur während der Dehnung
  - Mehrmaliges schmerzfreies Hin- und Herbewegen im Gelenk.
  - Während der dehnenden Bewegung Muskel mit Handballen gegen Knochen drücken und in Faserverlauf nach proximal schieben.
- **Einnehmen schmerzfreier Dauerdehnstellungen**
  in bestimmten Ausgangsstellungen oder Lagerungen
  - Im Idealfall nimmt der Patient die in der Therapie gelernten Positionen selbständig ein.
  - ***Beispiele:***
    - Prophylaktisches Dehnen bei stereotypen Dauertätigkeiten (z. B. Bauchmuskulatur bei sitzender Tätigkeit, Unterarmmuskulatur bei ständigen Greiftätigkeiten der Hand, Nackenmuskulatur bei Schreibtischarbeit am Bildschirm).
    - Vorbereiten der Muskulatur auf Dehnungen in geplanten Bewegungsabläufen (z. B. im Sport, bei beruflichen Aktivitäten).
    - Vermeiden bzw. Vermindern muskulärer Kontrakturen bei gelenkbedingten Bewegungseinschränkungen (z. B. Lagern der Beine in Abduktion zur Dehnung der Adduktoren bei Coxarthrose).

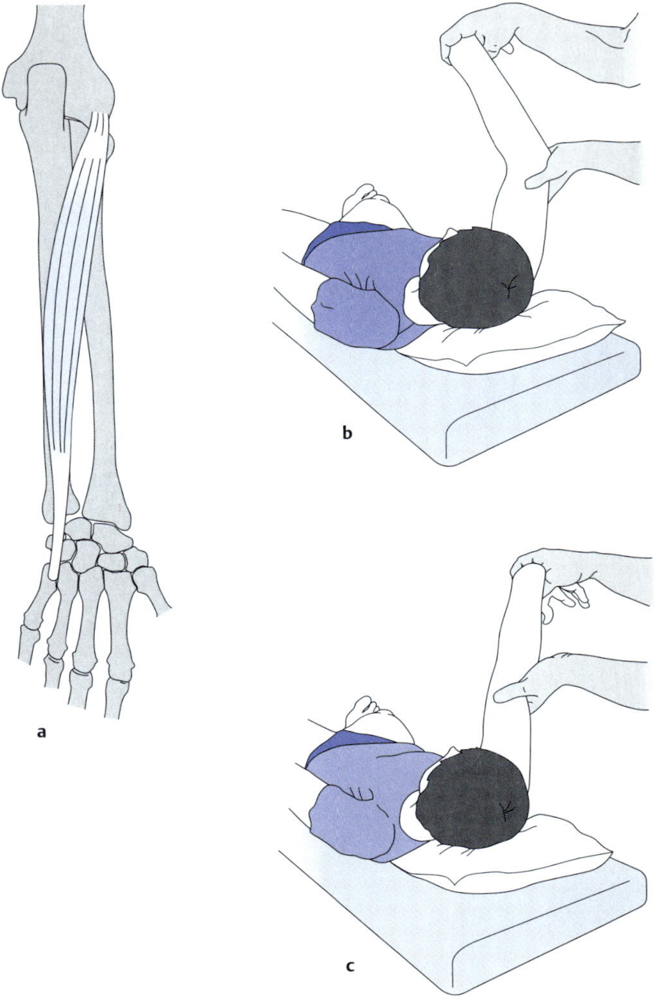

Abb. 29 a) M. Extensor carpi ulnaris.
b) Dehnungsausgangsstellung.
c) Endstellung.

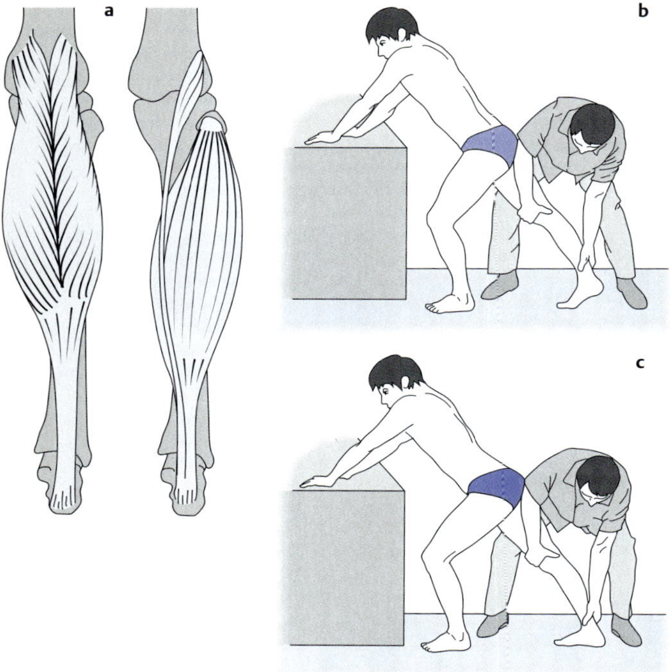

Abb. 30 a) Dehnen des M. gastrocemius.
b) Ausgangsstellung A.
c) Endstellung.

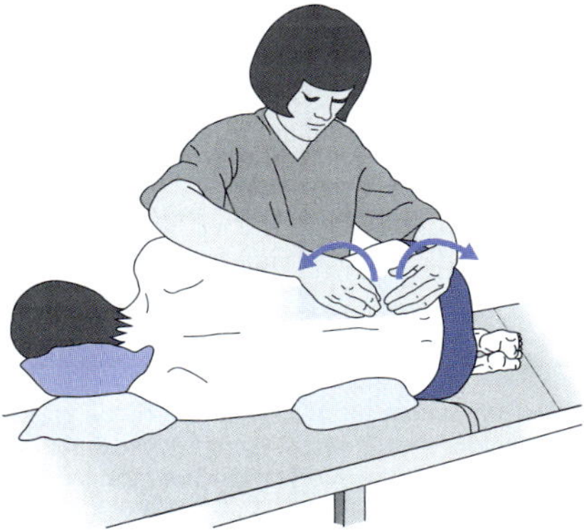

Abb. 31 Querdehnen der lumbalen Muskulatur.

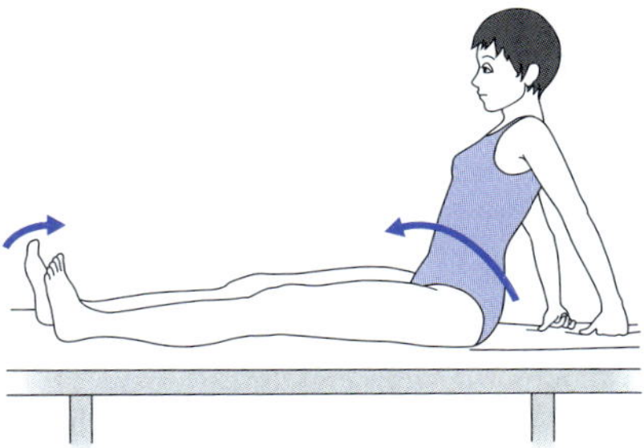

Abb. 32 Eigendehnung der dorsalen Beinmuskulatur. Das Abstützen der Arme erleichtert die flexorische Bewegung des Beckens in den Hüftgelenken.

- **Ergänzende physikalische Maßnahmen**
  - Heiße Rolle (S. 86 f.)
  - Langzeit-Eisanwendung (S. 86 f.)

Kontraindikation

- **Ungeklärter Befund**
  - Die Entspannung hypertoner Muskulatur kann einem geschädigten Gelenk den Schutz nehmen und somit schmerzverstärkend wirken.
- **Schmerzzunahme** während der Dehnung
- **Manuelle Techniken** wie Querdehnen und Funktionsmassage in der Traumatologie und operativen Orthopädie im Operationsgebiet (über den Osteosynthesematerialien, im Bereich der Wunden).

Allgemeines

- Im gesunden Bewegungsverhalten kommt es stets gleichzeitig zum selektiven Stabilisieren und Bewegen einzelner Gelenke.
  Die Analyse von Bewegungsabläufen, z.B. Tätigkeiten am Arbeitsplatz, zeigt dem Therapeuten, welche Funktionen die einzelnen Körperabschnitte brauchen.
- Passive oder unterstützende Stabilisationshilfen wie z.B. Bandagen sind solange nötig, wie die Funktion aktiv nicht oder nur über eine kurze Zeitdauer gelingt.

Grundlagen

- Ein intakter Kapsel-Band-Apparat mit seinen intra- und extraartikulären Rezeptoren und vorhandene Beweglichkeit sind Voraussetzung für die Stabilisationsfähigkeit der Muskulatur. Nach Verletzungen und nach Operationen sind diese Bedingungen anfänglich nicht gegeben.
- Verbessern der Stabilisation setzt deshalb Mobilisationstechniken voraus.
- Die muskuläre Stabilisation ist am effektivsten, wenn im Sinne von Kokontraktionen Agonisten und Antagonisten gleichzeitig arbeiten. Stabilisationen durch statische Muskelarbeit gegen die passiven Arretierungen eines Gelenkes werden so vermieden.
- Muskuläre Stabilisation entlastet den Kapsel-Band-Apparat.
  Die (passive) Überstreckung des Ellbogengelenkes am Stützarm, das rekurvierte Kniegelenk am Standbein sind Beispiele für mangelnde Stabilisationsfähigkeiten.

Behandlungsziele und Maßnahmen

- **Der Patient soll ein „mentales Stabilisationstraining" durchführen**
  - Die Vorstellung von einem Widerstand, gegen den gearbeitet werden muß, steigert die Intensität der muskulären Aktivität.
  - Agonisten und Antagonisten werden gleichzeitig aktiv, da der Widerstand nicht überwunden wird.
  - Der Patient kann dabei die Dosierung der statischen Muskelarbeit selbst steuern, vorteilhaft z.B. bei Schmerzen, während der Ruhigstellung nach Verletzungen.
- **Das eigene Körpergewicht stabilisieren können**
  - Die Anforderungen an die stabilisierende Muskulatur steigt
    - mit zunehmender horizontaler Einstellung einer Extremitätenlängsachse oder der Körperlängsachse im Raum,
    - mit der Zunahme des Körpergewichtes, das gestützt oder abgestützt wird, d.h. mit Abnahme der Kontaktstellen des Körpers mit einer Unterlage. So ist z.B. die Ausgangsstellung „Vierfüßlerstand" einfacher zu stabilisieren, wenn der „Brückenbogen" aus Becken und Brustkorb auf einem Ball liegt.

- **Gelenke trotz Lageveränderungen im Raum stabilisieren können**
  - Eine eingenommene Haltung bleibt trotz des Bewegens im Raum bestehen.
  - ***Beispiel:***
    - Bücktraining (S. 48 ff.), die in der Nullstellung stabilisierte Wirbelsäule neigt sich im Raum.
- **In Stützfunktion stabilisieren können**
  - Besonders die Gelenke der Beine müssen in Standbeinsituationen stabilisiert werden (s. Beinachsentraining, S. 29 f.).
- **Gegen manuelle Widerstände halten können**
  - Gelenknahe Widerstände
    - Sind gelenkschonend und ermöglichen in der Wahrnehmung des Patienten eine selektive Stabilisation an einem Ort.
    - So kann z. B. mit Widerständen direkt am Humeruskopf mit der Stabilisation des Schultergelenkes begonnen werden.
    - An der Wirbelsäule sprechen Widerstände an Quer- oder Dornfortsätzen die gelenknahe, tiefe Muskulatur an.
  - Gelenkferne Widerstände
    - Sie setzen die Stabilisationsfähigkeit gegen gelenknahe Widerstände voraus.
    - Die auf das Gelenk wirkenden Kräfte steigen.
- **Zusätzliche Gewichte stabilisieren können**
  - Übungsgeräte (Stab, Ball, Hanteln) erschweren die Stabilisationsaufgabe durch ihr zusätzliches Gewicht.
  - Auch der Widerstand des Therapeuten stellt ein zusätzliches Gewicht dar. Der Therapeut gibt etwas von seinem Gewicht an den Patienten ab!
- **Provozierte Bewegungen verhindern können**
  - Bewegungen, die auf benachbarte Gelenke weiterlaufen würden, werden dort aktiv verhindert, es wird stabilisiert.
  - Gegen schnelle, beschleunigte Bewegungen der Extremitäten z. B. muß im Bereich der Wirbelsäule mit einer hohen Intensität stabilisiert werden.
- **Auf beweglichen Unterlagen stabilisieren können**
  - Die Einstellung eines Körperabschnittes in sich und evtl. im Raum bleibt erhalten, trotz provozierter Bewegungen auf einer labilen Unterlage, wie z. B. Sitzball, Schaukelbrett, Kreisel.
  - So wird z. B. die Brustwirbelsäule in ihrer Nullstellung stabilisiert, obwohl der Patient auf einem Ball sitzt und seine Lendenwirbelsäule vom Becken aus anpassende Bewegungen an kleine Rollbewegungen des Balles macht.
  - Das Kniegelenk des Standbeines bleibt in einer bestimmten Haltung stabilisiert, trotz Gewichtsverlagerungen auf dem Schaukelbrett.

Allgemeines

- Es gibt sehr viele Definitionen zum Begriff Training.
- Training ist das systematische oder im Alltag spontane Wiederholen gleichartiger physischer (oder psychischer) Vorgänge, die im Organismus Anpassungsvorgänge auslösen. Die Leistungsfähigkeit wird dadurch erhalten oder gesteigert.
- Trainiert werden die motorischen Grundeigenschaften: Beweglichkeit, Kraft, Ausdauer, Schnelligkeit, Koordination.
- Aus den motorischen Grundeigenschaften setzen sich z.B. psychomotorische, sensomotorische, fein- und grobmotorische Fähigkeiten zusammen.
- Das Erreichen von Lernzielen in diesen Bereichen hängt auch von intakter Wahrnehmung ab.
- Grundsätzlich gilt: Es muß die Funktion trainiert werden, die verbessert werden soll. Das führt zur optimalen Anpassung aller Komponenten für die entsprechende Funktion.
  - ***Beispiel:*** Wer gehen soll, muß gehen trainieren.

Grundlagen

- Unter Berücksichtigung der Belastbarkeit verletzter, degenerierter und operierter Strukturen und dem Alter des Patienten wird der aktuelle Leistungszustand erfaßt.
- Der Funktionszustand
  - des neuromuskulären Systems
    (Koordination, Steuerung und Regelung der Bewegung) und
  - des energetischen Systems
    (Bereitstellung, Freisetzung und Wiederaufbau der Energie)

  bestimmt die Leistungsfähigkeit.
- Der Trainingsplan legt das Trainingsprogramm mit folgenden quantitativen und qualitativen Parametern fest:
  - Reizintensität
  - Reizdichte (zeitliches Verhältnis von Belastungs- und Erholungsphasen)
  - Reizumfang (Dauer und Zahl der Reize pro Trainingseinheit)
  - Trainingshäufigkeit (Zahl der Trainingseinheiten pro Tag bzw. pro Woche)
- Es wird stets unterhalb der Schmerzgrenze trainiert.
- Veränderungen in der Leistungsfähigkeit werden ständig kontrolliert. Zu Beginn rasches Verbessern des Trainingszustandes, dann langsamerer Leistungsanstieg bis zum Erreichen der Grenzleistung.
- Trainingsablauf: Aufwärmphase, Trainingsinhalt, Erholungsphase.

Behandlungsziele und Maßnahmen

- **Verbessern der Kraft**
  - Die Kontraktion sehr schwacher Muskulatur wird durch proprio- und exterozeptive Reize unterstützt.
  - Muskelaufbautraining führt zur Zunahme des Querschnittes eines Muskels. Gezielter Einsatz, z. B. bei muskulären Dysbalancen nach Immobilisationsphasen und zur Verbesserung der muskulären Stabilisation der Gelenke, z. B. nach Bandverletzungen und daraus resultierenden Instabilitäten.
    Geübt werden koordinierte Bewegungsabläufe in mäßigem Tempo mit ca. 60% der Maximalkraft, 8 – 15 Wiederholungen, 3 – 8 Serien mit Pausen von 1½ bis 2 Minuten.
  - Kraftausdauertraining erhöht die Ermüdungswiderstandsfähigkeit des Organismus bei lang andauernder Kraftleistung.
    Trainingsform: z. B. Zirkeltraining.
  - Schnellkrafttraining erhöht die Fähigkeit, Widerstände mit höchstmöglicher Kontraktionsgeschwindigkeit zu überwinden.
    Trainingsform: Einer dynamischen Kontraktion wird eine statische Phase vorgeschaltet (Explosionskraftmethode).
- **Verbessern der Ausdauer**
  - Ausdauer erhöht die allgemeine psychophysische Ermüdungswiderstandsfähigkeit.
  - Das Ausdauertraining beginnt bereits in Frühphasen physiotherapeutischer Behandlung, z. B. mit dem Aufstehen nach Operationen.
  - In der Rehabilitation werden dem Patienten geeignete Sportarten zum Ausdauertraining empfohlen, z. B. Radfahren, Langlaufen, Schwimmen.
- **Verbessern der Schnelligkeit**
  - Motorische Funktionen werden in einem minimalen Zeitabschnitt unter gegebenen Bedingungen vollzogen. Voraussetzungen dafür sind Kraft, Beweglichkeit und Reaktionsfähigkeit.
  - Reaktionsspiele, Läufe mit Tempowechsel, intensives Intervalltraining sind geeignete Trainingsformen.
- **Verbessern der Koordination**
  - Koordinationstraining steigert die Fähigkeit, sensomotorische Funktionen in vorhersehbaren und unvorhersehbaren Situationen sicher und ökonomisch zu beherrschen.
  - Methodisches Vorgehen:
    Bewegungsabläufe werden variiert, unter veränderten äußeren Bedingungen und/oder Zeitdruck reproduziert.
    Verschiedene Bewegungsabläufe werden verknüpft. Zusätzliche Informationen, z. B. visuelle Reize, werden verarbeitet.
    Belastungen werden den Koordinationsübungen vorgeschaltet.

➤ **Verbessern der Beweglichkeit**
- Eingeschränkte Bewegungstoleranzen erfordern physiotherapeutische Mobilisationstechniken (S. 62 ff.) und das Entspannen und Dehnen der Muskulatur (S. 65 ff.).
- Um die Beweglichkeit zu erhalten, muß täglich endgradig bewegt werden (Anleiten des Patienten zum Eigentraining).
- Dem Beweglichkeitstraining geht eine Aufwärmphase voraus.
- Dehnungsübungen sind entsprechend dem Muskelverlauf dreidimensional, es muß mehrfach an die Dehngrenze gegangen werden.
- In den Pausen sind Entspannungs- und Lockerungsübungen sinnvoll.

Beispiele für Sondertrainingsformen

➤ **Mentales Training**
- Erlernen oder Verbessern des Bewegungsablaufes durch intensives Vorstellen ohne gleichzeitiges tatsächliches Üben.

➤ **Autogenes Training**
- Durch Konzentration erreichte Selbstentspannung trainiert die Entspannungsfähigkeit.

Allgemeines

- Eine Schädigung peripherer Nerven kann sowohl bei Patienten der Traumatologie wie der Orthopädie vorliegen.
- Mechanische Ursachen sind Druck, Dehnung, Durchtrennung, z. B. als Begleitverletzungen bei Traumen.
  Daneben gibt es thermische (Verbrennungen), elektrische, chemische Ursachen für Nervenverletzungen.
- Die Schädigungen führen zu Muskelschwächen, Atrophien und Paresen, zu Sensibilitätsstörungen oder -verlust, zu vegetativen Störungen, Langzeitschädigungen zu degenerativen Schädigungen von Haut, Gefäßen, Muskulatur und Knochen.

Grundlagen

- Die ärztliche Verordnung der Physiotherapie enthält genaue Angaben über
  - Art und Ausmaß der Schädigung,
  - ärztliche Versorgung (z. B. Nervennaht nach vollständiger Durchtrennung), Abwarten der Regeneration (z. B. bei intaktem Stützgewebe des Nervs).
- Mögliche Folgeschäden:
  - Bewegungseinschränkung durch Verlust der aktiven Bewegungsmöglichkeit und durch einseitigen Zug intakter Muskulatur auf ein Gelenk.
  - Bindegewebiger Umbau des paretischen Muskels, Verlust der kontraktilen Substanzen.
  - Dezentrierte, subluxierte Gelenke durch muskuläre Dysbalancen.
  - Trophische Störungen.

Behandlungsziele und Maßnahmen

- **Innervationsschulung**
  - Hautreizgriffe, wie z. B. manuelles Streichen auf dem Muskel in Kontraktionsrichtung
  - Tapping (Klopfen) auf den Muskel
  - Eisstimulation (S. 86 f.)
  - PNF: Ausnutzen der Irradiation, ab Muskelwert 1 Stretch und Restretch, Technik der „Wiederholten Kontraktion" (S. 126)
  - Vojta-Therapie (S. 137 ff.)
  - Stemmführungen nach Brunkow (S. 128 ff.)
  - Mentales Training: die vom Therapeuten passiv ausgeführte Bewegung aktiv „mitdenken" lassen
  - Elektrotherapie (S. 93 f.)

  Vermeiden von Kontrakturen und Fehlstellungen
  - Lagern der betroffenen Gelenke bzw. Körperabschnitte in unterschiedlichen Funktionsstellungen
    in Ruhestellungen, in denen die Gelenkkapsel entspannt ist
  - Passives bzw. assistives Bewegen
  - Entspannen und Dehnen der intakten antagonistischen Muskulatur (S. 65 ff.)
  - Anleiten zur selbständigen Muskeldehnung und Mobilisation

- **Verbessern der trophischen Situation**
  - Bei Schwellungen hochlagern, ausstreichen
  - Bei mangelnder Durchblutung betroffenen Körperabschnitt warm halten
  - Bindegewebsmassage (S. 88 ff.)
  - Weiche Bürstungen (S. 91 f.)
- **Umgang mit Hilfsmitteln trainieren**
  - Orthopädietechniker und Ergotherapeuten versorgen den Patienten gegebenenfalls mit Lagerungsschienen, mit gelenkstabilisierenden und -schonenden Stützen.
  - An- und Ablegen der Hilfsmittel üben.
  - Über die Bedeutung der Hilfsmittel sprechen, evtl. zu deren Gebrauch anleiten und motivieren.

Allgemeines

- Ergänzende Maßnahme in der orthopädischen und traumatologischen Physiotherapie.
- Die Atmung wird durch innere und äußere Faktoren beeinflußt, z. B. Zustand der Nase (trockene Schleimhäute), der Lunge und des Bauchraumes (Blähungen behindern die Atmung!), psychische Verfassung, Haltung und Lagerung des Patienten, Beweglichkeit der Rippen-Wirbelgelenke usw.
- Viele atemtherapeutische Maßnahmen beruhigen und entspannen und senken dadurch Blutdruck und Herzfrequenz.
  Atemtherapie direkt vor dem Aufstehen deshalb meistens ungünstig.

Grundlagen

- Atemregulation wird durch komplexen Regelmechanismus gesteuert:
  - Atemzentrum in der Medulla oblongata (Stammhirn) mit inspiratorischen und expiratorischen Neuronen, die abwechselnd entladen.
  - Chemische Kontrolle des Sauerstoff- und Kohlendioxidpartialdrucks des pH-Wertes im Blut, periphere Chemorezeptoren der Aorta und der Arteria carotis.
  - Mechanisch-reflektorische Kontrolle durch Dehnungsrezeptoren in der Lunge und Muskelspindeln der Interkostalmuskulatur.
  - Unspezifische Atemreize wie Wärme, Kälte, Schmerz, Änderungen der Körpertemperatur, Afferenzen aus dem Kreislaufsystem.

Befund

- **Atemnormalbefund in Ruhe**
  - Atemfrequenz bei Erwachsenen ca. 18 – 20 Atemzüge pro Minute,
  - Atemweg bei Ein- und Ausatmung durch die Nase,
  - Atemrhythmus unauffällig, wenn Atemzüge annähernd gleich tief sind und ohne längere Pausen erfolgen,
  - Atemrichtung gemischt kostosternal und kostoabdominal, symmetrische Rippenbewegungen,
  - kein Atemhilfsmuskeleinsatz, keine Atemnebengeräusche oder Atembeschwerden.
- **Beurteilen der Thoraxbeweglichkeit** durch Messen der Thoraxumfangmaße in cm an 3 Meßstellen (Axilla, Brustbeinspitze, unterer Rippenrand) bei maximaler Ein- und Ausatmung.
- **Beurteilen der Vitalkapazität** mit dem Spirometer.

Behandlungsziele und Maßnahmen

- Zur Pneumonieprophylaxe postoperativ, bei längerer Bettlägerigkeit und bei Verletzungen im Bereich des Brustkorbes.
  Zum Erhalten und Verbessern der Dehnfähigkeit und Beweglichkeit des Thorax und der Vitalkapazität bei Erkrankungen des Skelettsystems, die zu einer Einschränkung der Atemfunktion führen, z. B. Morbus Bechterew und Skoliosen.
- Zur Gewebelösung präoperativ bei Skoliosen.

Atemtherapie

- Maßnahmen, z. B.:
  - manuelle Techniken, z. B. Vibrationen und Klopfungen auf dem Brustkorb zur Sekretlösung,
  - gewebelösende und -entspannende Griffe, z. B. Hautrollungen, Packe- oder Hängegriffe, Ausstreichen der Interkostalräume,
  - Kälte- und Wärmeanwendungen am Thorax (s. S. 86 f.),
  - Ein- und Ausatemtechniken, z. B. schnupperndes Einatmen und Ausatmen mit „Lautgebung",
  - Wahrnehmen und Vergrößern der Atembewegungen durch Instruktion von seiten des Therapeuten,
  - atemerleichternde Körperstellungen, z. B. Anlehnen an einer Stuhllehne mit Ablegen der Armgewichte (vgl. Entlastungsstellungen, S. 52 f.),
  - Dehn- und Drainagelagen,
  - Anleiten zum stündlichen Benutzen des Totraumvergrößerers nach Giebel, wenn vergrößerter Totraum kompensiert werden kann,
  - intermittierende Überdruckbeatmung mit speziellen Geräten verschiedener Hersteller, vor allem bei Atelektasen und erhöhter Pneumoniegefahr.

Kontraindikation

- Forcierte Ein- und Ausatemtechniken bei chronisch-obstruktiven Atemwegserkrankungen (COLD) wegen Gefahr der weiteren Überblähung, Thrombosen und Lungenembolien (Sogwirkung der Atmung auf die großen Venen).
- Weitere Kontraindikationen in den orthopädischen und traumatologischen Kapiteln.

Allgemeines

- Besonders bei bettlägerigen Patienten sind prophylaktische Maßnahmen Bestandteil der physiotherapeutischen Behandlung.
- Vor geplanten Operationen werden die Patienten über postoperative Behandlungsziele und -maßnahmen informiert.

Thromboseprophylaxe

- Indikation: Erhöhtes Thromboserisiko nach Operationen, bei Immobilisation.
- Ziele: Durchblutungsförderung, Fördern des venösen Rückstromes.
- Patient trägt Kompressionsstrümpfe oder hat gewickelte Beine.
- Maßnahmen:
  - Im langsamen Rhythmus wiederholt der Patient stündlich für ca. zehn Minuten „tretende" Fußübungen, um Waden- und Sprunggelenkspumpe zu nutzen. Es sollen keine ischämischen Schmerzen auftreten.
  - Beine hochlagern.
  - Kann der Patient nach Operationen bereits aufstehen, soll er viel gehen, wenig sitzen, beim Sitzen die Beine nicht übereinanderschlagen.
    Merke: „Nicht sitzen und stehen, sondern liegen und gehen!"
- Kontraindikationen:
  - Bei zusätzlich vorliegenden arteriellen Durchblutungsstörungen keine äußere Kompression der Beine.
  - Bei Herzinsuffizienz kein Hochlagern der Beine.

Pneumonieprophylaxe

- Siehe Atemtherapie, S. 77 f.

Kontrakturprophylaxe

- Indikationen: z. B. Bewußtlosigkeit, Kraftlosigkeit, Paresen.
- Ziele: Vermeiden bzw. Vermindern zu erwartender muskulärer und kapsulärer Bewegungseinschränkungen.
- Maßnahmen:
  - Lagern in möglichen Funktionsstellungen.
  - Einmal täglich endgradiges Bewegen (aller nicht ruhiggestellten Gelenke).
  - Statische Muskelarbeit im Bereich der ruhiggestellten Gelenke.
  - Entspannen hypertoner Muskulatur bei muskulärem Ungleichgewicht an einem Gelenk, z. B. bei Paresen.
  - Anhalten des bettlägerigen Patienten, sich im erlaubten und möglichen Umfang so oft wie möglich selbst zu bewegen.

Dystrophieprophylaxe

- Indikationen: Z. n. distalen Extremitätenverletzungen, sehr ängstliche Patienten, die sich selbst kaum bewegen.
- Ziele: Reduktion aller Faktoren, die die Heilung verzögern oder stören.
- Maßnahmen:
  - Fördern der Resorption bei Schwellungen und Ödemen durch Hochlagern, Aktivieren der Muskelpumpe, evtl. Lymphdrainage, Vermeiden bzw. Beseitigen von Druck, der sich aus zu engen Gipsen, Bandagen usw. ergibt.
  - Bewegen der nicht betroffenen Körperabschnitte, Patienten zum selbständigen Üben anleiten.
  - Entspannung fördern, Schmerzen lindern (S. 59 ff.).
  - Bindegewebsmassage zur Dämpfung der Sympathikusaktivität (S. 88 ff.).

Dekubitusprophylaxe

- Wird vom Pflegepersonal durchgeführt.
- Lagern und Umlagern während und nach der Behandlung.

Allgemeines

- Das Erreichen physiotherapeutischer Behandlungsziele kann durch die Arbeit mit dem Schlingentisch unterstützt werden.
- Entlastung des Bewegungsapparates (des Rückens) des Physiotherapeuten durch Einhängen schwerer Gewichte des Patienten in die Schlingen, z.B. während des Bewegens, während einer Traktionsbehandlung usw.
- Je nach Zielsetzung werden
  - einzelne Körperteile, z.B. Armaufhängung,
  - mehrere Körperteile, z.B. Becken-Bein-Aufhängung,
  - der ganze Körper (Ganzkörperaufhängung)

  in Schlingen aufgehängt.
- Die Gewichte hängen an Seilzügen (Flaschenzügen) oder an Expanderzügen.
- Mögliche Ausgangsstellungen sind die Rücken-, Bauch- und Seitlage, der Sitz für Armaufhängungen.

Grundlagen

- **Mobile Aufhängung**
  - Der Aufhängepunkt mehrerer Seilzüge liegt auf dem proximalsten Gelenk der eingehängten Körperteile.
  - Um diesen Punkt sind Bewegungsausschläge auf Ebenen möglich, die mit einer leichten Konkavität annähernd horizontal liegen (z.B. mobile Becken-Bein-Aufhängung).
- **Mobile Aufhängung mit dezentralem Aufhängepunkt**
  - Ziel ist, die Bewegung in eine Richtung zu begrenzen.
- **Stabile Aufhängung**
  - Mehrere Aufhängepunkte über mehreren Gelenken.
  - Körper bleibt in Ruhe, die Aufhängung dient z.B. der Entlastung der Wirbelsäule (z.B. stabile Becken-Bein-Aufhängung).

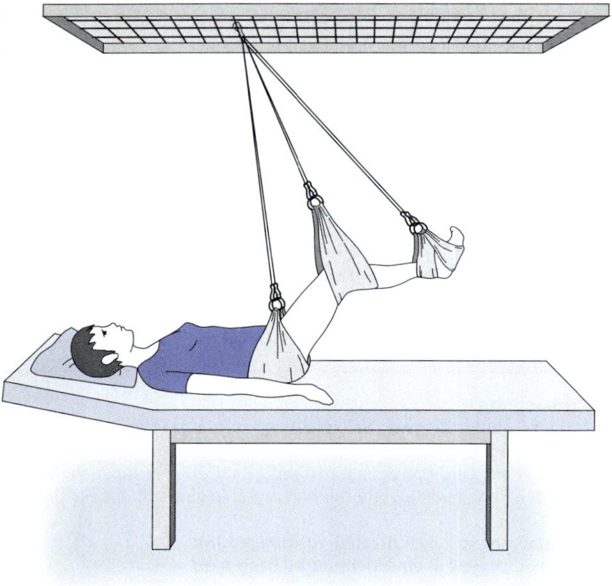

Abb. 33 Mobile Becken-Bein-Aufhängung.

Behandlungsziele und Maßnahmen

- Abgeben der Körpergewichte in die Schlingen während des Bewegens:
  - Wirkt entlastend auf die Gelenke.
  - Dient in vielen Fällen der Schmerzlinderung.
  - Fördert bei ängstlichen und hyperaktiven Patienten die Entspannung, z.B. weil sie ihr Gewicht eher den Schlingen als dem Therapeuten „anvertrauen" oder weil sie den Schlingen im Gegensatz zum Therapeuten nicht „helfen" wollen.
  - Ermöglicht Bewegung bei reduzierter Muskelkraft.
- Das Einstellen exakter Positionen in stabilen Aufhängungen ermöglicht:
  - Langanhaltende Muskeldehnungen,
  - Entspannung der Muskulatur für Traktionsbehandlungen in den peripheren Gelenken (z.B. Schultergelenk) und in der Wirbelsäule.

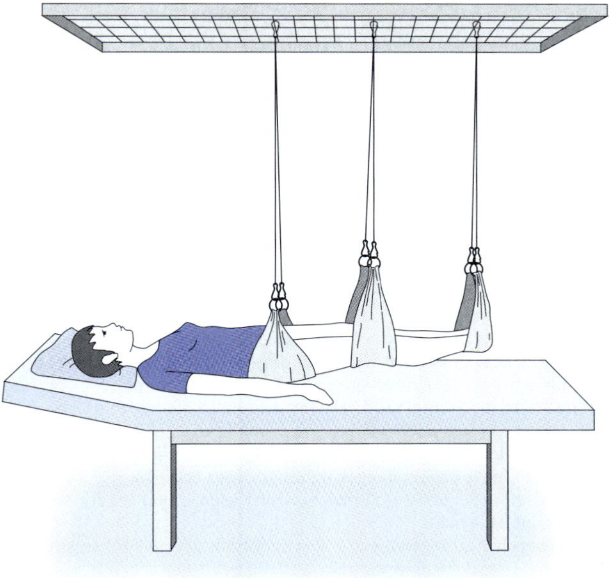

Abb. 34 Stabile Becken-Bein-Aufhängung.

➤ Verbessern von Kraft und Koordination, Beispiele:
  - Bewegen in die Endstellung eines Pendelausschlages (dynamisch konzentrische Muskelarbeit).
  - Halten der Endstellung (statische Muskelarbeit).
  - Langsames Bewegen in die Ausgangsstellung, bremsendes Bewegen (dynamisch exzentrische Muskelarbeit).
  - Therapeut bewegt den eingehängten Körperabschnitt, Patient stabilisiert eingestellte Haltungen, arbeitet in der Endstellung konzentrisch und exzentrisch.
  - Expanderzüge werden für die Kräftigung bestimmter Muskelgruppen exakt ausgerichtet.
  - In „Schlingenkäfigen" sind auch horizontale Zugrichtungen möglich.

Bewegungsbad – Behandlung im Wasser

Allgemeines

- Die Behandlung im Bewegungsbad nutzt die Eigenschaften des Wassers.
- Der gut angeleitete und betreute Patient lernt zuerst, evtl. vorhandene Angst zu überwinden, danach wird das Element Wasser eine sehr gute Motivationshilfe für die Therapie.
- Es macht Spaß, sich im Wasser zu bewegen.

Grundlagen

- Genutzt werden
  - die Wirkungen des ruhenden Wassers, die Hydrostatik,
  - die Wirkungen des bewegten Wassers, die Hydrodynamik.
- **Hydrostatischer Druck** (Schweredruck des Wassers)
  - Wasser übt durch die einwirkende Schwerkraft Druck auf Boden und Wände eines Gefäßes aus. Der Druck steigt mit zunehmender Wassertiefe.
  - Steht ein Mensch im Wasser, entsteht Kompression auf seinen Körper. Auf die Gefäße wirkt dieser Druck wie ein Kompressionsstrumpf.
  - Das Herz-Kreislauf-System wird belastet, was ein gesundes Herz verkraftet.
- **Auftrieb**
  - Ein Körper verliert beim Eintauchen ins Wasser so viel an Gewicht, wie das von ihm verdrängte Wasser wiegt (Archimedisches Prinzip).
  - Während das Körpergewicht (Gewichtskraft) nach unten wirkt, wirkt die Auftriebskraft nach oben.
  - Der Körper schwimmt, wenn die Auftriebskraft überwiegt; er sinkt ab, wenn die Gewichtskraft überwiegt.
  - Den „Gewichtsverlust" des Körpers empfindet der Patient als angenehm. Dieser Effekt wird für die Therapie genutzt.
  - Muskeln sind von der Haltearbeit befreit und können – auch unter Nutzung der warmen Wassertemperatur – entspannen.
  - Der Druck auf die Gelenke wird reduziert, die Beweglichkeit durch die Entlastung gefördert.
- **Strömungswiderstand**
  - Die Viskosität, die innere Reibung des Wassers, läßt bei Strömungen einen Widerstand entstehen. Bewegungen werden gebremst, es muß mehr Kraft entwickelt werden als im Trockenen.
  - Dieser Widerstand wird in der Therapie zur Kräftigung genutzt.
  - Seine Stärke nimmt zu, wenn das Bewegungstempo steigt und die „Angriffsfläche", die der Körper oder ein Körperteil bietet, vergrößert wird.
- **Wassertemperatur**
  - Nach einer kurzen Gewöhnungspause, in der sich Wärme- und Kälterezeptoren der Haut an die Wassertemperatur adaptieren, werden 28–36° C als indifferent empfunden (Indifferenztemperatur).
  - Bewegt sich der Patient viel, kann die Wassertemperatur im unteren Bereich liegen; bewegt er sich wenig, besteht die Gefahr der Auskühlung; die günstigste Temperatur liegt im oberen Indifferenzbereich.
  - Je wärmer das Wasser, desto kreislaufbelastender für den Patienten.

- **Wassertiefe**
  - Der Patient darf keine Angst haben.
  - Patient und Therapeut benötigen einen festen Stand.
  - Die Idealtiefe liegt zwischen 90 und 120 cm.

Behandlungsziele und Maßnahmen

- Ergänzen der physiotherapeutischen Behandlung in Form von
  - Gruppenbehandlungen (Therapeut am Beckenrand, darauf vorbereitet, im Notfall ins Wasser zu gehen),
  - Einzelbehandlungen (Therapeut geht mit ins Wasser).
- Nutzen des Auftriebes, um z. B.
  - die Beweglichkeit trotz geringer Muskelkraft zu verbessern,
  - teilbelastet Gehen zu ermöglichen.
- Kräftigung durch Nutzen des Strömungswiderstandes.
  - ***Beispiel:***
    - Schnelles Gehen im Wasser (Aqua-Jogging) zum Training der Gehmuskulatur.
- Verbessern der Stabilisationsfähigkeit durch das Verhindern provozierter Bewegungen.
  - ***Beispiel:***
    - Patient in Rückenlage auf der Wasseroberfläche, Therapeut schiebt ihn am Becken durch das Wasser, Patient stabilisiert gegen die provozierte Lateralflexion der Wirbelsäule und kräftigt damit seine Wirbelsäulenmuskulatur.
- Der Körper ist im Wasser leicht aus dem Gleichgewicht zu bringen.
  - Verbessern der Koordination durch ausgelöste Gleichgewichtsreaktionen.
  - Kräftigen durch das gezielte Verhindern provozierter Gleichgewichtsreaktionen.

Kontraindikation

- Offene Wunden, Allergien, Infektionen, Pilzerkrankungen, Harninkontinenz.
- Zu viel Angst vor dem Wasser.
- Herzinsuffizienzen (Abklärung mit dem Arzt nötig).
- Gezielte Mobilisation nur eines Gelenkes ist im Bewegungsbad nicht sinnvoll. Gegen Ausweichbewegungen kann nur ungenügend fixiert werden.

Allgemeines

- Physiotherapeutische Behandlungsziele können durch Anwendung von Wärme, Hitze und Kälte unterstützt werden.
- Indikationen, Lokalisationen und Anwendungsdauer ergeben sich aus der Befundaufnahme und sind Teil der ärztlichen Verordnung.

Grundlagen

- **Reflektorische Wirkungen**
  - *Durchblutungsveränderungen*
    - Bei Hitze und Kälte zuerst Vasokonstriktion mit Drosselung der Durchblutung, anschließend anhaltende Vasodilatation mit Durchblutungssteigerung.
    - Bei sehr langer Kälteanwendung wieder Vasokonstriktion evtl. mit Erfrierungsschäden.
    - Bei „einschleichender" Wärme sofortige anhaltende Vasodilatation.
    - Gefäßveränderungen sowohl am direkten Behandlungsort als auch auf der kontralateralen Seite (konsensuelle Reaktion) und im Bereich der inneren Organe (kuti-viszeraler Reflex).
  - *Veränderungen des Muskeltonus und der Atmung*
    - Tonussenkung bei Wärme, längerer Hitze- und Kälteanwendung.
    - Tonussteigerung und Atemanregung bei kurzen Hitze- und Kältereizen.
  - *Veränderungen der Lymphbildung und des Lymphabflusses*
    - Kälte drosselt, Hitze fördert die Prozesse.
  - *Veränderung der Nozizeption*
    - Längere Kälteanwendung vermindert Schmerzempfinden.
- **Anwendungsprinzipien**
  - Je nach Applikationsart (z. B. Eiswassertauchbad) die entfettete Haut gut abtrocknen und eincremen.
  - Kälteanwendung nur auf warme Haut.
  - Bei Langzeit-Eispackungen Tuch zwischen Haut und Packung legen und den Patienten auffordern, die Packung bei Schmerzen selbständig zu entfernen.
  - Bei Hitze Haut langsam an die Temperatur gewöhnen.

Kontraindikationen

- Arterielle Verschlußerkrankungen (AVK), koronare Herzerkrankungen (KHK).
- Große Empfindlichkeit für Temperaturreize (Kinder, sehr alte Patienten) und individuelle Abneigung gegen Kälte und Wärme.
- Feuchte Kälte- und Hitzeanwendungen bei Hautschäden.
- Wärme und Hitze im Bereich der Beine bei Varikosis.

Kälteanwendung (Kryotherapie)

- **Indikationen**
  - Kurzzeitanwendung zum Tonisieren geschwächter/paretischer Muskulatur (S. 75 f.), zur Atemanregung am Thorax in der Atemtherapie (S. 77 f.), zur Durchblutungsförderung.
  - Langzeit-Eisanwendung zum Detonisieren hypertoner Muskulatur (S. 65 ff.) und zur Schmerzlinderung (S. 59 ff.).
- **Anwendungsformen**
  - Eiswasser (Salzbeigabe senkt die Temperatur weiter)
  - Eislollis
  - Eis- und Kältepackungen bzw. -umschläge
  - Kaltluft
  - Kältespray

Wärmeanwendung

- **Indikationen**
  - Durchblutungsförderung, z. B. bei degenerativen Erkrankungen
  - Tonussenkung der Muskulatur
- **Anwendungsformen**
  - Heißluft
  - Warme Bäder (Wasser, Moor usw.)
  - Packungen

Hitzeanwendung (ab 45 °C)

- **Indikationen:**
  - Resorptionsförderung
  - Durchblutungsförderungen, lokal und über kuti-viszeralen Reflex, z. B. zur Pneumonieprophylaxe (S. 77 f.)
  - Tonussenkung der Muskulatur (S. 65 f.)
- **Anwendungsformen**
  - Heiße Rolle
  - Heiße Tücher
  - Fango- und Moorpackungen usw.

Allgemeines

- Reflexzonentherapie zur Beeinflussung des vegetativen Nervensystems und innerer Organe.
- Von Frau Dicke entwickelt in Zusammenarbeit mit dem Arzt Prof. Kohlrausch, Weiterentwicklung durch Frau Teirich-Leube.

Grundlagen

- Wirkung beruht auf kuti-viszeralem Reflex (Haut – Organ).
- „Abbildung" von Erkrankungen, gesundheitlichen Beeinträchtigungen oder der Disposition dazu als sicht- und fühlbare „Bindegewebszonen" am Rücken.
- Arbeit im Bindegewebe verursacht lang anhaltende Dermografia rubra und elevata.
- Parasympathische Reaktionen während und nach der Behandlung (z.B. Schweißbildung, Müdigkeit Stunden nach der Behandlung) sind positive Zeichen für die Wirkung.
- Verschieblichkeit der Haut abhängig vom Verlauf der Spaltlinien der Haut.
- Behandlung im Sitzen oder Liegen möglich.

Befund

- **Sichtbefund**
  - Bindegewebszonen verändern das Relief des Rückens. Beim sitzenden Patienten von kaudal nach kranial betrachten.
- **Tastbefund**
  - Seitengleiche flächige Verschieblichkeit der Subkutis gegen die Körperfaszie prüfen.
  - Hautfaltenmethode: Verminderte Abhebbarkeit von Hautfalten auf dem Brustkorb bei vorhandenen Bindegewebszonen.
- **Befragung**
  - Sie klärt, ob es sich um stumme Zonen handelt oder ob das entsprechende innere Organ Beschwerden macht.

Behandlungsziele und Maßnahmen

- Erklären der Maßnahmen und erwünschten vegetativen Reaktionen.
  - Mögliche Irritationen wie flüchtiges Jucken, Brennen, Fehlreaktionen wie länger anhaltendes Brennen, auch Beschwerden am Bewegungsapparat erfordern Ausgleichsstriche.
- Vermindern hoher Spannung der Gewebe durch flächige Technik mit Längsdehnungen der Muskulatur meistens am Anfang der Behandlung.

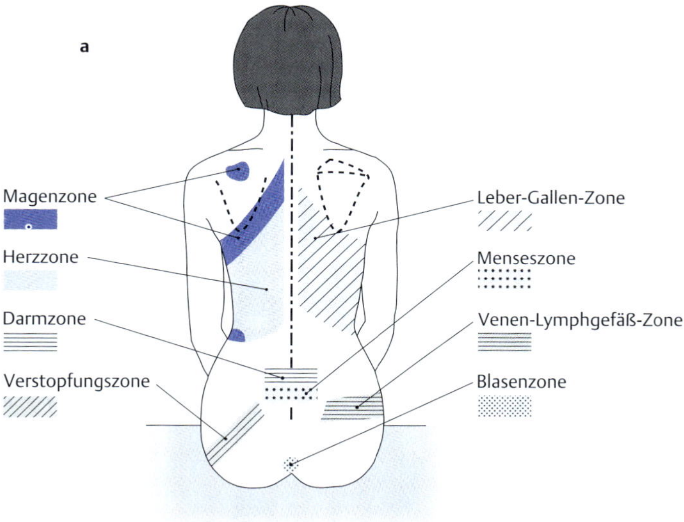

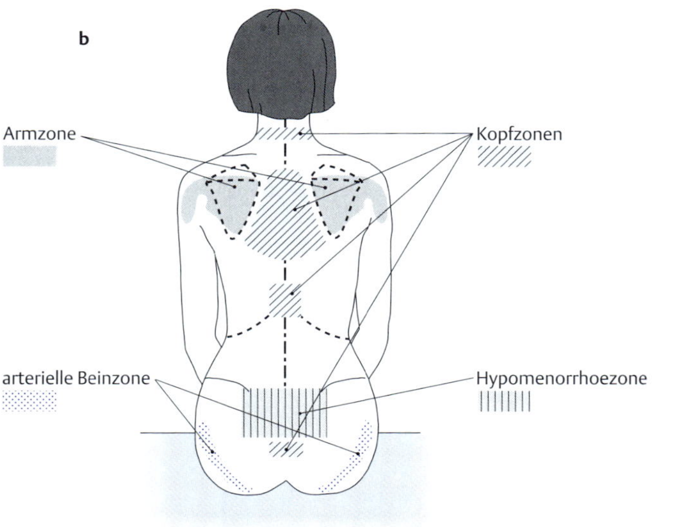

Abb. 35 a) u. b) Bindegewebszonen.

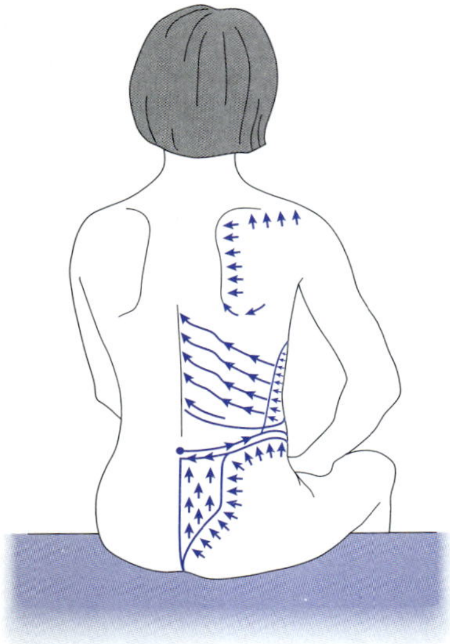

Abb. 36 Anhaken von kaudal nach kranial mit Unterhauttechnik.

- Strichtechniken in Form von
  - Hauttechniken zum Verschieben von Kutis gegen Subkutis,
  - Unterhauttechniken zum Verschieben von Subkutis gegen Faszien,
  - Faszientechniken zum Anhaken von Muskelrändern

  lösen durch den therapeutischen Zug im Bindegewebe beim Patienten das typische „Schneidegefühl" aus.
- Behandlung erfolgt nach einem bestimmten Aufbau, Beginn immer am Becken.
- Senkung der Sympathikusaktivität, z.B. bei chronischen Schmerzen, trophischen Störungen bis hin zur Dystrophie.

Kontraindikationen

- Entzündungen und Erkrankungen der Haut
- Erhöhte Blutungsneigung

Allgemeines

- Bearbeiten der Muskulatur und oberflächlicher Gewebeschichten.
- Ergänzende Maßnahme je nach Befund vor, während oder nach der physiotherapeutischen Behandlung.
- Hitzeanwendung vor Massage möglich.
- Bei trockener oder stark behaarter Haut Verwendung von speziellen Ölen oder Emulsionen zum Herabsetzen der Reibung.
- Massagegriffe sollen sich stets angenehm anfühlen, der Druck darf keine Mikrotraumatisierung auslösen (Hämatome!).
- Sportmassage als Sonderform der klassischen Massage vor, zwischen und nach Wettkämpfen und Training (vorbereitende und Zwischen- oder Halbzeitmassage, Regenerations- oder Entmüdungsmassage).

Grundlagen

- Vorwiegend genutzt wird die mechanische und reflektorische Wirkung auf die Muskulatur mit ihren bindegewebigen Hüllen, auf Haut, Unterhaut und arterielle Durchblutung:
  - Detonisierung oder Tonisierung der Muskulatur,
  - Verbessern der Verschieblichkeit der Gewebe,
  - Hyperämisierung.
- Tonisierende Massagen beleben, detonisierende entspannen.
- Aufbau einer Massage:
  - einleitende Streichungen,
  - weiteres Bearbeiten von Haut und Muskulatur,
  - abschließende Streichungen.

Behandlungsziele und Maßnahmen

- Vorbereitend entspannte Lagerung des Patienten, vor allem bei detonisierender Massage, Zudecken der Körperteile, die nicht massiert werden.
- Detonisieren: Massage rhythmisch, langsam.
  Grifftechniken: z.B. Streichungen, Hautrollungen, Knetungen, Vibrationen, Walkungen, weiche Zirkelungen.
  Bei längeren Massagen kleine Nachruhe zum „Aufwachen" oder einige tonisierende Griffe zum Abschluß.
- Tonisieren: Massage rhythmisch, zügiges Tempo.
  Grifftechniken: zusätzlich zu den o.g. auch Hautreizgriffe, Klopfungen, Hakkungen.

Sonderformen

- **Bürstenmassage** (Trockenbürsten)
  - Gleichmäßige Hyperämisierung der Haut durch kleine, kreisende Bewegungen mit Bürsten, Frottier- oder Hanfhandschuhen.
    Dauer ca. zehn Minuten.
  - Anleiten des Patienten zur selbständigen Durchführung.
  - Behandlungsziele: Anregen der Hautdurchblutung, Verbessern der Trophik, (z.B. bei Paresen, Dystrophie).

  - Die Bürstungen führen zu Verschiebungen zwischen Haut, Unterhaut und Muskelfaszien, vergleichbar mit der Bindegewebsmassage.
- **Unterwasserdruckstrahlmassage**
  - Genutzt werden die Wärme des Badewassers, der entlastende Auftrieb des Wassers und die mechanische Bearbeitung des Weichteilgewebes mit dem Wasserstrahl.
  - Variabel sind Wärme, Druckdosierung des Wasserstrahls und die Form der Düse (z. B. Brausedüse bei empfindlichem Gewebe).
  - Lagerungsmaterialien und Auftriebskörper stabilisieren den Patienten im Wasser.
  - Der schräge Auftreffwinkel des Druckstrahls erzeugt eine Gewebsdelle, die der Therapeut während der Massage „vor sich herschiebt". Knochenvorsprünge werden ausgespart.
- **Manuelle Lymphdrainage**
  - Ziel ist die Entlastung trophisch veränderter Gewebe von Schwellungen.
  - Rhythmische manuelle Druckbe- und -entlastungen beschleunigen das Füllen der Lymphkapillaren und regen evtl. die Lymphmotorik an.
  - Zirkelungen fördern den Lymphabtransport.
  - Entstaut wird zuerst proximal, danach von distal nach proximal.

Kontraindikationen

- Frische Haut- und Weichteilverletzungen, Hauterkrankungen, Entzündungen im Massagegebiet.
- Erhöhte Blutungsneigung.
- Thrombophlebitis, Phlebothrombose, Embolie bei Massage der Beine.
- Klassische Massage bei Frakturen und Osteotomien.
- Unterwasserdruckstrahlmassage bei schweren Herzerkrankungen.

Allgemeines

- Therapeutische Anwendung von nieder-, mittel- und hochfrequenten Strömen und von Schallwellen als Ergänzung zur physiotherapeutischen Behandlung.
- Für den Patienten zu Hause gibt es auf ärztliche Verordnung Geräte, z. B. Reizstromgeräte zur Paresenbehandlung oder Schmerzbehandlung (transkutane elektrische Nervenstimulation – TENS).

Grundlagen und Behandlungsziele

- **Galvanischer Strom** (niederfrequenter Gleichstrom)
  - Ionenverschiebung positiv geladener Ionen in Richtung Kathode (negativer Pol) und negativ geladener Ionen in Richtung Anode (positiver Pol), Steigerung der Erregbarkeit motorischer Nervenfasern unter der Kathode, Senkung der Erregbarkeit sensibler Nervenfasern unter der Anode, vegetative Nervenfasern reagieren z. B. mit Durchblutungssteigerung unabhängig von den Polen.
  - Z. B. als Quer- oder Längsdurchflutung zur Durchblutungsförderung und Schmerzlinderung, zusätzlich Einschleusen unterstützender Medikamente möglich (Iontophorese).
- **Exponentialstrom,** Reizstrom (einzelne, niederfrequente Dreiecksimpulse mit variablen Reizparametern)
  - Auslösen von Muskelzuckungen unter der Kathode bei denervierter Muskulatur.
    Anpassungsfähigkeit gesunder Muskulatur an Dreiecksimpulse.
  - Zur selektiven Reizung peripher gelähmter Muskulatur.
- **Diadynamische Ströme** (galvanische Strombasis mit variablen, niederfrequenten, sinusförmigen Wechsel- bzw. Impulsströmen kombiniert):
  - Wirkung wie galvanischer Strom, Impulsströme lang anhaltend schmerzlindernd, resorptionsfördernd.
  - Indikationen wie galvanischer Strom, auch bei Schwellungen.
- **Interferenzströme** nach Nemec (zwei sich überlagernde Stromkreise mit variablen, mittelfrequenten, sinusförmigen Wechselströmen)
  - Indikationen wie galvanische und diadynamische Ströme.
- **Kurzströme** (hochfrequente Wechselströme, variable Wattstärken)
  - Erwärmung tiefer Gewebeschichten im Kondensator- oder Spulenfeld.
  - Indikationen wie für Wärme- und Hitzeanwendungen (S. 86 ff.).
- **Ultrahochfrequenz** (Dezimeterwelle, Hochfrequenztherapie mit elektromagnetischen Wellen, variable Wattstärken)
  - Erwärmung tiefer Gewebeschichten mit verschiedenen Strahlenarten.
  - Indikationen wie Kurzwelle, jedoch einfachere Handhabung.
- **Mikrowellen** (Hochfrequenztherapie mit elektromagnetischen Strahlen, variable Wattstärken)
  - Erwärmung durch Strahler mit geringerer Eindringtiefe als andere Hochfrequenztherapien.
  - Z. B. Wärmebehandlung der Muskulatur.

- **Ultraschall**
  (Schallschwingungen, auch als Impulsschall, variable Wattstärken)
  - Mechanische Wirkung wie hochfrequente Vibrationen. Durchblutungsfördernd, schmerzlindernd, gewebelösend.
  - Indikationen ergeben sich aus den Wirkungen.

Kontraindikationen

- Große Angst des Patienten vor der Elektrotherapie.
- Metalle im Körper des Patienten, z. B. Osteosynthesematerial. Exponentialstrombehandlung evtl. trotzdem möglich.
- Erhöhte Blutungsneigung.
- Herzschrittmacher.
- Hautschäden, akute Entzündungen und Thrombosen im Behandlungsgebiet.
- Evtl. Menstruation und Gravidität in Abhängigkeit von Behandlungsgebiet und Stromform.
- Maligne Tumoren und Metastasen.
- Schwere arterielle Durchblutungsstörungen im Behandlungsgebiet.

Behandlungsmaßnahmen

- Sorgfältige Vorbereitung des Patienten
  - Je nach Stromart und Anwendung z. B. Schmuck, andere Metallteile (z. B. an der Kleidung) und einengende Bekleidung ablegen lassen, Haut evtl. trocknen.
  - Patienten evtl. lagern, z. B. bei Reizstrombehandlung, Muskulatur in Annäherung lagern.
  - Geeignete Elektroden, Strahler usw. positionieren.
  - Information über erwünschte und unerwünschte Effekte während der Behandlung (z. B. „es soll sich angenehm warm, aber nicht brennend anfühlen").
  - Evtl. Sicherheitseinrichtung des Gerätes (Ausschalter für Patienten) erklären.
- Durchführung und Abschluß der Behandlung
  - Dosierung beachten, anfangs evtl. geringere Leistungsstufe wählen, evtl. ein- und ausschleichende Stromstärke.
  - Beaufsichtigung des Patienten gewährleisten.
  - Evtl. Leistungsstärke nachregulieren, Pol wenden usw.
  - Nachkontrolle und Befragung auf Hautreaktionen, Wärmegefühl usw. direkt nach der Behandlung und jeweils vor der folgenden.
  - Reizparameter während der Behandlung und innerhalb der Behandlungsserie anpassen.

Allgemeines

- Der englische Orthopäde James Cyriax kann als einer der Väter der modernen Manuellen Medizin bezeichnet werden.
- Weit über das in der Ausbildung Vermittelbare lernt der Therapeut die Anatomie des lebenden Menschen in einer „Cyriax-Ausbildung" kennen.
- Gezieltes Inspizieren, Palpieren und Testen aller anatomischen Strukturen des Bewegungsapparates und Beurteilungskriterien bei Befunden führen zu spezifischen Behandlungsmaßnahmen.

Grundlagen

- Wie bei jeder Befundaufnahme werden Anamnese, subjektive Beschwerden, Inspektion, Palpation, Funktionsprüfungen usw. ausgeführt.
  Im folgenden wird die Befundung der Weichteile hervorgehoben.
- **Palpation**
  - Systematisches Palpieren aller Strukturen im Problembereich (Palpationskreise), um Temperatur, Schwellungen, Spannungen in Haut und Unterhaut wahrzunehmen.
  - Wiederholte Palpation der Strukturen, die bei Tests positive Befunde zeigen, um das Testergebnis zu untermauern.
- **Beurteilen aktiver Bewegungen**
  - Ausmaß, Ausweichbewegungen (schmerzhafter Bogen), Schmerzen, Bewegungsgeräusche (Krepitation).
- **Beurteilen passiver Bewegungen**
  - Ausmaß und Qualität, Endgefühl, Schmerzen.
- **Differenzierung der anatomischen Strukturen**
  - *Nichtkontraktile Elemente:* Kapsel, Bänder, Schleimbeutel, Knochen, Faszien, Nerven, Nervenhüllen und Dura mater.
  - *Kontraktile Elemente:* Muskeln, Sehnen, Insertionsstellen am Knochen.
  - Von beiden Strukturarten können Schmerzen ausgehen:
    - Sind aktive und passive Bewegungen in dieselbe Richtung schmerzhaft, ist eine nichtkontraktile Struktur betroffen.
    - Sind passive Bewegungen in eine, aktive Bewegungen in die andere Richtung schmerzhaft, ist eine kontraktile Struktur betroffen.
  - Nichtkontraktile Strukturen werden durch passives Bewegen und manualtherapeutische Traktions-/Kompressions- und Gleittechniken geprüft (S. 98 ff.).
  - Kontraktile Strukturen werden mit Widerstandstest geprüft,
    d. h. daß Widerstand für statische Muskelarbeit gegeben wird, es finden dabei keine sichtbaren Bewegungen statt.
- **Widerstandstest** und mögliche Befundinterpretationen
  - Keine Schmerzen und kräftiger Widerstand bedeutet, daß keine kontraktile Struktur betroffen ist.
  - Kräftiger Widerstand und Schmerzen können auf kleine Schädigung hinweisen.
  - Schmerzen erst nach wiederholtem Testen können ebenfalls auf eine kleine Schädigung hinweisen (oder ischämische Störung).

- Schwacher Widerstand und keine Schmerzen zeigen eine Ruptur der Sehne, des Muskels oder eine Nervenschädigung an.
- Schwacher Widerstand und Schmerzen deuten auf eine große Schädigung hin.

Strukturelle Schädigungen

➤ **Ursachen**
- Direkte Traumen, allmähliche Traumatisierung durch dauerhafte Fehlbelastungen und einseitige überlastende Tätigkeiten (vgl. Biomechanik, S. 42 f.). Anamnese, Bewegungsverhalten, Haltung geben Aufschluß.
- Nichttraumatisch können Entzündungen, dauerhafte Schmerzzustände, rheumatische Faktoren, Infektionen anderer Organe (z. B. der Zahnwurzeln), Stoffwechselerkrankungen, Gefäßerkrankungen, Tumoren usw. die Strukturen des Bewegungsapparates schädigen.

➤ **Beispiele struktureller Schädigungen einzelner Strukturen**
- *Gelenke:* Arthritis, Arthrose, Subluxationen.
- *Kapsel:* Verklebungen, bei muskelgeführten Gelenken kann es bei Arthritis und Arthrose zum Kapselmuster kommen.
  (Cyriax beschreibt für jedes Gelenk die Bewegungseinschränkungen, die zum spezifischen Kapselmuster gehören.)
- *Bänder:* Stabilitätsverlust durch Überdehnungen, Teil- oder Vollruptur.
- *Muskeln und Sehnen:* Überdehnungen, Rupturen, Tendopathien, Sehnenscheidenentzündungen.
- *Schleimbeutel:* Bursitis durch Traumen, andauernde Mikrotraumen, Infektionen, die sich auf die Bursa übertragen.
- *Bandscheiben:* Traumatisch bedingte Einrisse, Protrusionen, Prolaps.
- *Wirbelgelenke:* Dauerhaft statische Fehlbelastungen, z. B. bei schlechter Haltung, subluxierte Gelenke, z. B. nach Bandscheibenschädigungen, erzeugen Dauerkompression oder zu wenig Druck in den Gelenken. Daraus können gelenkbedingte Schmerzen entstehen.

Zuordnung von Schmerzen

- Es muß berücksichtigt werden, daß Schmerzen nicht von dem Ort ausgehen müssen, an dem sie auftreten.
- *Geleitete Schmerzen* (referred pain) entstehen reflektorisch auf segmentalem Wege oder ergeben sich aus Erkrankungen der inneren Organe. Überprüft werden stets Zusammenhänge zwischen strukturellen Schädigungen und Dermatomen, Myotomen, Sklerotomen.
- *„Schutzschmerzen"*, die der Hemmung schädigender Bewegungen dienen, müssen von strukturell bedingten Schmerzen unterschieden werden (vgl. Funktionskrankheiten, Brügger, S. 115 ff.).

Behandlungsziele und Maßnahmen

- ➤ Verhindern von Adhäsionen nach Gewebsschädigungen, Lösen bereits bestehender Adhäsionen durch Querfriktionen (deep friction). (Muskulatur, Sehnen, Bänder)
  - Ausführung: Lokal ausgeführte Massage mit Finger- oder Daumenspitze quer zum Faserverlauf der betroffenen Struktur. Reiben auf der Haut muß vermieden werden.
  - Mechanische Wirkung: Lösen verklebter Gewebsschichten. Biochemische Wirkung: Freisetzung chemischer Substanzen (Histamin, Serotonin) zur Durchblutungsförderung und zur Unterstützung des Ablaufes normaler Entzündungsreaktionen.
  - Querfriktionen sind für Patienten unangenehm, nicht direkt schmerzhaft.
  - Behandlungsdauer:
    2–3 Minuten, um Durchblutung zu steigern und der Adhäsionsbildung entgegenzuwirken.
    15–20 Minuten bei chronischen Schädigungen, um Heilungsprozesse zu unterstützen.
  - Kontraindikationen sind z. B.:
    - Keine Befundverbesserungen nach 6 Behandlungen
    - Kalkeinlagerungen in den Weichteilen
    - Schleimbeutelentzündungen
    - Rheumatische Arthritis
- ➤ Wiederherstellen der normalen Gelenkbeweglichkeit
  - Mobilisationstechniken der Manuellen Therapie (S. 98 ff.)
  - Muskeldehntechniken (S. 65 ff.)
  - Nervenmobilisationen (S. 108 ff.)

  Unterstützung der Physiotherapie durch die ärztliche Behandlung mittels gezielter Lokalanästhesien (Infiltrationen, Injektionen).

Allgemeines

- Der Norweger Freddy Kaltenborn, ausgebildet in Manueller Therapie bei Cyriax, Mennell, Stoddard, entwickelte die Konvex-Konkav-Regel, die Grundlage für das Verstehen des Bewegungsverhaltens im Gelenk ist.
- Jede beobachtbare anguläre Bewegung ist verbunden mit einer Roll-Gleit-Bewegung zwischen den beiden Gelenkpartnern.
  Das Funktionieren dieser Roll-Gleit-Bewegung ist andererseits wieder Voraussetzung für die angulären Bewegungen.
- Die wesentlichen Aspekte der Manuellen Therapie sind das Beurteilen und Wiederherstellen dieser intraartikulären Bewegungen.
  Das Gelenkspiel (joint play) wird geprüft und gegebenenfalls wieder hergestellt.
- Darüber hinaus umfaßt das Befund- und Behandlungskonzept der Manuellen Therapie heute alle Strukturen des Bewegungsapparates.

Grundlagen

- **Konvex-Konkav-Regel**
  - Die Gelenkflächen sind, vereinfacht gesagt, konvex und konkav.
  - Bewegt der konvexe Gelenkpartner angulär um eine Bewegungsachse, hat seine Gleitbewegungsrichtung im Gelenk die entgegengesetzte Richtung zur angulären Bewegung.

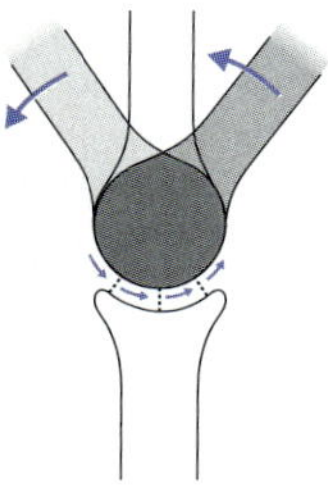

Abb. 37 Konvexer Gelenkpartner, anguläre Bewegungsrichtung und entgegengesetzte Gleitbewegungsrichtung.

  - ***Beispiel:***
    - Bei der Abduktion des Armes im Schultergelenk bewegt sich der Oberarm im Kreisbogen nach lateral kranial, der konvexe Humeruskopf gleitet im Glenohumeralgelenk nach kaudal.
  - Bewegt sich der konkave Gelenkpartner angulär um eine Bewegungsachse, hat seine Gleitbewegungsrichtung im Gelenk dieselbe Richtung wie die anguläre Bewegung.

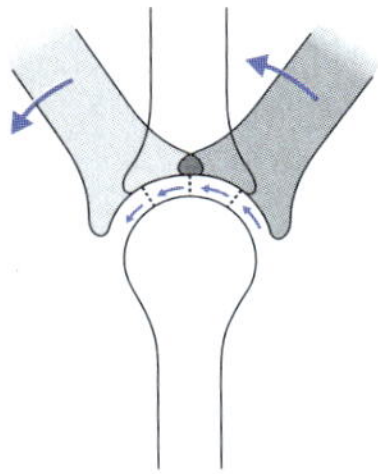

Abb. 38 Konkaver Gelenkpartner, anguläre Bewegungsrichtung und Gleitbewegungsrichtung entsprechen sich.

- ***Beispiel:***
  - Der Unterschenkel bewegt sich extensorisch im Kniegelenk. Die Tibia bildet den konkaven Gelenkpartner. Ihre Gleitrichtung entspricht der Bewegungsrichtung.

➤ **Rollgleiten**

- Im Gelenk liegt stets eine Kombination aus Rollen und Gleiten vor.
- Je inkongruenter die Gelenkflächen, um so größer der Anteil des Rollens (z. B. Kniegelenk). Das Gleiten überwiegt bei kongruenten Flächen (z. B. Wirbelbogengelenk).

➤ **Prüfen des Gelenkspiels**

- Durch Distraktion:
  Ein Gelenkpartner wird vom anderen, fixierten Gelenkpartner abgehoben.
- Durch geradlinige Parallelverschiebung eines Gelenkpartners gegen den fixierten anderen Gelenkpartner.
- Bei beiden Bewegungsrichtungen wird das Endgefühl geprüft.

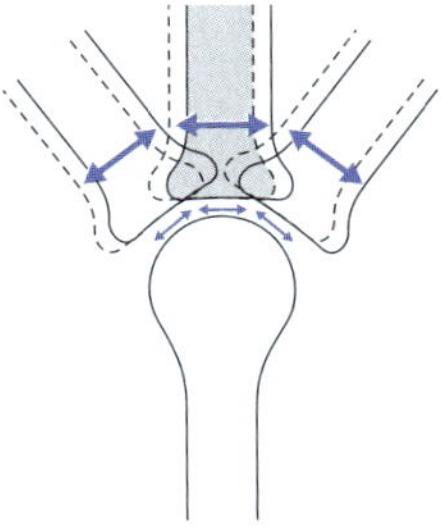

Abb. 39 Der konkave Gelenkpartner wird mit gradlinigen Parallelverschiebungen gegen den fixierten konvexen Gelenkpartner bewegt.

➤ **Endgefühl**
- Das Gelenkspiel ist durch unterschiedliche Strukturen begrenzt. Damit ist das Endgefühl einer Bewegung strukturabhängig.
- Man unterscheidet 3 Arten:
  1. Weichelastisches Endgefühl – Begrenzung durch Muskulatur
  2. Festelastisches Endgefühl – Begrenzung durch Bänder und/oder Kapsel
  3. Hartelastisches Endgefühl – Begrenzung durch Knochen

➤ **Behandlungsebene**
- Tangentialebene zur konkaven Gelenkfläche.
- Wird bei der Untersuchung oder Behandlung der konkave Gelenkpartner fixiert, bleibt die Behandlungsebene räumlich konstant.
- Wird der konvexe Gelenkpartner fixiert, wandert die Behandlungsebene mit der Einstellung des konkaven Gelenkpartners.

➤ **Bewegungsrichtungen in bezug auf die Behandlungsebene**
- Traktion und Kompression zwischen den beiden Gelenkpartnern finden senkrecht zur Behandlungsebene statt.
- Translatorische Gleitbewegungen parallel zur Behandlungsebene.

➤ **Lösen – Straffen – Dehnen**
- *„Lösen"* bedeutet, daß durch die Griffe des Therapeuten die Kohäsionskräfte zwischen den Gelenkflächen und die durch die Muskulatur entstehenden Kompressionskräfte vermindert werden.
  Lösen ist während Gleittests und Gleitmobilisationen erforderlich.
- *„Straffen"* bedeutet, daß die gelenkumgebenden Weichteile gestrafft werden.
  Straffen ist bei Traktionsbehandlungen, z. B. zur Schmerzlinderung, erforderlich.
- *„Dehnen"* bedeutet, daß bis an die Dehngrenze des Bindegewebes gegangen wird (kollagene Belastung).
  Dehnen ist z. B. nach Immobilisationsphasen und Kapselschrumpfung erforderlich.

➤ **Ruhestellung/aktuelle Ruhestellung**
- Die Einstellung eines Gelenkes, in der die Muskulatur und der Kapsel-Band-Apparat maximal entspannt sind und die Gelenkflächen den geringstmöglichen Kontakt haben.
- Anpassungen an einen Befund erzwingen eine veränderte Einstellung. Man spricht von aktueller Ruhestellung.
- Test- und Behandlungsbewegungen finden aus der Ruhe- oder aktuellen Ruhestellung statt.

➤ **Verriegelte Stellung**
- Maximale Straffung von Weichteilen und Kapsel, größtmöglicher Kontakt der Gelenkflächen.
- Die Gelenkverriegelung stellt benachbarte Gelenke der zu untersuchenden Gelenke ruhig.

➤ **Das Gelenkspiel an der Wirbelsäule**
- Traktion und Kompression in bezug auf die Bandscheiben und Erweiterung der Foramina intervertebralia (in kranial-kaudaler Richtung) bei der Traktion, Einengung bei der Kompression.

- Distraktion in den Wirbelbogengelenken
  a) in der Hals- und Brustwirbelsäule durch eine Dorsalbewegung des kranialen Wirbels gegen den fixierten kaudalen Wirbel,
  b) in der Lendenwirbelsäule durch eine Rotationsbewegung des kranialen Wirbels gegen den fixierten kaudalen Wirbel.
- Gleitbewegungen in den Wirbelbogengelenken
  a) in der Hals- und Brustwirbelsäule durch Kranial-kaudal-Verschiebung bei Flexions- und Extensionsbewegungen,
  b) in der Lendenwirbelsäule durch Ventralbewegung des kaudalen Wirbels gegen den fixierten kranialen Wirbel.

  Die segmentale Untersuchung zeigt Hypo- und Hypermobilität.

➤ **Grifftechnik**
- „Fixierende" und „ mobilisierende" Hand greifen sehr gelenknah.
- Die Fixation wird, wenn nötig, durch passive Hilfsmittel (Gurte, Sandsäckchen) unterstützt.

Behandlungsziele und Maßnahmen

➤ Wiederherstellen der für das physiologische Bewegen notwendigen intraartikulären Bedingungen.
- Intermittierende Traktion verbessert die Stoffwechselsituation im Gelenk und wirkt schmerzlindernd.
- Traktion und Gleitmobilisationen zur Lösung von Adhäsionen des Kapsel-Band-Apparates.

➤ Erhalten des Gelenkspiels bei erschwerter und unmöglicher angulärer Bewegung.
- Während der Ruhigstellung einer Extremität bei extraartikulärer Verletzung können, falls es grifftechnisch möglich ist und die Ruhigstellung nicht gefährdet, betroffene Gelenke manualtherapeutisch behandelt werden.
- Bei schmerzbedingten Bewegungseinschränkungen, z. B. bei degenerativen Erkrankungen (Arthrose), können durch Traktions- und Gleittechniken Adhäsionen im Kapsel-Band-Apparat vermindert und die Knorpelernährung verbessert werden.

➤ Manipulation von Gelenken.
- Abgeschlossene Ausbildung in Manueller Therapie erforderlich.
- Setzt Tests voraus, die eine Schädigung ausschließen, z. B. Stabilitätstests, neurologische Tests, Röntgenbefund.
- Einstellung des Gelenkes in die eingeschränkte Bewegungsrichtung, Straffen der gelenkumgebenden Weichteile, schneller Impuls mit Bewegungsausmaß in Traktionsrichtung.

Weichteiluntersuchungen und -techniken

➤ S. Cyriax-Konzept, S. 95 ff.

Manualtherapeutische Konzepte – Maitland

Allgemeines

- Entwickelt durch den australischen Physiotherapeuten Geoffrey Maitland.
- Maitland betont, daß sein Konzept nicht nur aus der Anwendung von Tests, Griffen und Techniken besteht, sondern fordert von Therapeut und Patient kommunikative Fähigkeiten.
  Aktives Zuhören, geordnete Fragen, Interpretieren und Klassifizieren beschriebener Symptome sind während der Befundaufnahme der subjektiven Beschwerden des Patienten und während jeder Wiederbefundung Teil der Untersuchungs„techniken".
- Die Behandlungstechniken bestehen zum größten Teil aus passiven, oszillierenden Bewegungen, angulären oder sog. Zusatzbewegungen, deren Amplituden und Dosierung bestimmten Kriterien unterliegen (s. u.).
- Die Beurteilung des Behandlungsergebnisses erfaßt das genaue Verhalten der Symptome während der Anwendung einer Behandlungstechnik, direkt danach (Wiederbefund) und in der Zeit zwischen zwei Behandlungen.

Subjektive Untersuchung

- **„Present pain"**
  Abklären, mit welchem Schmerz der Patient zur Behandlung kommt.
  - Lokalisation.
  - Art und Verhalten des Schmerzes.
  - Irritabilität des Schmerzes: Schon geringe Tätigkeiten (Auslöser) verursachen starke, lang anhaltende Schmerzen.
    Therapeut beachtet die Irritabilität im Verlauf seiner Untersuchungstests.

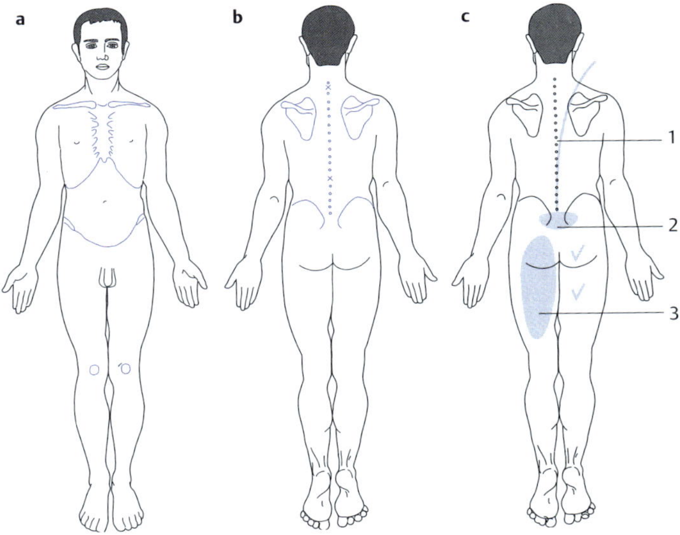

Abb. 40 a) Körpertabelle vorn.
b) Körpertabelle hinten.
c) Körpertabelle, eingezeichnete Symptome.
1 = Seitenabweichung der Wirbelsäule,
2 = Schmerz im Bereich der unteren LWS,
3 = Schmerz dorsal Gesäß und Oberschenkel.

- **Körpertabelle**
  - Einzeichnen aller Symptome des Patienten in die Körpertabelle/ein Körperschema (Schmerz, Steifigkeit, Parästhesien usw.).
  - Überprüfen, ob zugehörende Bereiche, z.B. Wirbelsäulensegmente oder umgekehrt Dermatome, ebenfalls Symptome aufweisen.
- **Verhalten der Symptome**
  - Häufigkeit, konstant oder intermittierend?
  - Wie werden die Symptome innerhalb von 24 Stunden wahrgenommen? Wie sind sie nachts, morgens usw.?
  - Was führt zur Verstärkung, Verminderung?
  - Gibt es Funktionseinschränkungen?
- **Besondere Fragen**
  - Allgemeiner Gesundheitszustand, andere Erkrankungen?
  - Medikamente?
- **Geschichte** (Anamnese)
  - Beginn der momentanen Beschwerden, wann, wie?
  - Gab es Unfälle (die der Patient evtl. nicht mit seinen Beschwerden in Zusammenhang bringt)?

- Wie waren bisher andere Gelenke/Strukturen des Körpers?
- Bisherige Therapien und deren Wirkung?

➤ **Planung der objektiven Untersuchung** ergibt sich u. a. aus
- besonders relevant erscheinenden Aussagen
- genannten oder erkennbaren Zusammenhängen unter den Symptomen

Objektive Untersuchung

➤ **Zielsetzung**
- Reproduktion der genannten Symptome, durch geplantes „Stressen" einzelner Strukturen, um zu erkennen, wann und wie sich Schmerzen, Widerstand im Gewebe und Gegenspannung (Spasmus) einstellen.
- Finden von „Zeichen", produzierte Symptome, die zu denen in den subjektiven Beschwerden passen, z. B. Widerstand in einzelnen Wirbelsäulensegmenten bei Schmerzen in der Peripherie.

➤ **Beobachtung**
- Bewegungsverhalten, Fehlhaltungen, Deformationen
- Schwellungen, Entzündungszeichen

➤ **Aktive Bewegungen testen**
- Schmerzauslösende oder -verstärkende Bewegungen (Patient demonstriert typische schmerzauslösende Alltagsbewegungen)
- Bewegungen, die zu einer vorausgegangenen Verletzung führten
- Bewegen unter Belastung (Widerstand)

➤ **Differenzierende Tests**
- Schmerzauslösende Bewegungen werden nacheinander so verändert, daß jeweils der Streß auf ein beteiligtes Gelenk zunimmt. So kann aus der Veränderung der Symptome auf die ursächlich betroffenen Gelenke geschlossen werden.

➤ **Statische Tests**
- Treten bei statischer Muskelarbeit Schmerzen oder Schwächen auf?

➤ **Benachbarte Gelenke**
- Alle Gelenke im Problembereich und zugehörige Wirbelsäulenabschnitte

➤ **Passive Bewegungen**
- Physiologische (anguläre) Bewegungen
- Zusatzbewegungen (akzessorische Bewegungen), auch am Ende physiologischer Bewegungstoleranzen

➤ **Testen der Mobilität des Nervensystems** (s. Mobilisation des Nervensystems, S. 108 ff.)
- Standardisierte Spannungstests (Slump, Straight Leg Raise, u. a.)

➤ **Neurologische Tests**
- Sensibilität, Reflexe, Schwäche, Kennmuskeln statisch testen.

➤ **Palpation**
- Temperatur, Schwellungen, Atrophien, Sensibilität, Berührungs- und Druckempfindlichkeit.
- In Palpationskreisen alle tastbaren Strukturen überprüfen.

➤ Informieren über ärztliche Diagnose, Röntgenbilder, CT usw.

➤ Nach den objektiven Tests Verhalten der subjektiven Symptome erfragen.

Hypothesenbildung

- Die Einschätzung des Schweregrades des Problems, die Begründung der Entstehung der Symptome (die Ursache und die „Ursache der Ursache") und die Auswahl der Behandlungstechniken beruhen auf Hypothesenbildung.
- Der Therapeut muß durch ständiges Wiederbefunden und durch seine Offenheit dem Problem gegenüber stets in der Lage bleiben, seine Hypothesen zu überprüfen und gegebenenfalls zu revidieren.

Klassifizieren des Problems

- Behandelt werden, je nach Ergebnis der objektiven Tests:
  - Schmerz
  - Widerstand (innerhalb einer Bewegung, am Ende einer Bewegung)
  - Spasmus (hohe muskuläre Gegenspannung)
- **„End of range"-Problem**
  - Bewegung über die Schmerzgrenze möglich
  - In der Behandlung kann bis in den Widerstand oder am Widerstand bewegt werden (Grad IV, s. u.)
- **„Through range"-Problem**
  - Widerstand steigt mit zunehmendem Bewegungsausmaß kontinuierlich
  - Mobilisation mit großamplituden Bewegungen (Grad III)
- **„SIN"-Problem** (Severity, Irritability, Nature)
  - *„Severity"* (Strenge, Härte) bedeutet, daß kleine Aktivitäten große Schmerzen auslösen, die aber sofort aufhören, wenn man die Aktivität beendet.
  - *„Irritabilität"* bedeutet, daß kleine Aktivitäten lang anhaltende Schmerzen auslösen. Die Dosierung der Mobilisation ist entsprechend gering.
  - *„Natur des Problems"* bedeutet, daß es zusätzliche Faktoren gibt, die die Dosierung der Behandlung beeinflussen, z.B. geringer belastbares Gewebe (Diabetes, Osteoporose u.ä.), sowie kontraindizierte Bewegungen, z.B. HWS-Bewegungen bei Schwindel und Heilungsprozesse, die abgewartet werden müssen.
- *„Momentary Pain"-Problem*
  - Schmerzen sind nur in Extremsituationen auszulösen, z.B. Restsymptome nach Sportverletzungen.
  - Häufig muß diejenige Bewegung, die zum Trauma gehörte, mit höchster Dosierungsmöglichkeit zur Reproduktion der Symptome und zur Behandlung genommen werden.

Dosierung der Mobilisationstechniken

- Anguläre Bewegungen und Zusatzbewegungen werden jeweils in einem Teilbereich des insgesamt möglichen Bewegungsausmaßes ausgeführt.
- Die Amplituden der oszillierenden Bewegungen sind je nach Bewegungsbereich unterschiedlich.
- Es gibt vier Grade der Mobilisation:
  - Grad I = kleine amplitude Bewegung am Anfang des Bewegungsausmaßes,
  - Grad II = große amplitude Bewegung innerhalb des ersten Teils des Bewegungsausmaßes, außerhalb des Widerstandes,

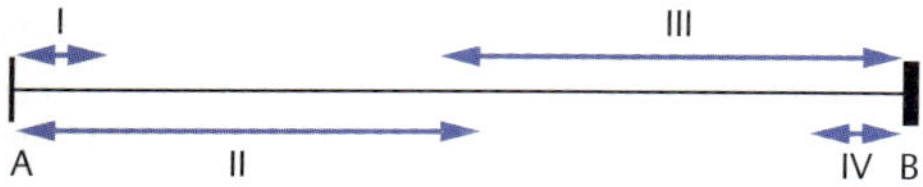

Abb. 41 Mobilisationsgrade.
A = Bewegungsanfang,
B = Bewegungsende.

- Grad III = große amplitude Bewegung innerhalb des zweiten Teils des Bewegungsausmaßes, außerhalb des Widerstandes,
- Grad IV = kleine amplitude Bewegung am Ende des Bewegungsausmaßes, am Widerstand.

➤ Während der objektiven Untersuchung wird der Grad IV zur Reproduktion des Schmerzes, wenn nötig, mit „Überdruck" ausgeführt.
Begonnen wird mit IV–, IV, IV+, IV++, IV+++, dann folgen mehrere Bewegungen mit dem Grad III.

➤ Dauer der Behandlung und Anzahl der durchgeführten Mobilisationen sind zu dokumentieren, um bei Befundveränderungen diese Parameter variieren zu können.
- ***Beispiel:***
  - Gewebe wegen Diabetes nicht sehr belastbar (Natur des Problems), gewählte Mobilisationstechnik verbessert den Befund, in der Wiederholung wird die Dauer verlängert, Befund verschlechtert sich wieder.

➤ Bewegungsdiagramme
- Grafische Hilfsmittel, die dem Therapeuten anschaulich machen, welche Dosierung angebracht sein könnte.
- Für die gewählte Mobilisation werden das Bewegungsausmaß und die Intensität des entstehenden Symptoms (Schmerz, Widerstand, Spasmus) miteinander in Beziehung gesetzt.

Mobilisation

➤ **Hypothesen**
- Jedes Gelenk muß – auch mit Überdruck an der Bewegungsgrenze – schmerzfrei, widerstandslos bewegt werden können.
- Die gelenkumgebenden Strukturen sind in ihrer Funktion von der Freiheit des Gelenkes abhängig.

➤ **Physiologische Bewegungen**
- Neben dem „normalen" Bewegen jedes Gelenkes gibt es im Maitland-Konzept Bewegungsmuster, deren Bewegungsweg dem Therapeuten bildlich verdeutlicht wird. Die Orientierung an der „Ideallinie" zeigt das Ausmaß der Einschränkung.
- ***Beispiel:***
  - Schultergelenksquadrant

- **Zusatzbewegungen** (Akzessorische Bewegungen)
  - *Oszillierende Bewegungen* am distalen, proximalen Gelenkpartner und am Gelenkspalt. Mögliche Bewegungsrichtungen sind:
    - posterior/anterior, anterior/posterior, transversal,
    - entlang der longitudinalen Achsen nach kranial oder laudal,
    - um die Längsachsen, sog. Schafrotation,
    - „Angulieren" bedeutet geplante Veränderung der Bewegungsrichtung, z.B. um den Schmerz zu finden.
  - Zur Dokumentation werden die Zusatzbewegungen symbolisch dargestellt.
  - ***Beispiele:***
    - ↓ = zentral p/a (auf der Wirbelsäule wird zentral von posterior nach anterior oszillierend bewegt),
    - → = transversale Richtung, von links nach rechts.

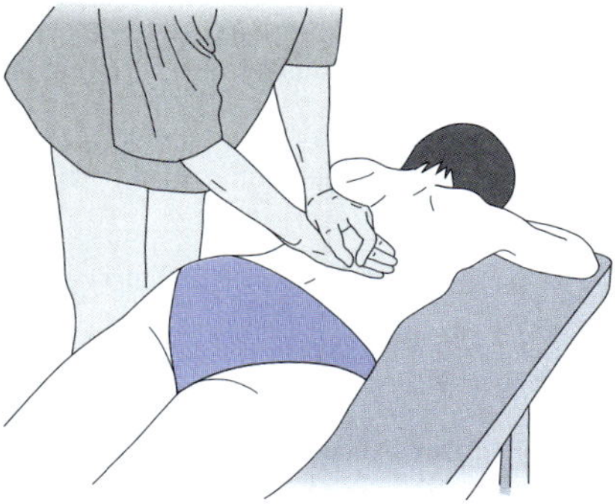

Abb. 42 Zusatzbewegung: Auf der Wirbelsäule wird zentral von posterior nach anterior oszillierend bewegt.

Manipulation

- Abgeschlossene Ausbildung im Maitland-Konzept erforderlich.
- Es werden zwei Arten unterschieden:
  - Plötzliche Stoßbewegung mit kleiner Amplitude und hoher Geschwindigkeit. Patient kann keinen Einfluß nehmen, kann die Bewegung nicht stoppen (im Gegensatz zur Mobilisation).
  - Manipulation unter Anästhesie.
    Adhäsionen im Gewebe werden durch einen stetigen, kontrollierten Zug am Gelenk ausgelöst.

Mobilisation des Nervensystems

Allgemeines

- Die Physiotherapeuten D. Butler, G. Maitland, R. Elvey u.a. beschreiben den Einfluß jeder aktiven und passiven Bewegung auf das Nervensystem. Es entstanden standardisierte Spannungstests, um Dehnfähigkeit, Mobilität gegen das umliegende Gewebe bzw. Spannungen (Adhäsionen) der Nerven zu untersuchen.
- Befundaufnahme und Behandlung setzen die exakte Kenntnis über Anatomie und Physiologie des Nervensystems und über den anatomischen Verlauf der Nervenstränge voraus.
- Bei der Differenzierung der Strukturen, die die Symptome des Patienten auslösen könnten, sind die Spannungstests Teil der Befundaufnahme.

Grundlagen

- Peripheres und zentrales Nervensystem bilden als ein kontinuierlicher Gewebstrakt eine Einheit. Das bedeutet, daß sich Mobilitätsverluste nicht nur lokal bemerkbar machen.
- Während das Nervengewebe Impulse in die Peripherie oder nach zentral leitet, muß es sich bei Bewegungen ständig mechanisch anpassen; es erfährt enorme Längenveränderungen.
  - ***Beispiele:***
    - Der Spinalkanal ist bei Flexion der Wirbelsäule um 5–9 cm länger als bei Extension.
    - Der N. medianus verlängert sich um 20% bei Dorsalextension im Handgelenk und gleichzeitiger Extension im Ellbogengelenk.
- Diese anpassende Dehnfähigkeit hat ihre physiologischen Grenzen und verhindert manche Bewegungskombinationen. Diese zu kennen ist für Physiotherapeuten von großer Bedeutung.
  - ***Beispiel:***
    - Der Slump-Test (Abb. 43) z.B. verdeutlicht, daß eine endgradige Extension im Kniegelenk in der abgebildeten Ausgangsstellung nur mit extendierter Halswirbelsäule möglich ist.
- Die Anpassung an Längenänderungen des Nervensystems erfolgt auf zwei Arten:
  - Die Längenänderung führt zur Druckerhöhung intraneural bzw. intradural sowie in den „Nervenhüllen", dem Epineurium und der Dura.
  - Die Verlängerung führt zu Bewegungen zwischen Nerv und angrenzenden Strukturen und zu Gleitbewegungen zwischen den einzelnen intraneuralen Elementen.

- Die Mobilität des Nervensystems wird vermindert,
  - wenn an den Kontaktflächen zwischen Nerv und Umgebung „Hindernisse“ auftreten. Beispiele sind Ödeme, Narben, Schwellungen in Bändern, Osteophyten u. ä.
  - Intraneural vermindern Ödeme, Blutungen, pathologisch bedingte Verklebungen entsprechende Gleitbewegungen.

Grundlegende standardisierte Spannungstests

- Passive Nackenflexion (Passive Neck Flexion, PNF)
- Anheben des gestreckten Beines (Straight Leg Raise, SLR)
- Slump-Test
- Passive Kniebeugung in Bauchlage (Prone Knee Bend, PKB)
- Tests für die obere Extremität (Upper Limb Tension Test, ULTT 1, 2, 3)
  Die Abb. 44 zeigt die einzelnen Phasen des ULTT 1, mit dem der Plexus brachialis und der N. medianus untersucht werden.

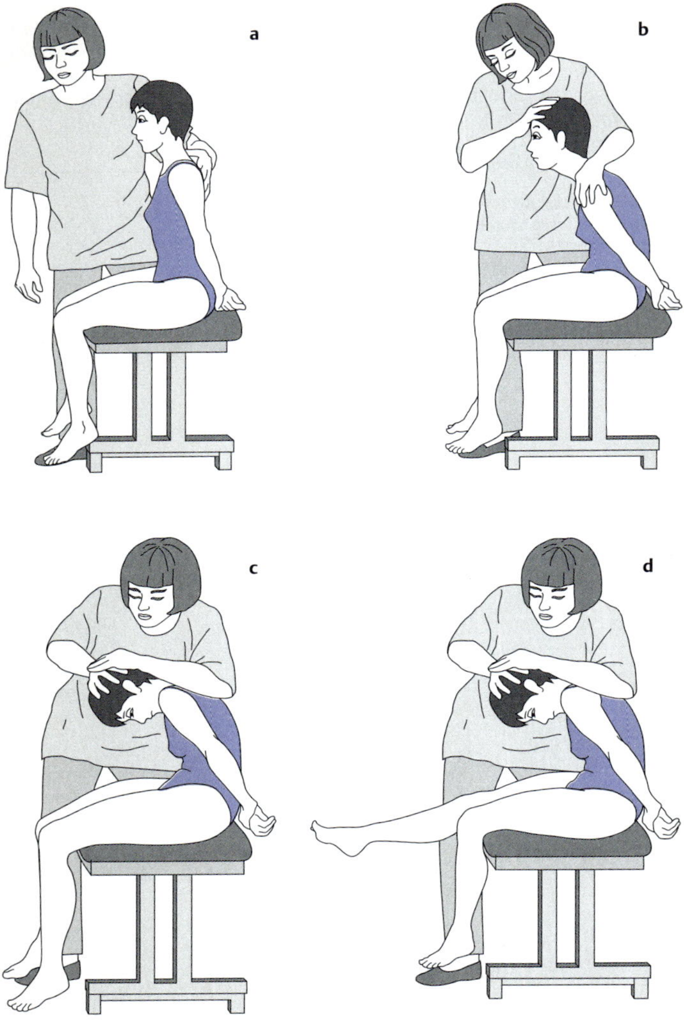

Abb. 43 Slump-Test, standardisierter Bewegungsablauf.

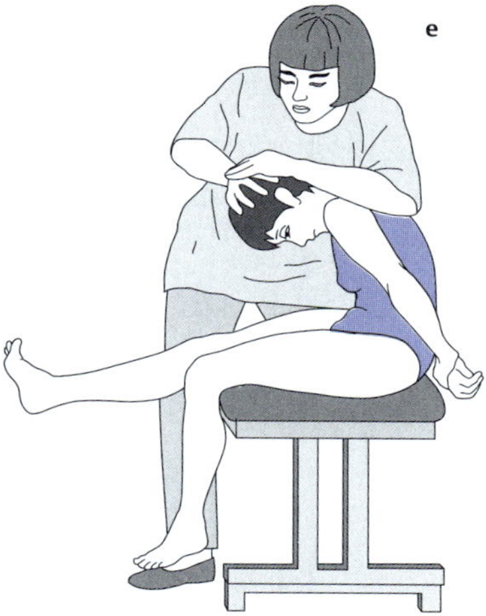
e

Abb. 43 Slump-Test, standardisierter Bewegungsablauf.
a) Ausgangsstellung
b) Brustkorb sinkt nach vorn/unten
c) Spannung (Dehnung) auf die Nervenkanalstrukturen wird durch Flexion der HWS verstärkt,
d) durch Extension des Unterschenkels im Kniegelenk,
e) durch Dorsalextension des Fußes.
f) Die Extension im Kniegelenk wird erst möglich, wenn das Kanalsystem durch die Extension in der HWS wieder entlastet wird.

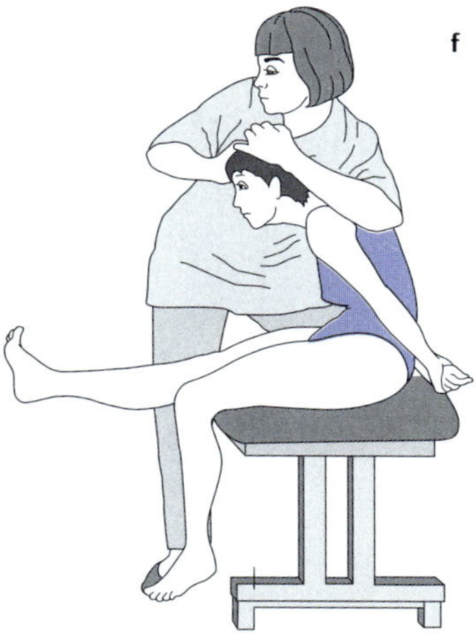
f

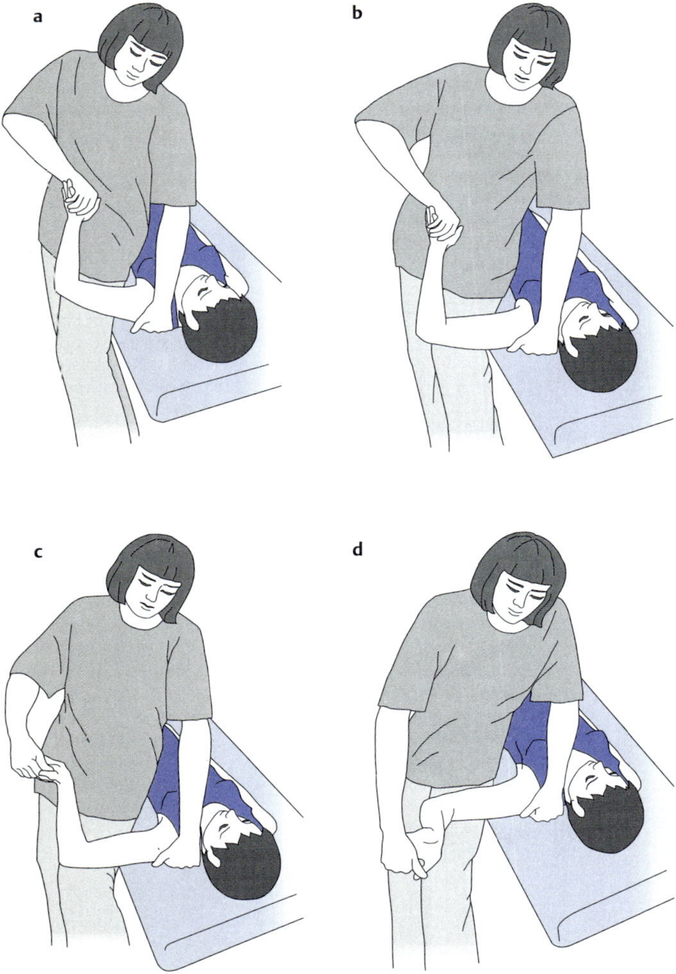

Abb. 44 Spannungstest für die obere Extremität, ULTT 1, standardisierter Bewegungsablauf

e

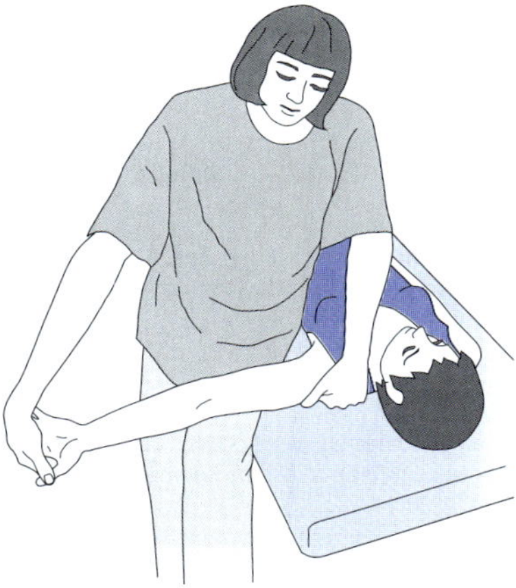

Abb. 44 Spannungstest für die obere Extremität, ULTT 1, standardisierter Bewegungsablauf

a) Ausgangsstellung
b) Verstärkung der Spannung durch Depression des Schultergürtels,
c) durch Supination des Unterarmes bei vermehrter Dorsalextension im Handgelenk,
d) durch AR des Armes im Schultergelenk,
e) durch Extension des Unterarmes im Schultergelenk,
f) durch Seitneigen der Halswirbelsäule zur anderen Seite.

f

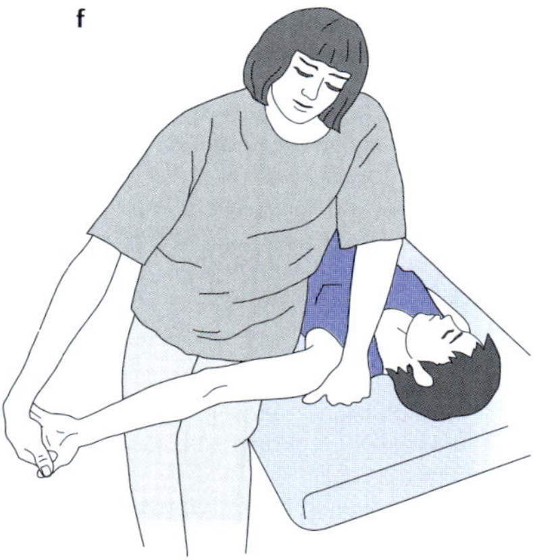

Behandlungsziele und Maßnahmen

- Sammeln von Hinweisen auf verminderte Mobilität des Nervensystems
  - Anamnese: z. B. Ruhigstellungszeiten, einseitige Dauerbelastungen.
  - Veränderungen im Bewegungsverhalten, z. B. Elevation des Schultergürtels vermindert die Dehnung auf den Plexus brachialis.
  - Schonhaltungen, die Nerven entlasten, z. B. die Außenrotation des Beines im Hüftgelenk entlastet den Ischiadicus.
- Erfassen der Symptome während einer Testbewegung
  - Treten Schmerzen oder Parästhesien auf? Entsprechen die Symptome denen, die der Patient als seine subjektiven Beschwerden angibt?
  - Ist Widerstand gegen die Bewegung zu spüren?
  - Verändern sich die Symptome durch die Behandlung?
    Im Wiederbefund überprüfen.
- Verbessern der Mobilität
  Die Behandlung von Spannungen innerhalb des Nervensystems erfolgt
  - über direkte Mobilisation der Nerven, meistens in den Bewegungsmustern der Spannungsteste;
  - über die Behandlung des den Nerv umgebenden Gewebes oder des zum Nervenstamm in Beziehung stehenden Gewebes (Gelenke, Muskeln, Faszien, Haut), so werden häufig auch „unbeabsichtigt" Adhäsionen gelöst und die Befundverbesserung anderen Wirkungen zugeschrieben;
  - über indirekte Maßnahmen, wie Haltungsschulung und Verändern des Bewegungsverhaltens. Damit werden die Faktoren reduziert, die ursächlich an Spannungen im Nervensystem beteiligt sein können, und – von nicht minderer Bedeutung – Behandlungsergebnisse gesichert.
- Finden der dem Problem angepaßten Dosierung der Mobilisation.
  - Der Therapeut orientiert sich an den im Maitland-Konzept (S. 102 ff.) festgelegten Kriterien der Gelenkmobilisation. Sie werden auf die Nervenmobilisation übertragen.
  - Die Stärke der Symptome, die Irritierbarkeit des Zustandes und die Natur des Problems entscheiden über die Dosierung (s. Maitland-Konzept, S. 102 ff.).

Kontraindikationen

- Mangelhafte oder fehlende Ausbildung des Therapeuten in dieser Thematik.
- Die Bewegungsmuster für die gezielte Mobilisation einzelner Nervenstränge sprechen selbstverständlich auch alle anderen Strukturen des Bewegungsapparates an.
  Eingeschränkte Belastbarkeit oder notwendige Ruhigstellungen sind damit Kontraindikationen.
- Schädigungen des Nervensystems, z. B. bei Erkrankungen wie Diabetes, MS, Rückenmarkserkrankungen.
- Schwindel: keine Dehnungen auf Halswirbelsäule.
- Befundverschlechterung (Dosierung überprüfen).

Allgemeines

- Der Schweizer Facharzt für Neurologie und Psychiatrie, D. med. Alois Brügger, stellt den Zusammenhang zwischen krummer Körperhaltung (sternosymphysale Belastungshaltung) und reflektorischen Schmerzen am Bewegungsapparat her.
- Er spricht dabei von Funktionskrankheiten des Bewegungsapparates.

Grundlagen

- Störungen im Gewebe, z. B. durch Überlastung, Traumen, Entzündungen, werden von den Nozizeptoren registriert und an das zentrale Nervensystem gemeldet (Afferenz).
- Überschreitet die Nozizeption ein bestimmtes Limit, verändert sich bereits vor der Wahrnehmung des Schmerzes das Bewegungsverhalten. Diesen reflektorischen Prozeß nennt Dr. Brügger den nozizeptiven somatotorischen Blockierungseffekt (NSB).
- Der NSB schützt betroffene Strukturen vor weiterer Belastung.
- Reflektorische Schmerzen haben denselben Effekt. Zum Schutz einer Struktur schmerzt z. B. die Kontraktion der Muskelgruppe, die für eine Bewegung verantwortlich ist, die die betroffene Struktur weiter stressen würde.
- Zum Schutz überlasteter Strukturen kommt es zu Eigenschaftsveränderungen der Muskulatur, zu Tendomyosen.
  - Muskeln, die durch ihre Kontraktion die Gewebsschädigung verstärken können, werden hypoton tendomyotisch.
  - Muskeln, die durch ihre Kontraktion die betroffene Struktur entlasten können, werden hyperton tendomyotisch.

Befundschwerpunkte

- Beurteilen der mechanischen Belastungen auf den Bewegungsapparat bei sternosymphysaler Belastungshaltung, z. B. Biegespannungen im Bereich der Rippen, Zug- und Druckbelastungen, Einengungen der Körperhöhlen usw. (s. Abb. 45 a).
- Funktionsanalyse zur Dokumentation der Schmerzen und zum Erkennen arthrotendomyotischer Reaktionen.
- Transitorische arthrotendomyotische Veränderungen verbessern sich mit dem Einnehmen der Entlastungshaltung (s. Abb. 45 b).

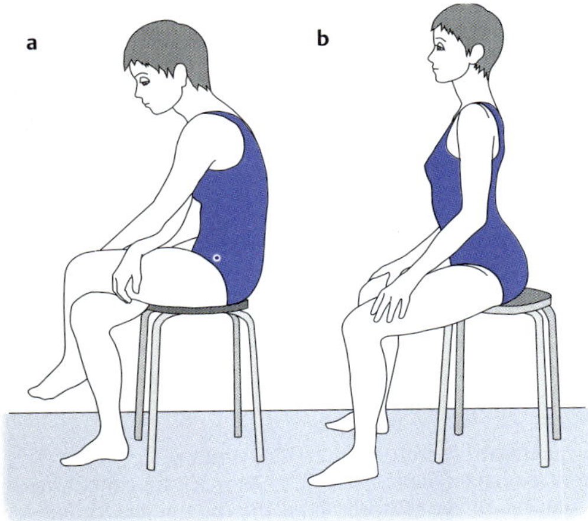

Abb. 45 a) Belastungshaltung.
b) Entlastungshaltung.

- Permanentes Einnehmen der Belastungshaltung führen zu persistierenden arthrotendomyotischen Reaktionen mit Gewebsschädigungen.
- „Thorakal-5-Wippen“ ist die Bezeichnung für einen manipulativ ausgelösten Bewegungsablauf, der dem geübten Therapeuten zeigt, welche Bewegungen aus der Be- in die Entlastungshaltung gestört, vermindert oder nicht möglich sind.

  Aus den Abweichungen des gesetzmäßigen Bewegungsverhaltens wird auf mögliche Störfaktoren geschlossen (s. Abb. 46).
- Auftretende Schmerzen im Bewegungsverhalten werden stets auf die Möglichkeit der reflektorischen Schutzfunktion geprüft.

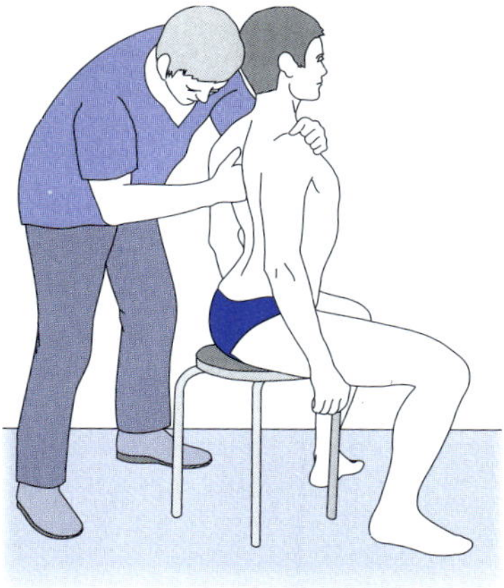

Abb. 46 Thorakal-5-Wippen. Diagnostische Bewegungsmanipulation: Therapeut löst Extension in der WS aus und beurteilt das entstehende Bewegungsmuster in allen Gelenken.

Behandlungsziele und Maßnahmen

- **Finden und Behandeln der Afferenz**
  - *Analyse des alltäglichen Bewegungsverhaltens des Patienten*
    Therapeut erkennt,
    - ob die Belastungshaltung die einzige Ursache für reflektorische Schmerzen sein könnte oder
    - ob durch stereotype, immer wiederkehrende Bewegungen Überlastungen entstanden sind.
- **Erreichen der Entlastungshaltung**
  - *Zahnradmodell*
    Das Bild des Zahnradmodells (s. Abb. 47) ist für Patienten ein anschauliches didaktisches Hilfsmittel, um den Bewegungsablauf aus der krummen in die aufrechte Körperhaltung zu begreifen.
- **Übertragen der Entlastungshaltung in alle Alltagsbewegungen**
  Der Transfer muß in der Behandlung geübt werden. Er kann nicht vorausgesetzt werden.

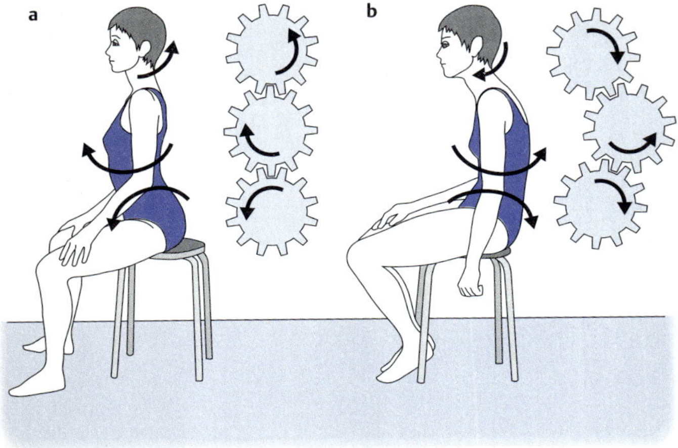

Abb. 47 Das Zahnradmodell.
a) Entlastungshaltung,
b) Belastungshaltung.

- **Verbessern der Voraussetzungen**
  für die Einnahme der aufrechten Körperhaltung:
  - *Hitzeanwendungen* (S. 86 f.) auf gereizten Strukturen zur Anregung von Durchblutung und des Lymphstromes, um die Regeneration zu beschleunigen.
  - *Dekontraktionsfähigkeit der Muskulatur verbessern*, die das Einnehmen der Entlastungshaltung behindert,
    Kontraktionsfähigkeit der Antagonisten verbessern.
  - *Anleiten zum selbständigen Dekontrahieren* der entsprechenden Muskulatur, auch als Unterbrechung belastender Tätigkeiten.
- **Einsetzen von Hilfsmitteln,** die die Einnahme der aufrechten Haltung erleichtern (auch im Sinne von Erinnerungshilfen), wie z. B. das Sitzkeilkissen und das Lordosekissen.

Allgemeines

- Die Bewegungs- und Haltungsanalysen der Schweizer Physiotherapeutin Dr. med. h. c. Susanne Klein-Vogelbach sind die Basis der funktionellen Bewegungslehre und der funktionellen Behandlung.
- Eine hypothetische Norm von Haltung und Bewegung des gesunden Menschen bedeutet für den Therapeuten eine Orientierungshilfe.

Grundlagen

- **Differenzierte Haltungs- und Bewegungsanalysen**
  - *Definierte Beobachtungskriterien* ermöglichen differenzierte Wahrnehmungen.
  - Immer wiederkehrende Bestandteile im Bewegungsverhalten, wie z. B. Gleichgewichtsreaktionen, weiterlaufende Bewegungen, werden für den Therapeuten transparent und damit für therapeutische Übungen gezielt einsetzbar.
- **Ansprechen der Wahrnehmung bei der Instruktion** von Haltung und Bewegung verbessert die Fähigkeit des Patienten, sich am eigenen Körper zu orientieren (Verbal- und manipulativ-perzeptive didaktische Anleitung).
- Hubfreiheit oder reduzierte Hubbelastung der Muskulatur wird gezielt zur Überwindung eines funktionellen Problems eingesetzt.

Der funktionelle Status

- Abweichungen in Haltung und Bewegungsverhalten und die Beschwerden des Patienten werden auf folgende Befundbestandteile des funktionellen Status bezogen:
  - *Kondition*
    Welchen Einfluß haben z. B. Ernährungszustand, Trainingszustand, zusätzliche Erkrankungen (z. B. Diabetes), soziale Stellung des Patienten, Motivation auf Beschwerden und Bewegungsverhalten?
  - *Konstitution*
    Welchen Einfluß haben die Körperproportionen?
  - *Beweglichkeit*
    Welchen Einfluß haben Hypo- und Hypermobilität?
  - *Statik*
    Welchen Einfluß hat die Haltung auf aktive und passive Strukturen des Bewegungsapparates?
  - *Belastendes Bewegungsverhalten*
    Wie bückt sich der Patient? Wie sitzt er? usw.
  - *Gang*
    Wie ist der Gang durch die o. g. Faktoren beeinflußt?
    Welche Hinkmechanismen führen ihrerseits zu Belastungen?
- **Formulieren des funktionellen Problems**
  - Nach Auswerten der Befunddaten
  - Teil der Hypothesenausbildung des Therapeuten, Grundlage seines Handelns.

Funktionelle Bewegungslehre Klein-Vogelbach – FBL

Behandlungsziele und Maßnahmen

- Verbessern der Wahrnehmung am eigenen Körper, um Haltung und Bewegung selbständig überprüfen zu können.
  Instruktion und Manipulation von Bewegungsabläufen mit Hilfe der Orientierung am eigenen Körper.
- Fördern des selektiven Bewegungs- und Stabilisationsverhaltens im Bereich der Wirbelsäule mit Hilfe der Behandlungstechnik
  - *Hubfreie/hubarme Mobilisation*
    Die Gewichte der Körperabschnitte Becken, Brustkorb und Kopf werden dabei auf horizontalen Ebenen um vertikale Achsen bewegt.
    Das rhythmische Aktivieren der autochthonen Rückenmuskulatur in den bewegten Segmenten bei gleichzeitiger Stabilisation der angrenzenden Segmente erfordert und übt differenziertes Bewegungsverhalten.
- Fördern des differenzierten Bewegens der Extremitätengelenke mit der Behandlungstechnik
  - **Widerlagernde Mobilisation**
    Beide Gelenkpartner bewegen sich gleichzeitig gegenläufig.
    Patient lernt, seine Bewegungstoleranzen ohne Ausweichbewegungen im Sinne von weiterlaufenden Bewegungen auszuschöpfen.

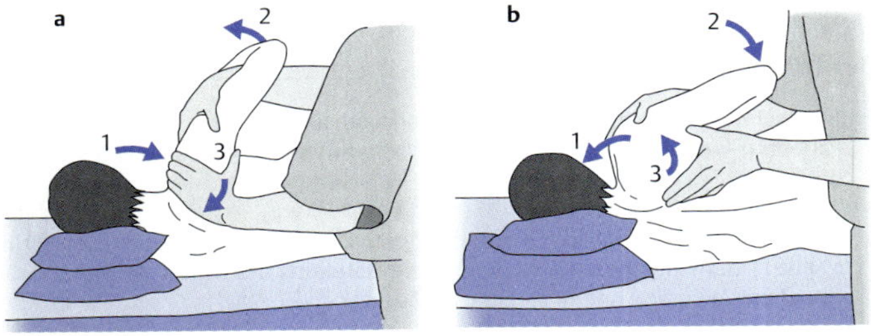

Abb. 48 a) Widerlagernde Mobilisation für die Abduktion im Humeroscapulargelenk.
Bewegungsrichtungen:
Gelenk (1) nach kaudal, lateral,
Oberarm (2) nach lateral, kranial,
Scapula (3) nach kaudal, medial (Angulus inferior).
b) Widerlagernde Mobilisation für die Adduktion im Humeroscapulargelenk.
Bewegungsrichtungen:
Gelenk (1) nach kranial, medial,
Oberarm (2) nach kaudal, medial,
Scapula (3) nach kranial, lateral (Angulus inferior).

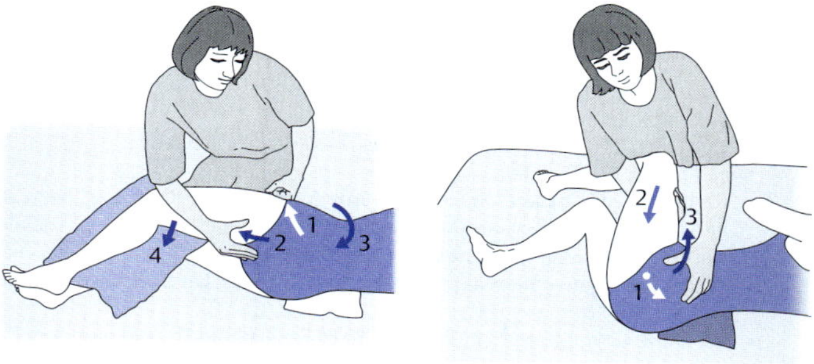

Abb. 49 a) Widerlagernde Mobilisation des Hüftgelenkes in die Extension. Bewegungsrichtungen:
Gelenk (1) nach ventral, wenig kranial,
Becken: Tuber (2) Richtung Kniekehle,
Spina i. a. s. (3) nach dorsal, kranial,
Oberschenkel (4) wenig nach dorsal.
b) Widerlagernde Mobilisation des Hüftgelenkes in die Flexion. Bewegungsrichtungen:
Gelenk (1) nach dorsal, kranial,
Oberschenkel (2) in Verlängerung der Oberschenkellängsachse nach dorsal,
Becken (3) zum Oberschenkel.

➤ **Fördern der taktil-kinästhetischen Wahrnehmung** mit der Behandlungstechnik
- *Mobilisierende Massage*
  Der Massagegriff wirkt mobilisierend. Das Bearbeiten der Muskulatur und der gelenkumgebenden Gewebsschichten wird mit Bewegungen im Gelenk verbunden.

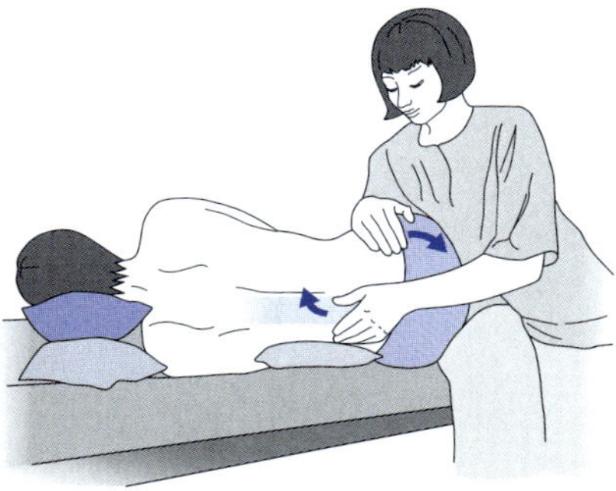

Abb. 50 Mobilisierende Massage im Bereich der LWS: Während die Lateralflexion in der LWS vom Becken aus unterstützt wird, wird die paravertebrale lumbale Muskulatur bearbeitet.

- **„Bewegungserziehung"**
  - *mit Hilfe therapeutischer Übungen*
    - Zur Überwindung des funktionellen Problems übt der Patient therapeutisch konzipierte Bewegungsabläufe, die ein bestimmtes Lernziel (beabsichtigtes Endverhalten) haben.
    - Das Lernziel des Bewegungsablaufes wird reaktiv erreicht.
  - *mit Hilfe von Ballübungen*
    - Kleinste Gewichtsverschiebungen mit horizontaler Richtung lösen bei geringem Ball-Boden-Kontakt Rollbewegungen des Balles aus, die den Körper zu Gleichgewichtsreaktionen zwingen.
    - Diese Gleichgewichtsreaktionen werden für das Lernziel der Übungen genutzt.
    - Vertikale Gewichtsverschiebungen beim Federn und Hopsen auf dem Ball bewirken Stauchungen und nachfolgende Entlastungen am Bewegungsapparat, beides physiologische Reize z. B. für den Gelenkknorpel.
- **Erreichen der physiologischen Gehbewegungen**
  - *mit Hilfe gangtypischer Bewegungsabläufe*
    - Konzipiert auf der Basis der Beobachtungskriterien des normalen Ganges (S. 21 ff.).
    - Diese Übungen werden bereits in unbelasteten, teilbelasteten Ausgangsstellungen geübt.
    - Unter Belastung werden standortkonstante und standortverändernde Bewegungsabläufe trainiert.
  - *mit Hilfe der „Zielsehnsucht"* (S. 21)
    - Verbindung des Bewegungsablaufes Gehen mit einem Gehziel.
    - Die „Zielsehnsucht" motiviert zum Bewegungsablauf.

Allgemeines

- Physiotherapeutisches Behandlungskonzept des Neurophysiologen Dr. Kabat und der Physiotherapeutin Margaret Knott (USA).
- Ursprünglich für neurologische Patienten entwickelt, wird es heute in allen klinischen Fachbereichen angewandt.

Grundlagen

- Das Zusammenspiel der neuromuskulären Einheit wird durch gezielte Reize (Stimili) der Proprio- und Exterozeptzoren erleichtert, fazilitiert.
- **Propriozeptive Reize**
  - *Stretch:* Spricht die Muskelrezeptoren an (Muskelspindel, freie Nervenendigungen)
  - *„Initialstretch"* auf vorgedehnte, entspannte Muskulatur zur Erleichterung des Bewegungsstarts, der ersten Kontraktion. Muskulatur entsprechend ihrem Faserverlauf (diagonal, spiralig am Körper) dehnen.
    Vorgedehnte Muskulatur kann sich mit größerer Kraft kontrahieren.
  - *„Restretch"* auf bereits kontrahierte Muskulatur zur Steigerung der Intensität der Aktivität.
  - *Traktion und Approximation:* Spricht die Gelenkrezeptoren an (Ruffini-Körperchen, Vater-Pacini-Körperchen, freie Nervenendigungen).
    - Traktion vorwiegend bei Bewegungen gegen die Schwerkraft, sie erleichtert und fördert die Bewegung.
    - Approximation in Richtung der Längsachsen der Extremitäten wirkt stabilisierend auf die Gelenke, fördert die Stützfunktion.
  - *Langanhaltende oder starke Dehnung:* Spricht die Sehnenrezeptoren an (Golgi-Sehnenorgane, Sehnenspindel).
    Reaktion: Tonusminderung zur Entspannung und Dehnung der Muskulatur.
  - *„Angepaßter oder optimaler Widerstand":*
    - Wirkt richtungsweisend, stimuliert die arbeitende Muskulatur und fördert die Irradiation (s. u.).
    - Angepaßt oder optimal bedeutet, daß Bewegungen flüssig stattfinden, statisches Halten ermöglicht, der Widerstand im Bewegungsweg gegebenenfalls variiert wird.
- **Exterozeptive Reize**
  - *Taktiler Reiz:*
    Der manuelle Kontakt des Therapeuten, sein Griff und der Druck seiner Hand sind richtungweisend und bewegungserleichternd.
  - *Visueller Reiz:*
    Die Beobachtung der Bewegung ist eine wichtige Rückkopplung für den Patienten, um die Bewegungen zu kontrollieren.
  - *Verbaler Reiz:*
    Bewegungsaufträge mit aufforderndem oder dämpfendem Charakter erleichtern z. B. den Start der Bewegung, das Finden oder Beibehalten des Bewegungsrhythmus, das Steigern der Aktivität usw.

- **Fazilitation ergibt sich aus der Summation dieser Reize**
  - Das gleichzeitige Stimulieren mehrerer Rezeptoren erleichtert die Arbeit der neuromuskulären Einheit, statische und dynamische Muskelarbeit, Bewegungsabläufe (s. Bewegungslernen, S. 1 f.).
- **Irradiation** (Overflow) ist die Ausdehnung der durch die summierten Reize entstehenden Reaktionen auf die gesamte Muskelkette, auf andere Körperabschnitte.

Bewegungsmuster – PNF-Pattern

- Standardisierte Bewegungsmuster gibt es für die Extremitäten, den Kopf, die Schulterblätter, das Becken, den Rumpf.
  Alle Pattern lassen sich, je nach Zielsetzung, miteinander kombinieren.
- Pattern verlaufen entsprechend dem diagonalen, spiraligen Verlauf der Muskulatur in den Körperdiagonalen bzw. deren Parallelverschiebungen.
- Körperdiagonalen: vom Zentrum des Hüftgelenkes zum Zentrum des gegenüberliegenden Schultergelenkes.
  Beide Diagonalen können z. B. in die proximalen Gelenke und in die Halswirbelsäule parallel verschoben werden.
- Pattern setzen sich aus dreidimensionalen Bewegungen zusammen.
  Bewegungen in den Frontalebenen (z. B. Abduktion und Adduktion) werden im Ausmaß den Diagonalen angepaßt.
  Rotationsbewegungen werden je nach Zielsetzung endgradig oder begrenzt ausgeführt.
- Pattern werden nach ihrer Endstellung benannt.
  Die Ausgangsstellung ist die antagonistische Einstellung.
  - ***Beispiel:***
    - Das Armpattern: Flexion, Abduktion, Außenrotation startet aus der Extension, Adduktion, Innenrotation.
- Die Art der Muskelarbeit ergibt sich aus der verwendeten Technik.

Grifftechnik und Ausgangsstellung des Therapeuten

- Lumbricale Griffe stellen einen taktilen Reiz dar und setzen den optimalen Widerstand. Sie sind deshalb sehr gezielt lokalisiert und liegen stets auf der Seite der arbeitenden Muskulatur.
- Körperhaltung und Stellung des Therapeuten zum Patienten ermöglichen den zielgerichteten, optimalen Widerstand.
- Schrittstellung ermöglicht Gewichtsverlagerung.
- Therapeut steht in Verlängerung einer Bewegungsdiagonalen oder parallel dazu.

a

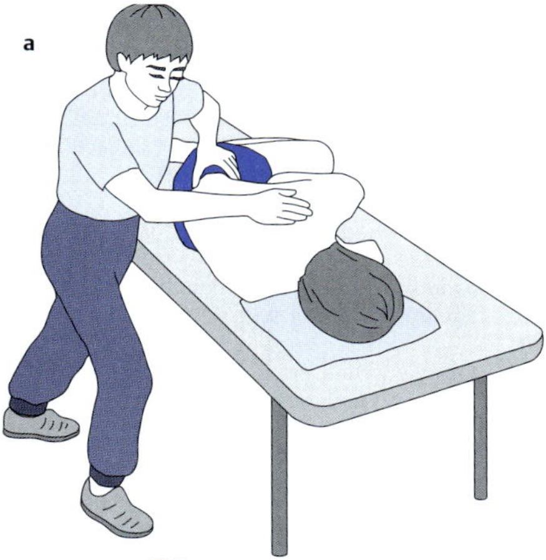

b

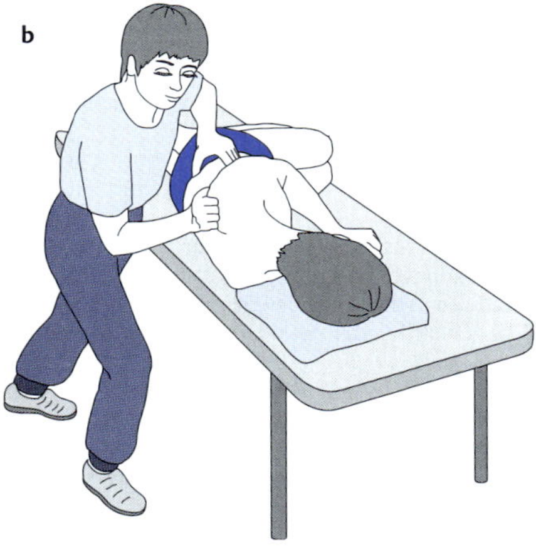

Abb. 51 Therapeut steht in der Bewegungsdiagonalen.
a) Ausgangsstellung des Scapula-Patterns Depression, Adduktion.
b) Endstellung.

Prinzipieller Behandlungsaufbau

- Die Behandlung beginnt „problemfern“, d.h. die betroffene Muskulatur, der betroffene Körperabschnitt wird zuletzt direkt angesprochen.
- Indirekt – über die Irradiation – wird der betroffene Bereich von Beginn an von der Behandlung der nicht betroffenen Körperabschnitte profitieren.

PNF-Techniken

- **Rhythmische Bewegungseinleitung**
  - *Ziel:* Eine neu zu lernende Bewegung wird zunächst passiv durch den Therapeuten wiederholt und mit Angabe der Bewegungsrichtungen ausgeführt.
  - Allmählich wird der Patient aufgefordert, „einzusteigen", mitzumachen. Die Führung des Therapeuten wechselt zum angepaßten Widerstand.
- **Wiederholte Kontraktion**
  - *Ziele:* verstärkte Muskelkontraktion, verzögerte Ermüdung, Verbessern der Muskelausdauer.
  - Der Initialstretch auf die entspannte vorgedehnte Muskulatur wird wiederholt für die erste Kontraktion genutzt, z.B. bei sehr schwacher, teilparetischer Muskulatur.
  - Auf arbeitende Muskulatur wird wiederholt ein Restretch gesetzt, der die Intensität der Kontraktion verstärkt und / oder das Beibehalten der Kontraktion erleichtert.
- **Langsame (dynamische) Umkehr**
  - Kraftvolle Bewegungen des täglichen Lebens beginnen oft mit einer Ausholbewegung.
  - *Ziel:* Durch den ständigen Wechsel vom agonistischen ins antagonistische Pattern wird das Arbeiten der schwächeren Muskelkette erleichtert.
  - Ausdauer und Koordination werden verbessert.
- **Rhythmische Stabilisation** (statische Umkehr)
  - *Ziele:* Verbessern der Stabilisationsfähigkeit und Fördern der Kokontraktion der gelenkumgebenden Muskulatur.
  - Gelenkstellungen werden statisch stabilisiert. Ohne Entspannung wird alternierend Haltewiderstand für die antagonistischen Pattern gegeben.
- **Anspannen – Entspannen**
  - *Ziele:* hypertone Muskulatur entspannen, Bewegungen vergrößern.
  - Aktiv oder passiv an die Bewegungsgrenze gehen, dann dynamische Muskelarbeit besonders der Rotatoren in die Gegenbewegung.
  - Danach Entspannen und danach aktiv oder passiv weiter in die zu vergrößernde Bewegungsrichtung.
- **Halten – Entspannen**
  - *Ziele:* Schmerzen lindern, hypertone Muskeln entspannen, Bewegungen vergrößern.
  - Aktiv oder passiv an die Bewegungsgrenze gehen, statische Muskelarbeit in die antagonistische Richtung gegen optimalen Widerstand.
  - Danach Entspannen und danach aktiv oder passiv in die zu vergrößernde Bewegungsrichtung.

Fazilitieren von Bewegungsabläufen

- **PNF-Mattentraining**
  - *Ziel:* Erleichtern von Bewegungsübergängen (von der Rückenlage bis zum Stand).
  - Die Kombination der verschiedenen Pattern führt z.B. zu Drehbewegungen auf der Unterlage, zum Einnehmen des Vierfüßlerstandes, des Kniestandes, Halbkniestandes, Standes.

a

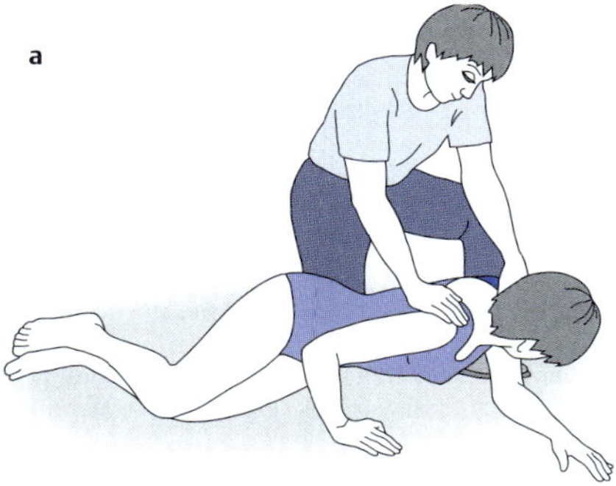

b

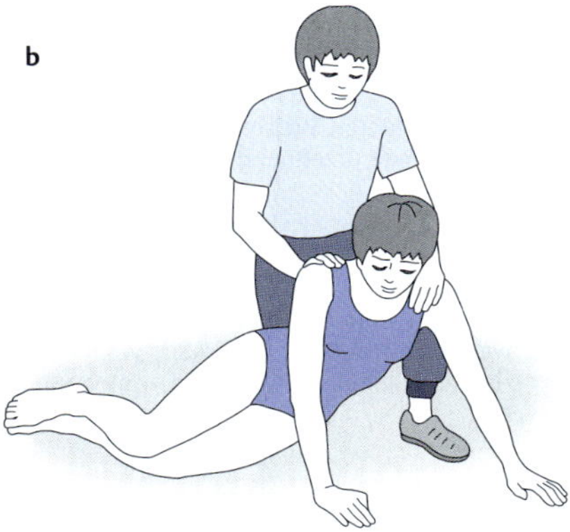

Abb. 52 Fazilitieren eines Bewegungsablaufes durch optimale Widerstände.
a) Ausgangsstellung des Scapula-Patterns Depression, Adduktion.
b) Erleichtern des Armstützes durch das Scapula-Pattern Depression, Adduktion.

- **PNF-Gangschulung**
  - *Ziel:* Erleichtern der gangtypischen Muskelsynergismen.
  - Die Kombination verschiedener Pattern unterstützt die Gehbewegungen der Beine, die Stabilisation des Rumpfes, die Rotation des Beckens in den Hüftgelenken und in der Wirbelsäule usw.
  - Fazilitation der Standbeinfunktion durch gezielte Approximation.

Stemmführungen (Brunkow)

Allgemeines

- Die Krankengymnastin Roswitha Brunkow entwickelte Bewegungsmuster, die peripher von den Füßen und Händen eingeleitet und in denen definierbare Muskelketten aktiviert werden.
- Ihre Erfahrungen mit Stemmführungen resultierten dabei nicht nur aus der Behandlung vorwiegend neurologischer Patienten, sondern auch aus Eigenwahrnehmungen, die sie während einer Zeit im Rollstuhl (nach einem Unfall) machen mußte.
- Der Begriff „*Stemmführung*" entstand aus der Beschreibung der primären Aktivität des Patienten:
  - Maximale Dorsalextension der Füße und Hände, verbunden mit einem (gedachten) nach distal gerichteten Stemmen von der Ferse bzw. der Handwurzel aus.
- Frau Brunkow sprach auch von „Dissoziationsübungen".

Grundlagen

- **Stemmführungen**
  - Hände und Füße werden in der abgebildeten Weise maximal dorsalextensiert. Der Patient stellt sich vor, mit Handwurzeln und Fersen nach distal zu stemmen (Distalschub) (Abb. 54).
  - Ellbogen- und Kniegelenke sind in geringer Flexionsstellung, damit wird das gedachte Stemmen erleichtert. Überstreckte Ellbogen- und Kniegelenke würden die Muskelkette unterbrechen.
  - Je nach Ausgangsstellung sind Schulter- und Hüftgelenke in variablen Haltungen eingestellt. Von der gewählten Einstellung, besonders von der Wahl der Rotationen in diesen proximalen Gelenken, hängt die weiterlaufende Wirkung auf die Wirbelsäule ab.

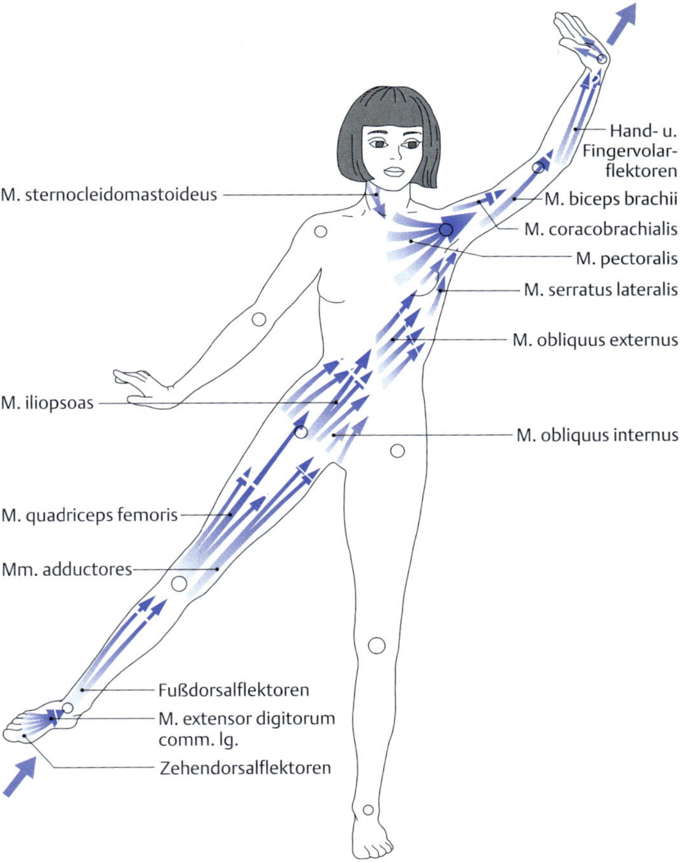

Abb. 53 a) Muskelaktionsfolge, ventral.

➤ **Die Aktivierung der Muskulatur**

- Die Muskelkette, die durch die Dorsalextension aktiviert wird, hat ihr Punktum fixum proximal. Die Aktionsfolge ist von distal nach proximal gerichtet und erreicht die gesamte Extremitäten- und Wirbelsäulenmuskulatur.
- Die Muskelkette, die durch das Stemmen aktiviert wird, hat ihr Punktum fixum distal (Handwurzel und Ferse sind Fixpunkte). Die Aktionsfolge ist von proximal nach distal gerichtet und erreicht die gesamte Extremitäten- und die Wirbelsäulenmuskulatur.

Stemmführungen (Brunkow)

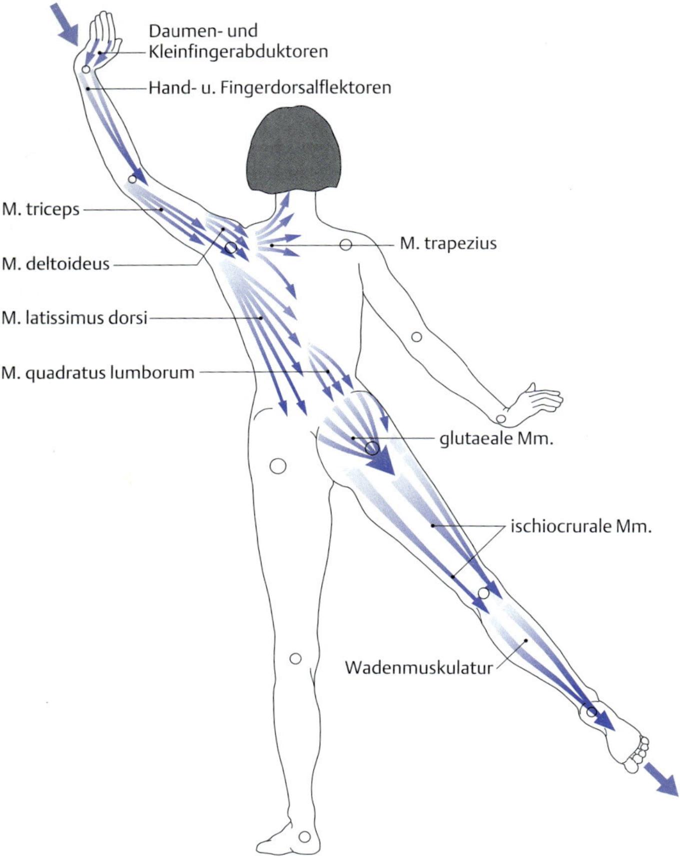

Abb. 53 b) Muskelaktionsfolge, dorsal.

- An allen Gelenken entstehen gleichzeitig agonistische und antagonistische Aktivitäten im Sinne von Kontraktionen.
- Das Beibehalten des Stemmens trotz des Bewegens, z. B. in den Schulter- oder Ellbogengelenken, erfordert ein hohes Maß an intra- und intermuskulärer Koordination.

➤ Neben der verbalen Instruktion wird die Aufmerksamkeit des Patienten und damit die Intensität der Aktivität durch folgende manuelle Hilfen gesteigert:
  - *Hautwischen*
    Kurzes, „flüchtiges", nach proximal gerichtetes Wischen über der von distal nach proximal arbeitenden Muskulatur wirkt stimulierend. Nachfolgendes Wischen in langsamem Tempo „sichert" die Aktivität.
  - *Weiches, großflächiges Streichen*
    Nach distal zu den Fixpunkten, stemmende Handwurzel und Ferse, gerichtetes flächiges Streichen auf der arbeitenden Muskulatur.
  - *Tiefes Streichen*
    Wie das Hautwischen nach proximal gerichtet. Fingerkuppen oder Daumenballen bewegen sich langsam tief zwischen einzelnen Muskelsträngen nach proximal.
  - *Druck-Stauch-Impulse*
    Die Einstellung der Hand im Handgelenk und des Fußes im oberen Sprunggelenk wird erleichtert. Der Therapeut setzt punktuelle Stauchimpulse mit seinen Fingerkuppen auf die Dorsalseite des Gelenkes. Der Druck ist zur Handwurzel bzw. zur Ferse gerichtet.
  - *Entfaltung der Hand bzw. des Fußes*
    Die stemmende Hand hat eine „kuppelartige" Einstellung.

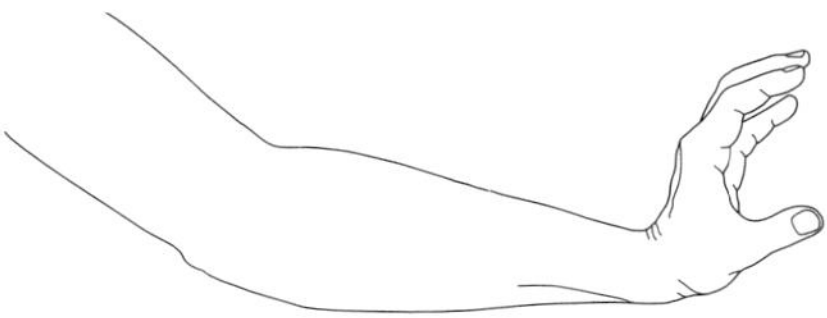

Abb. 54 Handstellung beim Stemmen.

Am Fuß sind Zehen extendiert, die Längswölbung ist aktiviert.
Von der korrekten Einstellung hängt die Aktivierung der Muskelketten ab; sie wird deshalb vom Therapeuten so lange manuell unterstützt, bis der Patient sie gelernt hat.

Behandlungsziele und Maßnahmen

➤ Die differenzierten Bewegungsmuster, die von der Rückenlage bis zum Stand aus allen therapeutischen Ausgangsstellungen ausgeführt werden, bieten dem Patienten ein Eigentraining, das er unter folgenden verschiedenen Zielsetzungen durchführen kann:
  - *Gelenkschonendes Stabilisationstraining* für die Wirbelsäule und die Extremitäten, die durch das Stemmen auch in unbelasteten Ausgangsstellungen in „Stützfunktion" kommen.
    In der Traumatologie und nach orthopädischen Operationen kann so bereits während der Übungsstabilität (S. 140) mit dem Standbein- und Stützarmtraining begonnen werden.
  - Nutzen der *Muskelkettenaktivierung* zum Verbessern der Funktion schwacher Muskulatur (vgl. Nutzen der Irradiation, PNF, S. 124 f.).

Stemmführungen (Brunkow)

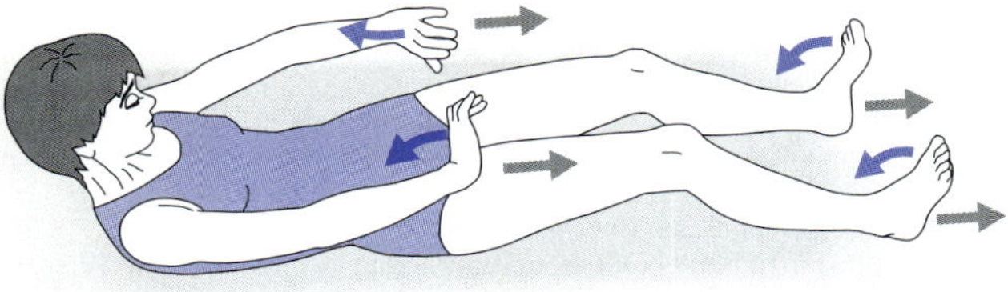

Abb. 55 Stemmen aus der Rückenlage,
graue Pfeile: Stemmrichtung von Fersen und Handwurzel,
blaue Pfeile: Aktivierung der Dorsalextension.

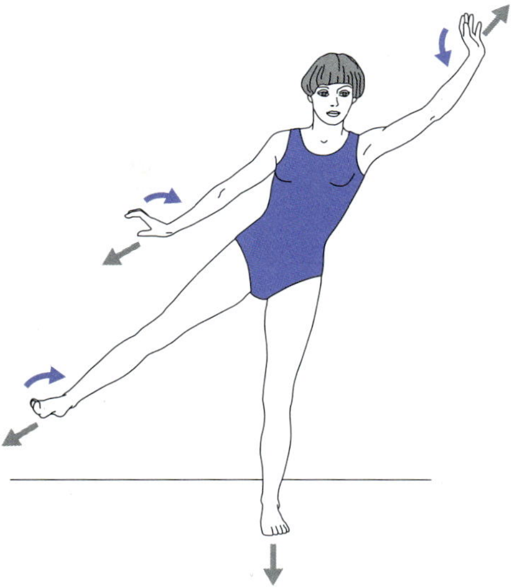

Abb. 56 Stemmen im Einbeinstand, graue Pfeile: Stemmrichtung von Fersen und Handwurzeln, blaue Pfeile: Aktivierung der Dorsalextension in Hand- und Sprunggelenken.

- Wiedererlernen von Bewegungsabläufen ohne Ausweichbewegungen. Besonders Ausweichbewegungen im Sinne von zu früh einsetzenden weiterlaufenden Bewegungen können – im Rahmen der freien Bewegungstoleranzen – durch das Stemmen nach distal kontrolliert vermieden werden.
- ***Beispiele:***
  - Trotz durch Mobilisationstechniken vergrößerter Beweglichkeit führt z.B. die Flexion des Armes im Schultergelenk zu früh zum Heben des Schultergürtels und zu Bewegungen in der Wirbelsäule.
  - Das Stemmen erleichtert die dynamische Stabilisation des Schultergürtels auf dem Brustkorb, die den „Vorlauf“ der Scapula verhindert.

➤ Das erfolgreiche Eigentraining setzt eine vom Therapeuten didaktisch gesteuerte Lernphase voraus.
  - Der Patient wird für die Stemmführungen konditioniert.
  - In einzelnen Schritten lernt der Patient
    - die Einstellung von Hand und Fuß,
    - den Distalschub, das „mentale“ Stemmen,
    - die Einstellungen proximaler Gelenke,
    - das Wahrnehmen der Wirkung der Stemmführung auf die Haltung der Wirbelsäule und deren differenzierte Veränderungen durch z. B. andere Rotationseinstellung in den Schultergelenken.
  - ***Beispiel:***
    - Beim Wechsel aus der Innenrotation der Arme in den Schultergelenken in die Außenrotation läßt sich die Aufrichtung des Brustkorbes wahrnehmen.
  - Die manuellen Hilfen erleichtern den Lernprozeß.
  - Für die Instruktion werden stets dieselben Worte gewählt, an die sich der Patient später beim Eigentraining erinnern kann.

Dreidimensionale Skoliosebehandlung nach Schroth

Allgemeines

- Physiotherapeutisches Befund- und Behandlungskonzept für einfache und komplexe Haltungsabweichungen der Wirbelsäule.
- Katharina Schroth, selbst Skoliotikerin ohne medizinische Ausbildung, verwertete Beobachtungen an sich selbst für ihre aktiv korrigierende „Geradeerziehung".
- Weiterentwicklung durch ihre Tochter Christa Lehnert-Schroth in eigenem Sanatorium.

Grundlagen

- Klassifizieren und Bewußtmachen der Haltungsabweichungen und Skoliosen durch Unterteilung des Körpers in mindestens drei, evtl. vier Blöcke:
  - *Lumbaler Block* von der Leiste bis zum Bauchnabel, bei vierbogigen Skoliosen (s. u.) nochmals unterteilt in Taillen-Lendenwirbelsäulen-Block und Beckengürtel-Kreuzbein-Block.
  - *Thorakaler Block* vom Bauchnabel bis zur Axilla.
  - *Kranialer Block* von der Axilla bis zur unteren Halswirbelsäule. Die kraniale und kaudale Begrenzung der Blöcke kann dem Befund entsprechend variieren.
  - Bei Gesunden in der Ansicht von vorn als drei rechteckige, lotrecht übereinanderstehende Blöcke (s. Abb. 57), von der Seite den physiologischen Krümmungen der Wirbelsäule entsprechend trapezförmige Blöcke (s. Abb. 58).
  - Die dorsal oder ventral jeweils kürzeren Seiten der Trapeze stimmen mit den jeweiligen Konkavseiten der sagittalen Krümmungen (Lordose der Lenden- und Halswirbelsäule, Kyphose der Brustwirbelsäule) überein.

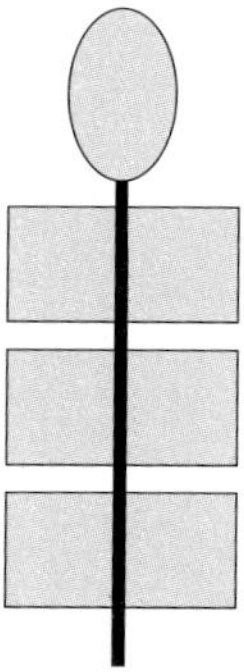

Abb. 57 Norm: Körperblöcke von vorn.

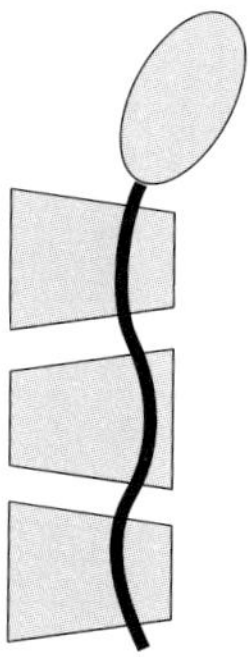

Abb. 58 Norm: Körperblöcke von der Seite.

- Geübt wird mit phasischer und tonischer Muskulatur in maximaler Korrekturstellung mit Haltephasen.
- Fünf Grundprinzipien bei allen Skolioseübungen:
  - aktive Extension
  - Deflexion zur Verminderung der lateralflexorischen Abweichungen
  - Derotation
  - Stabilisation durch isometrisches Halten der Korrektur
  - Fazilitation durch Benutzen propriozeptiver und exterozeptiver Reize (s. a. PNF, S. 123)

Befundschwerpunkte

- Beurteilen der einfachen, symmetrischen Haltungsabweichungen, z. B. Hohlrundrücken als keilförmige Veränderung der normalerweise trapezförmigen Blöcke in der Sagittalebene durch die verstärkten Krümmungen (s. Abb. 58).
- Unterscheidung bei Skoliosen zwischen struktureller Fehlstellung (knöcherne Veränderung) und skoliotischer Fehlhaltung („aufgepropfter" Haltungsverfall, physiotherapeutisch gut zu korrigieren).
  - Am häufigsten sind drei- und vierbogige Skoliosen (s. Abb. 59 und Abb. 60).
  - Die Abweichungen von der Norm betreffen alle drei Ebenen:
    - Veränderungen in der Sagittalebene wie einfache Haltungsabweichungen.
    - Veränderungen der rechteckigen Blöcke in der Frontalebene in Richtung Trapez- bis Keilform.
    - Zusätzlich Verlust der lotrechten Einordnung durch Seitverschiebungen der Blöcke in Richtung der jeweiligen Konvexseiten der Skoliose.
    - Verdrehungen der Blöcke gegeneinander in der Transversalebene durch strukturelle Torsion und zusätzliche Rotation der Wirbelkörper.
    - Schwerpunktverschiebung dreibogiger Skoliosen zur thorakal konvexen Seite mit stärkerer Belastung des konvexseitigen Hüftgelenkes.

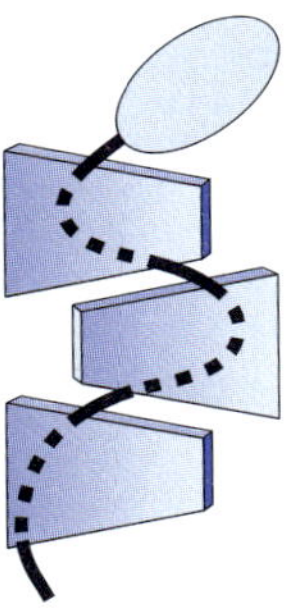

Abb. 59 Dreibogige Skoliose.

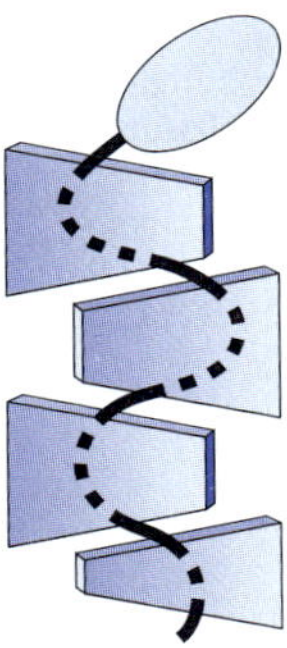

Abb. 60 Vierbogige Skoliose.

- Schwerpunktverschiebung vierbogiger Skoliosen durch weiteren lumbosakralen Bogen unterhalb der lumbalen Krümmung zur thorakal konkaven Seite mit stärkerer Belastung des konkavseitigen Beines.
- Veränderung der Beinstellung.
  Die jeweils entlastete Seite steht häufig nach außen („prominente Hüfte"), bei dreibogigen Skoliosen also die thorakal konkavseitige, bei vierbogigen die thorakal konvexseitige.

Behandlungsziele und Maßnahmen

- **Haltungsverbesserung**
  durch Bewußtmachen der Abweichungen und ihre Korrekturen.
- **Haltungserziehung** in einzelnen Lernschritten mit festgelegten Instruktionen als Basisprogramm für alle Übungen:
  - korrigierende Einstellung der Bein- und Beckenachsen in fünf Lernschritten („erste bis fünfte Beckenkorrektur"),
  - weitere zehn Lernschritte mit „Dreh-Winkelatmung" zum Erweitern der Keilspitzen und Derotieren der Wirbelsäule,
  - Korrektur von Halswirbelsäule und Kopf.
- **Optimierung der Korrekturen**
  durch Unterlagerungen während des Übens
- **Festigen der Haltungskorrektur**
  - durch gezieltes isometrisches Spannen der Muskulatur mit und ohne Geräte in verschiedenen Ausgangsstellungen,
  - am Anfang Haltungskontrolle durch Spiegel während der Übungen.
- **Verbessern der kardiopulmonalen Ausdauer**
  - Am besten innerhalb einer Kur mit täglichem fünf- bis sechsstündigen Üben erreichbar.
  - Die Haltungskorrekturen erweitern den Brust- und Bauchraum und trainieren das Zwerchfell.
  - Mehrmals täglich selbständige Atemübungen, z.B. „Polypenatmung" mit Atemwiderstand durch Verengen der Nasenflügel.
- **Intensive Aufklärung**
  der Patienten über ihr Krankheitsbild
- **Anleitung zu gesundheitsförderndem Verhalten**
  - Rückendisziplin im Alltag
  - tägliches selbständiges Üben
  - tägliche Bürstenmassage (S. 91 f.)
  - viel Bewegung in frischer Luft
  - gesunde Ernährung

Allgemeines

- Die von Dr. Vaclav Vojta herausgefundenen reflektorisch auslösbaren Bewegungsmuster sind bei vielen Befunden/Diagnosen in der Traumatologie und Orthopädie therapeutisch anwendbar.
- Ursprünglich wurden die globalen Koordinationskomplexe für Säuglinge und Kinder mit neurologischen Erkrankungen systematisch erprobt und weiterentwickelt.
- Besonders bei Diagnosen, die eine zielgerichtete Willkürmotorik wegen pathomechanischer Veränderungen am Bewegungsapparat erschweren (z. B. Skoliosen, Hüftdysplasien), kann die reflektorisch anstehende Muskelaktivität im Sinne der Korrektur von Fehlhaltungen und für die Reduktion gelenkbelastender Aktivitäten genutzt werden.

Grundlagen

- In definierten Ausgangsstellungen lassen sich durch das Reizen von Periostzonen, auch in Kombination mit einem Stretch auf die Muskulatur, globale Reflexmuster im Sinne der Fortbewegung auslösen.
  Die entstehende *„Reflexlokomotion"* entspricht stets Fortbewegungsmustern im Kreuzgang und breitet sich auf den gesamten Bewegungsapparat aus.
- Aus der Bauchlage wird das Bewegungsmuster des *„Reflexkriechens"* ausgelöst.

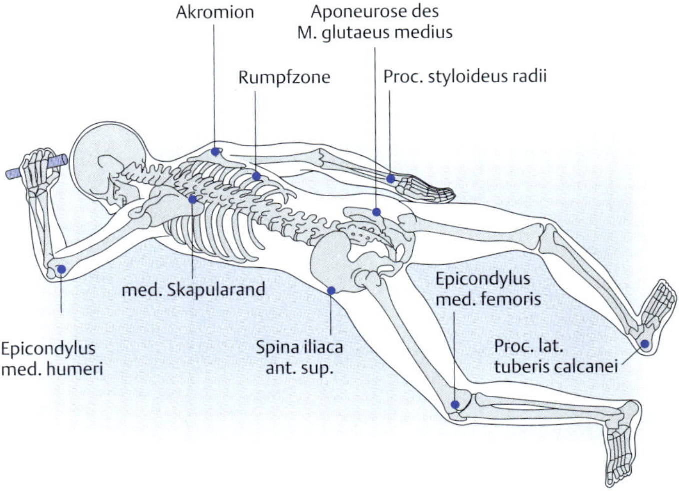

Abb. 61 Lage für das Bewegungsmuster „Reflexkriechen", Periostzonen.

Vojta-Therapie

➤ Aus der Rücken- und Seitlage das Bewegungsmuster des *„Reflexumdrehens"*. Das Bewegungsmuster wird in zwei Phasen gegliedert:
  - 1. Phase = Reflexumdrehen in der Rückenlage,
  - 2. Phase = Reflexumdrehen aus der Seitlage in Richtung Vierfüßlerstand.

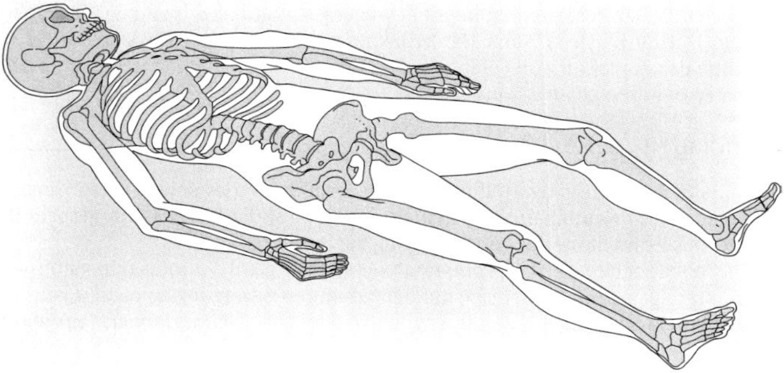

Abb. 62 1. Phase Reflexumdrehen, Position in Rückenlage.

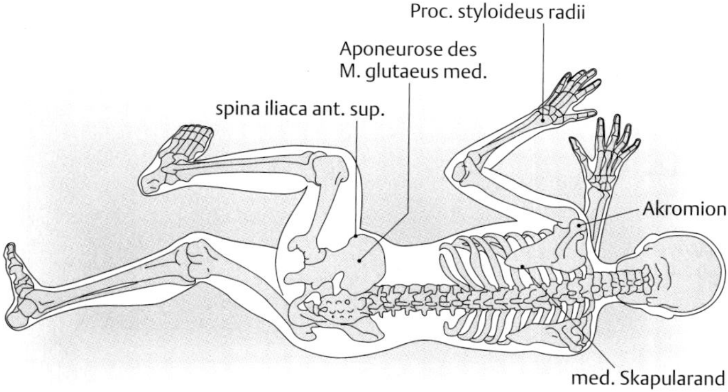

Abb. 63 2. Phase Reflexumdrehen, Position aus der Seitlage.

- **Aus den exakt eingestellten Ausgangsstellungen** ergibt sich folgendes:
  - Schwerpunktverlagerungen, das Gewicht des Rumpfes wird auf die Extremitäten verlagert.
  - Die Muskulatur arbeitet von proximal nach distal zu den Extremitäten hin. Das Punktum fixum liegt an den in Stützfunktion kommenden Extremitäten.
  - Diese Art der Zugrichtung der Muskulatur läßt sich z. B. bei Skoliosen im Sinne der Derotation der Wirbelsäule nutzen.
- **Reize an den Auslösezonen** (Abb. 61)
  - Sie werden räumlich summiert, d. h. an mehreren Stellen wird gleichzeitig Druck ausgeübt,
  - zeitlich summiert, d. h. Reize werden über einen längeren Zeitraum gehalten und der entstehenden Aktivität wird Widerstand entgegengesetzt. Das entstehende Bewegungsmuster wird dadurch „verzögert", länger gehalten.
- Neben den vorhersagbaren Muskelaktivitäten wirken die globalen Bewegungsmuster
  - auf die Atmung: Die kostalen Atembewegungen nehmen zu, die Vitalkapazität kann vergrößert werden, was z. B. bei Patienten mit Morbus Bechterew genutzt werden kann.
  - auf das Vegetativum, sichtbar an Reaktionen wie verstärkte Schweißsekretion, Hautrötung u. ä.

Behandlungsziele und Maßnahmen

- Nutzen der reflektorisch entstehenden Muskelaktivitäten für typische Behandlungsziele der Traumatologie und Orthopädie.
  - ***Beispiele:***
    - Stabilisation der proximalen Gelenke
      (z. B. Hüftdysplasie, Z. n. zentraler Hüftluxation, nach Schulterluxation, nach Rotatorenmanschettenverletzungen)
    - Stabilisation der Wirbelsäule und Korrektur durch den von der Wirbelsäule zu den Extremitäten gerichteten Muskelzug
      (z. B. Skoliosen, Bechterew, Flachrücken, Haltungsschwäche)
    - Steigerung der Intensität der Aktivität ohne Schädigung der Gelenke, da stets die gesamte Skelettmuskulatur aktiv wird und an einem Gelenk Agonisten und Antagonisten im Sinne von Kokontraktion arbeiten.
    - Mobilisation der Rippengelenke durch den Muskelzug und die reflektorische Wirkung auf die Atmung
      (z. B. Bechterew, Z. n. Verletzungen im Bereich des Thorax)
- Nutzen der reflektorischen Muskelaktivitäten, die sich stets auf den gesamten Bewegungsapparat ausbreiten.
  - ***Beispiele:***
    - Innervationsschulung bei peripheren Paresen.
      Reizen der Zonen im Bereich von Körperabschnitten mit intakter Muskulatur und Summierung der Reize.
    - Einbeziehen schwacher Muskulatur in ein komplexes Bewegungsmuster (vgl. Irradiationsprinzip, PNF, S. 124).

Stabilitätsgrade verletzter Strukturen

Allgemeines

- Die Belastbarkeit einer verletzten Struktur hängt ab
  - vom Heilungsstadium,
  - von der Art der ärztlichen Versorgung.
- Angaben über den Stabilitätsgrad der verletzten und versorgten Strukturen sind Teil der ärztlichen Verordnung der Physiotherapie.

Nicht übungsstabile Strukturen

- Kein Bewegen im betroffenen Bereich.
- Möglich ist in der Regel statische Muskelarbeit im betroffenen Bereich.
- Patienten mit gutem Allgemeinzustand führen nach Anleitung Spannungsübungen selbst durch. Diese Übungen
  - vermindern das Kontrakturrisiko, da statische Muskelarbeit stets minime Bewegungen in den Gelenken erzeugt und
  - fördern die Durchblutung.

Eingeschränkte Übungsstabilität/Frühfunktionelle Behandlung

- Bewegungen in den betroffenen Gelenken eingeschränkt möglich. Die Einschränkung bezieht sich auf:
  - Einen oder mehrere Freiheitsgrade,
  - auf ein begrenztes Ausmaß der Bewegungstoleranzen.
- Besonders bei Kapsel- und Bandverletzungen wirkt die frühfunktionelle Behandlung Kapselverklebungen und Adhäsionen zwischen den Gewebsschichten entgegen.
- Bewegen im erlaubten und schmerzfreien Ausmaß fördert die Heilung, die Bindegewebssynthese.

Übungsstabilität (= Bewegungsstabilität)

- Aktives und passives Bewegen im gesamten Bewegungsausmaß möglich.
- Hebelwirkungen bzw. Abscherkräfte auf die betroffene Struktur werden dabei vermieden (z. B. keine Widerstände distal der betroffenen Strukturen).
- Es kann gegen die Schwerkraft bewegt werden, erlaubt sind statische, dynamisch konzentrische und exzentrische Muskelarbeit.

Teilbelastbarkeit

- Dosierte Widerstände distal der betroffenen Strukturen sind zur Muskelkräftigung möglich.
- Bei Verletzungen der unteren Extremitäten ist Gehen mit Unterarmstützen mit Teilbelastung erlaubt.
  - Früher Sohlenkontakt hat den Vorteil, daß die Muskulatur in gangtypischen Synergismen arbeiten und koordinieren muß.
    Die Standbeinfunktion wird geübt.

Volle Belastbarkeit

- Anwendung aller physiotherapeutischen Techniken möglich.
- Bei Verletzungen der oberen Extremität wird die Stützfunktion geübt.
- Bei Verletzungen des Beckens und der unteren Extremität wird Gehen ohne Hilfsmittel möglich.

Einteilung des Heilungsverlaufes in Akut-, Früh- und Spätphase

Allgemeines

- Art und Schweregrad eines Traumas lassen den Patienten verschiedene Stadien erleben.
- Die Schwerpunkte der Physiotherapie sind nicht nur von der Art der Verletzung abhängig, sondern orientieren sich am Allgemeinzustand des Patienten.
- Die gewählte Einteilung ist willkürlich und die Übergänge von einer Phase zur anderen sind fließend. Rückschritte sind möglich.

Merkmale der Akutphase

- Patient liegt evtl. noch auf der Intensiv- oder Wachstation.
  - Schlechter Allgemeinzustand.
  - Zu den Verletzungen am Bewegungsapparat kommen evtl. Begleitverletzungen innerer Organe.
  - Evtl. wird der Patient beatmet.
- Schmerzlindernde Maßnahmen (s. S. 59 ff.) und Prophylaxen sind Schwerpunkt der Behandlung:
  - Lagern oder Lagerung überprüfen,
  - Pneumonie-, Thrombose-, Dekubitus- und wenn möglich Kontrakturprophylaxe (s. S. 77 ff.).

Merkmale der Frühphase

- Die betroffenen Strukturen (Knochen, Bänder, Gelenkkapsel usw.) sind nicht übungsstabil, eingeschränkt übungsstabil, übungsstabil oder teilbelastbar (s. S. 140 f.).
- Prophylaxen (s. S. 79 f.) sind evtl. weiterhin notwendig.
- Schmerzlinderung (s. S. 59 ff.) ist ein wesentlicher Bestandteil der Behandlung.
  - Schmerzen reduzieren die Beweglichkeit.
  - Schmerzen, die durch die Behandlung entstehen und danach anhalten, veranlassen den Patienten, die betroffenen Körperabschnitte ruhigzustellen.
  - *Beachten:* Die Vorstellung, daß Böses Böses vertreibt, führt nicht zum Ziel.
- Üben mit nicht betroffenen Körperabschnitten.
  - Irradiation auf die Muskulatur im betroffenen Bereich nützen (s. S. 124),
  - dient der Dystrophieprophylaxe (s. S. 80).
  - Patient so früh wie möglich dazu anleiten, nicht betroffene Gelenke selbst zu bewegen.
- Der Patient lernt, sein Bewegungsverhalten der Verletzung anzupassen,
  - *Beispiele:*
    - bei Wirbelsäulenverletzungen en bloc-drehen aus der Rücken- in die Seitlage,
    - schonendes Bewegen beim An- und Ausziehen.
- Der Patient lernt mit Hilfsmitteln umzugehen,
  - z. B. mit Unterarmstützen.

Einteilung des Heilungsverlaufes in Akut-, Früh- und Spätphase

- Wiederherstellen der Beweglichkeit betroffener Gelenke unter Berücksichtigung des Stabilitätsgrades (s. S. 140 f.).
  Grundsätzlich sind alle physiotherapeutischen Techniken erlaubt.
  - Manualtherapeutische Traktionen lösen Kapselverklebungen (s. S. 100).
  - Manualtherapeutische Gleitbewegungen bereiten die Gelenke auf anguläre Bewegungen vor (s. S. 98 f.).
  - Manuelle axiale Kompression der Gelenke bei extraartikulären Traumen wirkt während der Zeit der Unbelastbarkeit prophylaktisch gegen Knorpelabbau (s. S. 100).
  - Die Entspannung hypertoner Muskulatur (s. S. 65 ff.) verbessert die Beweglichkeit und kann schmerzlindernd wirken.
  - Das Bewegen vom proximalen Gelenkpartner aus und/oder von proximal und distal gleichzeitig wirkt bei eingeschränkter Beweglichkeit den klassischen Ausweichbewegungen im Sinne von weiterlaufenden Bewegungen entgegen, die sich ohne frühzeitige Korrektur automatisieren (s. S. 39).
  - Das dreidimensionale Bewegen z. B. in PNF Bewegungsmustern (s. S. 123 ff.) hat den Vorteil, daß die Gelenke funktionell in allen Ebenen bewegt werden.
- Verbessern der Muskelfunktion unter Berücksichtigung des Stabilitätsgrades.
  - Entspannen hypertoner Muskulatur (s. S. 65 ff.).
  - Kräftigen: Schwache Muskulatur profitiert von der Beanspruchung der gesamten Muskelkette (s. S. 123 ff.).
  - Ab der Übungsstabilität Patienten zum Selbstüben anleiten.
    Therapeutische Übungen helfen ihm bei regelmäßiger (aber nicht übermäßiger) Anwendung, sein funktionelles Defizit zu verbessern, und fördern koordinative Funktionen.
  - Bei Verletzungen der unteren Extremität und des Beckens werden bereits in un- und teilbelasteten Ausgangsstellungen gangtypische Synergismen geübt (S. 36).

Merkmale der Spätphase

- Die Physiotherapie schafft die Voraussetzungen des Bewegungsapparates für Selbständigkeit und gegebenenfalls Arbeitsfähigkeit des Patienten.
- Bei bleibenden funktionellen Problemen wird nach möglichen Anpassungen gesucht, um die o. g. Ziele so gut wie möglich zu erreichen.

Verletzungen der oberen Extremität – Grundsätzliche Gesichtspunkte

Allgemeines

- Verletzungen im Bereich des Armes und der Hand machen den Patienten handlungsunfähig.
- Besonders alte Patienten haben Angst vor dem Verlust der Selbständigkeit.
- Übervorsichtiges Schonen und übereifriges Üben können den Heilungserfolg vermindern.

Physiotherapeutische Schwerpunkte in der Akutphase

- **Prophylaxen** (s. S. 79 f.), besonders Dystrophieprophylaxe bei distalen Verletzungen (s. u.).
- **Schmerzlindernde Maßnahmen (s. S. 59 ff.).**
- **Isometrische Übungen** im betroffenen Bereich bei Immobilisation, um Umbaueffekte in Muskeln und Gelenkkapseln zu vermindern.

Physiotherapeutische Schwerpunkte in der Frühphase

- **Dystrophieprophylaxe** bleibt Bestandteil der Behandlung, besonders bei peripheren Verletzungen:
  - Schmerzlindernde (s. S. 59 ff.), durchblutungsfördernde physikalische Maßnahmen (s. S. 86 f.),
  - Bewegen der benachbarten nicht betroffenen Gelenke,
  - Entspannen der hypertonen Muskulatur (s. S. 65 ff.),
  - Bindegewebsmassage (s. S. 88 ff.).
- **Mobilisation der Gelenke** (s. S. 62 ff.) im erlaubten Bewegungsausmaß und mit dem Stabilitätsgrad (s. S. 140 f.) angepaßten Griffen und Techniken.
  - Besonders die Kapseln von Schulter- und Ellbogengelenk neigen durch ihre Kapselfalten zu Verklebungen (Fettadhäsionen). Bei Verletzungen in diesen Bereichen sind frühfunktionelle Behandlungen bei konservativer Versorgung oder bei übungsstabilen Osteosynthesen für die Wiederherstellung der vollen Gelenkfunktion sehr wichtig.
  - Alle Gelenke werden selektiv, vom distalen und proximalen Gelenkpartner aus und in komplexen Bewegungsabläufen mobilisiert. Dazu gehört auch die Verschieblichkeit des Schulterblattes auf dem Brustkorb.
  - Gleit- und Traktionstechniken der Manuellen Therapie (s. S. 98 ff.) sind mit angepaßter Grifftechnik nötig, wenn das Gelenkspiel vermindert ist.
  - Entspannen der hypertonen Muskulatur (s. S. 65 ff.).
    Durch Schonhaltung sind die schultergürtelhebende Muskulatur, die Extensoren, Adduktoren und Innenrotatoren des Schultergelenkes, die Flexoren des Oberarmes, die Pronatoren und Flexoren des Unterarmes hyperton.
- **Verbessern der Muskelfunktion**
  - durch Nutzen der Irradiation auf den betroffenen Arm beim Üben mit gesunden Körperabschnitten,
  - Muskelentspannungstechniken und angepaßte Dehntechniken, um hypertone Muskulatur zu entspannen (s. S. 65 ff.),
  - Muskelkräftigung (statische, dynamisch konzentrische und exzentrische Muskelarbeit) im betroffenen Bereich.

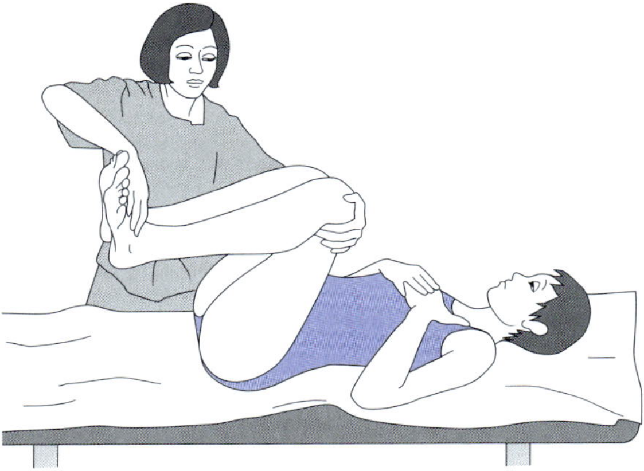

Abb. 64 Nutzen der Irradiation.
Während mit den Beinen gearbeitet wird, bilaterale PNF-Beinpattern, wird mit Oberarmen und Schultergürtel auf der Unterlage stabilisiert.

- Bei Übungsstabilität mit dem Ziel, das Armgewicht gegen die Schwerkraft halten und bewegen zu können.
- Dabei können grundsätzlich alle zur Kräftigung geeigneten physiotherapeutischen Techniken unter Berücksichtigung des Stabilitätsgrades angewandt werden.

➤ **Ausweichbewegungen vermeiden (s. S. 39 ff.):**
- Patient erhält didaktische Hilfen. Er hat dabei gute Chancen, wenn von Beginn an wahrnehmbare Beobachtungskriterien sein Bewegungsverhalten überprüfbar machen.
- Bewußtmachen von Schonhaltungen, die die Halswirbelsäule belasten und die Verklebungen besonders der Schultergelenkskapsel begünstigen.

➤ **Instruieren von Entlastungsstellungen** (s. S. 51 f.), bei denen das Armgewicht abgelegt werden kann.

Physiotherapeutische Schwerpunkte in der Spätphase

➤ **Der Patient soll den Schultergürtel auf dem Brustkorb ablegen können.**
- Schmerzen und Schonhaltungen bringen das Schultergürtelgewicht in Elevationsstellung, das belastet die obenliegende Schultergürtelmuskulatur und die Halswirbelsäule.
  - Schmerzlindernde Maßnahmen (s. S. 59 ff.),
  - Verbessern der Wahrnehmung für den eigenen Körper (s. S. 1),
  - Entspannen der hebenden Schultergürtelmuskulatur (s. S. 65 ff.),
  - Stabilisation der Brustwirbelsäule (s. S. 70 f.) als Voraussetzung für den Patienten, den Schultergürtel „loszulassen“.

➤ **Der Patient soll den Schultergürtel auf dem Brustkorb bewegen können.**
- Die Bewegungen des Schultergürtels vergrößern den Bewegungsradius der Hand.
- Brustwirbelsäule, thorakozervikaler Übergang, Schultergürtelgelenke und Schultergelenk mobilisieren (Mobilisationstechniken, s. S. 62 ff.).
- Muskulatur des Schultergürtels dehnen (s. S. 65 ff.) und kräftigen (s. S. 72).

➤ **Der Patient soll den Schultergürtel auf dem Brustkorb dynamisch stabilisieren können.**
- Armbewegungen mit schnellem Richtungswechsel, beschleunigte und dann gestoppte Bewegungen und feinmotorische Aktivitäten der Hand erfordern diese Schultergürtelfunktion.
- Voraussetzungen dafür sind:
  - Stabilisierte, aufgerichtete Wirbelsäule
  - Kräftige Schultergürtelmuskulatur
  - Gute Beweglichkeit des Schultergelenkes

➤ **Der Patient soll den Brustkorb im Schultergürtel bei stützendem Arm stabilisieren können.**
- Die Schultergürtelmuskulatur arbeitet mit Punctum mobile am Brustkorb.
- Das Brustkorbgewicht wird beim Stützen auf die Arme an den Schultergürtel „gehängt" (Schulterblattdepressoren bei vertikaler Körperlängsachse, Schulterblattabduktoren bis nach vorngeneigter und horizontaler Körperlängsachse).
- Bewegungsabläufe üben, die Stützfunktion der Arme verlangen und in denen, wie z. B. im Vierfüßlerstand oder bei Liegestützen, der Brustkorb im Schultergürtel stabilisiert wird.

➤ **Der Patient soll den Arm frei im Raum (Spielarm) bewegen können.**
- Solange der Patient Schmerzen, Bewegungseinschränkungen, muskuläre Schwächen hat, wird er, um den Bewegungsweg der Hand zu vergrößern, Ausweichbewegungen machen.
- In der Therapie werden deshalb nur solche Ziele (z. B. für die Bewegung der Hand im Raum) vorgegeben, die der momentane Befund ohne Ausweichbewegungen zuläßt (s. S. 39 ff.).

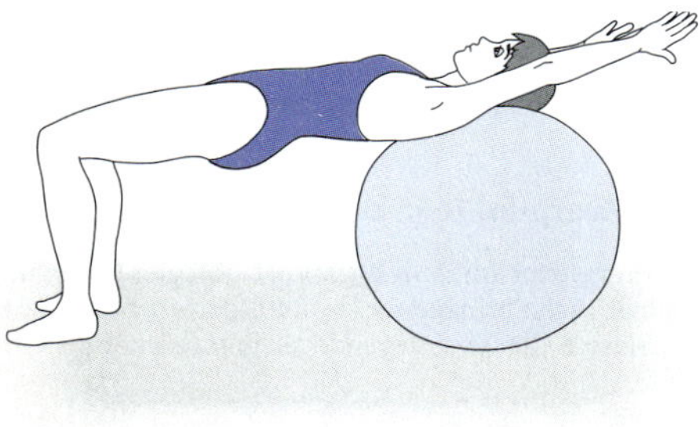

Abb. 65 Die Spielfunktion des Armes wird geübt. Der Körper muß auf der labilen Unterlage Ball stabilisiert werden.

- *Beachte:* Übungen mit der Vorgabe, z. B. einen Stab so hoch wie möglich zu heben, sind gelungen, wenn der Stab oben ist – egal wie!
- Horizontale Bewegungsrichtungen der Hand kann der Patient gut kontrollieren. Durch Neigen des Oberkörpers werden z. B. flexorische oder abduktorische Bewegungstoleranzen im Schultergelenk geübt.

➤ **Der Patient soll auf den Arm stützen können.**
- Kräftigen der Stützmuskulatur des Armes (z. B. M. latissimus dorsi, M. triceps brachii).
- Übungen mit Approximation in Richtung der Armlängsachse (s. S. 64).
- Therapeutische Übungen und Bewegungsabläufe, die die Stützfunktion enthalten.
- *Beachten:* Hyperextension des Ellbogengelenks vermeiden.

➤ **Der Patient soll mit dem Arm ziehen oder sich an eine entsprechende Vorrichtung hängen können.**
- Die gelenkumgebende Muskulatur muß kräftig genug sein, um gegen den Zug auf die Gelenke zu arbeiten.
- Therapeutische Übungen und Bewegungsabläufe mit Traktion in Richtung der Armlängsachse.

➤ **Der Patient soll die Hand grob- und feinmotorisch einsetzen können.**
- Schultergürtel- und Armverletzungen beeinträchtigen die Funktion der Hand in geringem Maße.
- Handverletzungen führen ihrerseits je nach Art der Verletzung und der Versorgung zu geringen Funktionseinschränkungen des Armes, wie z. B. verminderte Schultergelenksbeweglichkeit.
- Zur Behandlung der Hand (s. S. 151 f.) gehört deshalb stets die Einbeziehung des gesamten Armes.

Physiotherapeutische Schwerpunkte in der Spätphase mit bleibenden funktionellen Problemen

➤ **Funktionseinschränkungen mit Nervenläsionen, periphere Lähmungen**
- *Beweglichkeit erhalten* (Mobilisationstechniken, s. S. 62 ff.).
- *Paresenbehandlung* (s. S. 75).
- Passive *Zugbelastungen* durch das Armgewicht auf die Gelenke *vermeiden,* besonders im Schultergelenk besteht bei muskulären Insuffizienzen die Gefahr der Subluxation.
- *Lagern* des Armes oder der Hand in funktionellen Haltungen.
- *Evtl. Hilfsmittelversorgung* (Teamarbeit mit den Ergotherapeuten).

➤ **Funktionseinschränkungen durch bleibende Bewegungseinschränkungen**
- Mögliche *Bewegungstoleranzen erhalten* (Anleitung zum Selbstüben),
- *Entlastungsstellungen* für durch Ausweichmechanismen gestreßte Strukturen (s. S. 51 f.).

➤ **Funktionseinschränkungen durch instabile Gelenke**
- *Bestmögliche muskuläre Stabilisation* des betroffenen Gelenkes, dabei stets sehr gelenknahe Widerstände bei der Kräftigung (Stabilisationsbehandlung, s. S. 70 f.).
- *Entlastungsstellungen* instruieren (s. S. 51 f.), um den Kapsel-Band-Apparat vom Armgewicht zu „befreien“.

Acromioclaviculargelenksverletzung

➤ **Typische Versorgung:**
- Ohne Bandverletzungen konservativ durch Ruhigstellung,
- Bei Bandverletzungen operative Bandnaht und z. B. Zuggurtung, danach Ruhigstellung im Abduktionsgips für 4 – 6 Wochen.

➤ **Befundaufnahme (s. S. 6 ff.)/Befundschwerpunkte:**
- Schonhaltung nach der Ruhigstellung,
- Atrophien und Hypotonus des M. deltoideus und der Rotatorenmanschette,
- Hypertonus der hebenden Schultergürtelmuskulatur, der Innenrotatoren und Extensoren des Schultergelenkes,
- Bewegungseinschränkungen im Schultergelenk.

➤ **Typische Behandlungsziele und Maßnahmen:** (Grundsätzliche Ziele: S. 144 ff.)
- Während der Ruhigstellung in der Abduktionsschiene übt der Patient nach Anleitung selbst isometrisch den Arm.
- Nach der Ruhigstellung sind alle Mobilisationstechniken (s. S. 62 ff.) und Maßnahmen, die die Muskelfunktion verbessern, erlaubt.
  Die Wiederherstellung der freien Schultergelenksbeweglichkeit ist in der Regel gut möglich.
- Bei bleibenden Schmerzen differenzierende Befundaufnahme.
  - Symptome können ausgehen vom subacromialen Raum, Acromioclaviculargelenk, Humeroscapulargelenk.
- *Beachten:* Instabilitäten des Gelenkes können beschwerdefrei sein.

Schulterluxation

➤ **Typische Versorgung:**
- Nach der Reposition ca. 10 Tage Ruhigstellung des Armes am Brustkorb, danach frühfunktionelle Behandlung.
- Bei Rupturen im Bereich der Rotatorenmanschette längere Ruhigstellung, z. B. auf Abduktionsschiene.
- Bei Verletzungen des N. axillaris oder des Plexus brachialis muß nach der Ruhigstellung Zug auf die Schultergelenkskapsel durch das Armgewicht vermieden werden, um die Subluxation des Schultergelenkes einzuschränken. Versorgung z. B. mit Abduktionsschiene.

➤ **Befundaufnahme (s. S. 6 ff.)/Befundschwerpunkte:**
- Schmerzen,
- Atrophien und Schwäche der gelenkumgebenden Muskulatur,
- Schonhaltung,
- In der Frühphase Instabilität der Kapsel im Bereich des Luxationskanales,
- In der Spätphase: evtl. bleibende Instabilität.

➤ **Typische Behandlungsziele und Maßnahmen:** (Grundsätzliche Ziele: S. 144 ff.)
- *Bis zur Kapselheilung keine endgradigen Bewegungen,* besonders nicht in Richtung des Luxationskanales, schmerzarmes Bewegen ohne Zug auf die Kapsel ist möglich und vermindert kapsuläre Bewegungseinschränkungen.
- *Nach 4 – 6 Wochen kann bis zum Kapselstopp endgradig bewegt werden.* Bei frühfunktioneller Behandlung ist die Beweglichkeit des Schultergelenkes in der Regel wieder gut herzustellen.

- *Muskuläre Stabilisation* des Schultergelenkes (s. S. 70 f.).
  Je schwächer die Muskulatur, um so gelenknaher die Widerstände.
- Lähmungsbehandlung (s. S. 75) bei z. B. Axillarisschädigung.

Frakturen im Bereich des Schultergelenkes

➤ **Typische Versorgung:**
- Tuberculum majus Absprengungen, Pfannenbrüche, Luxationsfrakturen werden operativ versorgt.

➤ **Befundaufnahme (s. S. 6 ff.)/Befundschwerpunkte:**
- Schmerzen und Schonhaltung.
- Nach der Ruhigstellung muskuläre und kapsuläre Bewegungseinschränkungen.

➤ **Typische Behandlungsziele und Maßnahmen:** (Grundsätzliche Ziele: S. 144 ff.)
- Wiederherstellen der Beweglichkeit des Schultergelenkes (Mobilisationstechniken, s. S. 62 ff.).
- Muskuläre Stabilisation des Schultergelenkes (s. S. 70 f.).

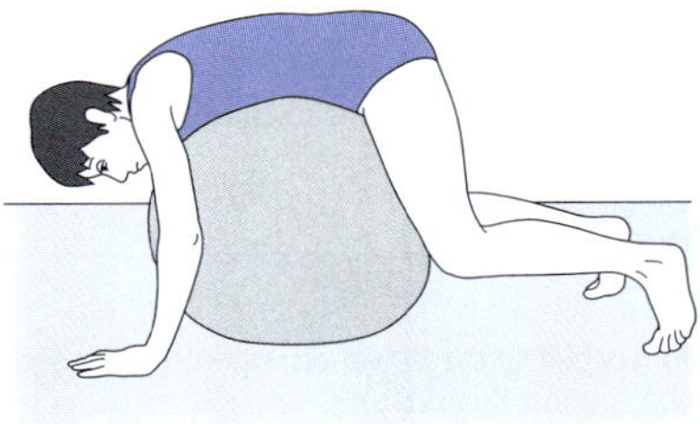

Abb. 66 Schonendes Üben der Stützfunktion des Armes, Stabilisation des Schultergelenkes.

Subcapitale Humerusfraktur

➤ **Typische Versorgung:**
- Nach kurzer Ruhigstellung des Armes am Brustkorb frühfunktionelle Behandlung – besonders wichtig bei alten Patienten.

➤ **Befundaufnahme (s. S. 6 ff.)/Befundschwerpunkte:**
- Schmerzen,
- Schwellung im Bereich des Unterarmes und der Hand,
- häufig Hämatom im Bereich des Oberarmes (abgerutscht),
- Schonhaltung und schmerzhafte Bewegungseinschränkungen.

➤ **Typische Behandlungsziele und Maßnahmen:** (Grundsätzliche Ziele: S. 144 ff.)
- *Resorption fördern* durch Hochlagern und Bewegen der Hand (Muskelpumpe).
- *Schmerzen lindern* (s. S. 59 ff.).
- *Pendelübungen* mit dem Arm seitlich neben dem Körper und bei vorgeneigter Körperlängsachse.
- *Bewegen des Schultergelenkes von proximal,* Körper bewegt gegen den Arm.
- Mit abnehmenden Schmerzen kann der Arm zunehmend gegen die Schwerkraft bewegt werden, und alle Mobilisationstechniken werden möglich.

- Das frühe Üben der Flexion, Abduktion, Außenrotation im Schultergelenk ist gegen das Verkleben der Gelenkkapsel besonders wichtig.

Oberarmschaftfraktur

- **Typische Versorgung:**
  - Konservativ: Fixation des Armes am Brustkorb für wenige Tage, dann frühfunktionelle Behandlung mit Sarmiento-Manschette oder Hanging Cast.
  - Operativ: Plattenosteosynthese, Marknagelung (bei offenen Frakturen oder bei Verletzungen des N. radialis)
- **Befundaufnahme (s. S. 6 ff.)/Befundschwerpunkte:**
  - Das Ellbogengelenk ist besonders betroffen.
  - *Schmerzen und hypertone flexorische Muskulatur* schränken auch bei übungsstabilen Osteosynthesen das Ellbogengelenk ein.
  - M. triceps brachii ist hypoton.
- **Typische Behandlungsziele und Maßnahmen:** (Grundsätzliche Ziele: S. 144 ff.)
  - Die *frühfunktionelle Behandlung* erlaubt von Beginn an die Mobilisation des Ellbogen- und Schultergelenkes.
  - Schmerzlindernde Maßnahmen (s. S. 59 ff.).
  - Bei Lähmungen der Hand- und Fingerextensoren nach Schädigung des N. radialis (Fallhand): Lähmungsbehandlung (s. S. 75).

Frakturen im Bereich des Ellbogengelenkes

- **Typische Versorgung:**
  - Distale Humerusfrakturen, Monteggiafrakturen werden operativ versorgt.
  - Olecranonfrakturen operativ, häufig mit Zuggurtung.
  - Radiusköpfchenfrakturen werden konservativ oder operativ versorgt, bei Trümmerbrüchen evtl. Resektion.
- **Befundaufnahme (s. S. 6 ff.)/Befundschwerpunkte:**
  - Schmerzen.
  - Bewegungseinschränkungen in allen Gelenken im Bereich des Ellbogengelenkes.
  - Der Therapeut muß differenzieren, welche Gelenke die Bewegungseinschränkungen hauptsächlich bedingen:
    - Humeroulnargelenk: Flexion – Extension,
    - Humeroradialgelenk: Flexion – Extension, Supination – Pronation,
    - Proximales Radioulnargelenk ,
    - Radiusköpfchen im Ligamentum anulare: Supination und Pronation.
  - Flexoren des Ellbogengelenkes und die Pronatoren hyperton.
  - Nach Radiusköpfchenresektion in der Spätphase evtl. Beschwerden im Handgelenk durch relativ zu lange Ulna.
- **Typische Behandlungsziele und Maßnahmen:** (Grundsätzliche Ziele: S. 144 ff.)
  - Mobilisation aller betroffenen Gelenke (s. S. 62 ff.).

Unterarmschaftfraktur

- **Typische Versorgung:**
  - Plattenosteosynthese.
- **Befundaufnahme (s. S. 6 ff.)/Befundschwerpunkte:**
  - Schmerzen und Schwellung.
  - Bewegungseinschränkungen im proximalen und distalen Radioulnargelenk, im Handgelenk.
  - Schwellungs- und muskulärbedingte Einschränkungen der Fingergelenke.
- **Typische Behandlungsziele und Maßnahmen:** (Grundsätzliche Ziele: S. 144 ff.)
  - Schmerzen lindern (s. S. 59 ff).
  - Resorption fördern.
  - Dystrophieprophylaxe (s. S. 80).
  - Mobilisation der Radioulnargelenke, der Hand- und Fingergelenke.
  - *Beachte:* Je proximaler die Verletzung, um so mehr ist auch die Beweglichkeit des Ellbogengelenkes eingeschränkt (Mobilisationstechniken, s. S. 62 ff.).

Distale Radiusfraktur (loco typico)

- **Typische Versorgung:**
  - Konservativ mit Ruhigstellung,
  - Osteosynthese mit perkutanen Spickdrähten,
  - Selten Plattenosteosynthesen.
- **Befundaufnahme (s. S. 6 ff.)/Befundschwerpunkte:**
  - Schwellung im Bereich des Handgelenkes und der Hand,
  - Schmerzen,
  - Alte Patienten haben oft Angst vor der Bewegung und vor dem Verlust der Selbständigkeit bei „Handlungsunfähigkeit",
  - Bewegungseinschränkungen im Bereich des Handgelenkes und evtl. der Radioulnargelenke und der Fingergrundgelenke.
- **Typische Behandlungsziele und Maßnahmen:** (Grundsätzliche Ziele: S. 144 ff.)
  - *Dystrophieprophylaxe* (s. S. 80).
  - Möglichst schmerzfreie Mobilisation des Handgelenkes (s. S. 62 ff.).

Frakturen im Bereich der Hand

- **Typische Versorgung:**
  - Lunatumfrakturen, Lunatumluxationen und Scaphoidfrakturen werden – auch nach operativer Behandlung – sehr lange ruhiggestellt (8 – 16 Wochen).
  - Gips bei Scaphoidfrakturen schließt das Ellbogengelenk mit ein.
  - Metakarpale I-Frakturen: Gips in Abduktions- und Oppositionsstellung für 6 – 8 Wochen.
  - Metakarpale II – V-Frakturen und Fingerfrakturen: Kürzere Ruhigstellungszeiten.
  - Bänderrisse und Luxationen werden bis zur Schmerzfreiheit ruhiggestellt und ab der 3. Woche mobilisiert.

- **Befundaufnahme (s. S. 6 ff.)/Befundschwerpunkte:**
  - Nach langer Immobilisation trophische Störungen, Schmerzen und Bewegungseinschränkungen.
  - Schwellungsneigung der Hand.
- **Typische Behandlungsziele und Maßnahmen:** (Grundsätzliche Ziele: S. 144 ff.)
  - *Resorption fördern* durch
    - Hochhalten der Hand
    - Soweit möglich Eisanwendungen (s. S. 86 f.)
    - Bewegen des gesamten Armes.
  - *Wiederherstellen der Handfunktionen* wie Faustschluß, verschiedene Griffe usw.
  - *Manualtherapeutische Mobilisation* (s. S. 98 ff.) notwendig, um die Beweglichkeit zwischen den einzelnen Knochen der Handwurzel, der Mittelhand und Finger wiederherzustellen.
  - Bei Funktionsübungen stets den gesamten Arm einbeziehen und in arbeitstypischen Ausgangsstellungen üben.

Sehnenverletzungen im Bereich der Hand

- **Typische Versorgung:**
  - Sehnennaht und Ruhigstellung ohne Zug auf die Sehne.
  - *Beugesehnennaht* nach Kleinert mit frühfunktioneller Behandlung (s. S. 140).
  - *Strecksehnennaht* dorsale Schiene nach dem Prinzip des Kleinert-Gipses, frühfunktionelle Behandlung möglich.
  - Evtl. temporäre Transfixation eines oder mehrerer Fingergelenke in Hyperextension und Pflasterverband.
- **Befundaufnahme (s. S. 6 ff.)/Befundschwerpunkte:**
  - Schwellungsneigung.
  - *Verminderte Gleitfähigkeit der Sehnen* nach der Ruhigstellung.
  - Bewegungseinschränkungen.
- **Typische Behandlungsziele und Maßnahmen:** (Grundsätzliche Ziele: S. 144 ff.)
  - Resorption fördern durch Hochhalten der Hand und Bewegen des gesamten Armes.
  - *Nachbehandlung nach Kleinert:*
    - Hand in Plantarflexion, Finger in leichter Flexionsstellung ohne Belastung der Sehnennaht in Kleinert-Gips ruhiggestellt.
    - Extension aktiv gegen „Gummizügel“ ab 4. Tag möglich, Flexion passiv bis zur Heilung der Sehne.
  - *Nach Strecksehnennaht* und dorsaler Schiene mit Gummizug
    - Flexion ist aktiv und Extension passiv möglich.
  - Wiederherstellen aller Handfunktionen bei belastbarer Sehne.
  - Bei Funktionsübungen stets den gesamten Arm einbeziehen und in arbeitstypischen Ausgangsstellungen üben.

Verletzungen im Bereich der unteren Extremität und des Beckens – Grundsätzliche Gesichtspunkte

Allgemeines

- Bei allen Verletzungen im Bereich der Beine und des Beckens lautet das gemeinsame physiotherapeutische Behandlungsziel:
  - *Wiederherstellen der Gehfähigkeit.*
- Bei den Gehbewegungen bilden Beine und Becken eine funktionelle Einheit.

Physiotherapeutische Schwerpunkte in der Akutphase

- **Prophylaxen** bei bettlägerigen Patienten (s. S. 79 f.).
  - Besonders bei Verletzungen des Unterschenkels und im Bereich des Fußes Resorption durch Hochlagern des Beines fördern.
- **Schmerzlindernde Maßnahmen (s. S. 59 ff.).**
- **Bewegen nicht ruhiggestellter Gelenke.**
- **Isometrische Übungen** im ruhiggestellten Bereich.

Physiotherapeutische Schwerpunkte in der Frühphase

- **Schmerzlindernde Maßnahmen (s. S. 59 ff.).**
- **Mobilisation der Gelenke** im erlaubten Bewegungsausmaß und mit Griffen und Techniken, die dem Stabilitätsgrad angepaßt sind. Grundsätzlich können alle physiotherapeutischen Mobilisationstechniken angepaßt angewandt werden (s. S. 62 ff.).
  - Besonders die Kniegelenkskapsel neigt durch ihre Kapselfalten zu Verklebungen.
    - Die Immobilisation des Kniegelenkes führt deshalb in wenigen Wochen zu schwerwiegenden Bewegungseinschränkungen, die eine langwierige Nachbehandlung erfordern.
    - Falls eine längere Ruhigstellung unvermeidbar ist, können isometrische Übungen und wenn möglich passive Gleitbewegungen der Patella der Kontrakturbildung etwas entgegenwirken.
  - Das Entspannen hypertoner Muskulatur (s. S. 65 ff.) verbessert die Bewegungstoleranzen. Häufig sind die Unterschenkelflexoren, die Knieflexoren, die Adduktoren und die Hüftbeuge- und -streckmuskeln hyperton.
  - Um Ausweichbewegungen (s. S. 39 ff.) zu vermeiden, erhält der Patient didaktische Hilfen. Er hat dabei gute Chancen, wenn von Beginn an wahrnehmbare Beobachtungskriterien sein Bewegungsverhalten überprüfbar machen.
  - Bei sehr langen Entlastungszeiten und extraartikulären Frakturen kann der notwendige Wechsel von Druck und Entlastung für den Gelenkknorpel manuell durch axiale Kompressionen und Traktionen hergestellt werden. Angepaßte Grifftechniken sparen den Verletzungsbereich aus.
- **Verbessern der Muskelfunktion**
  - *Schwache Muskulatur* zuerst über die Irradiation ansprechen.
    - Übungen mit dem nicht betroffenen Bein oder mit den Armen werden so gewählt, daß jede Muskelkette im betroffenen Bereich angesprochen wird (z. B. PNF, S. 124 f.).
  - Beim Bewegen gegen die Schwerkraft aus den liegenden Ausgangsstellungen wie Rücken-, Seit- oder Bauchlage wird das Bein, wenn es von der Unterlage abgehoben wird, sofort zum langen Hebel.

  - Bei schwacher Muskulatur nach hüftgelenksnahen Osteosynthesen oder bei künstlichen Hüftgelenken entstehen sehr hohe Beanspruchungen der Strukturen im operierten Bereich.
  - Die Belastungen müssen durch die Abnahme eines Teiles des Beingewichtes durch den Therapeuten reduziert werden.
- Falls der Patient aufstehen kann, sind Bewegungsabläufe mit dem betroffenen unbelasteten Bein aus dem Stand (z. B. im Gehbarren) schonend.
- *Bei Übungsstabilität und Teilbelastbarkeit* können alle physiotherapeutischen Möglichkeiten zur Kräftigung angepaßt genutzt werden.

➤ **Üben gangtypischer Synergismen und Bewegungsabläufe**
- Haltungen und Bewegungsabläufe entsprechen den einzelnen Phasen des Stand- und Spielbeines beim Gehen.
- Koordinationsübungen, die die Beinmuskulatur gangtypisch beanspruchen, sind bereits unbelastet und vor allem bei erlaubter Teilbelastung wichtiger Bestandteil der Behandlung.
- Mit dem Sohlenkontakt wird das Bein zum (potentiellen) Standbein, die Muskulatur arbeitet in (potentieller) Stützfunktion gangtypisch (s. Beinachsentraining, S. 29 f.).
- Die Beuge-Streck-Achsen von Hüft-, Knie- und Großzehgrundgelenk stehen beim Gehen frontotransversal und rechtwinklig zur Gehrichtung. Trotz des Bewegens in sagittalen und frontalen Ebenen muß in der Transversalebene dynamisch stabilisiert werden (s. Gangbeschreibung, S. 21 ff.).
- Die Abduktoren des Hüftgelenkes stabilisieren mit exzentrischer Muskelarbeit das Spielbein- und Beckengewicht am Standbein, unterstützt von der lateralflexorischen Muskulatur zwischen Becken und Brustkorb auf der Spielbeinseite. Dieser Synergismus wird geübt (s. Gangbeschreibung, S. 21 ff.).

➤ **Gehen ohne Belastung mit Unterarmstützen: (s. S. 24)**
- Der Patient hält entweder das betroffene Bein in der Luft oder darf mit *Sohlenkontakt* im 3-Punkte-Gang abrollen.
- *3-Punkte-Gang* bedeutet, daß
  - zuerst beide Stützen nach vorn gesetzt werden,
  - dann das zu entlastende Bein zwischen den Stützen aufgesetzt wird,
  - dann das gesunde Bein einen Schritt macht.
- Patienten mit schlechtem Allgemeinzustand gehen im Gehwagen.
- *Treppen hoch:* zuerst gesundes Bein, Stützen, betroffenes Bein.
- *Treppen runter:* zuerst Stützen, betroffenes Bein, gesundes Bein.

➤ **Gehen mit Teilbelastung mit den Unterarmstützen: (s. S. 24)**
- Um die richtige Belastung kennenzulernen, geht der Patient über eine Waage, die auf gleichem Niveau wie der Boden ist (versenkte Waage).
- *3-Punkte-Gang.*
- *Treppen hoch:* zuerst gesundes Bein, Stützen, betroffenes Bein.
- *Treppen runter:* zuerst Stützen, betroffenes Bein, gesundes Bein.

➤ **Gehen mit zunehmender Belastung mit Unterarmstützen: (s. S. 24)**
- 3-Punkte-Gang wechselt zum 2-Punkte-Gang (Kreuzgang).
- Beim *2-Punkte-Gang* werden jeweils ein Stock und das gegenüberliegende Bein gleichzeitig nach vorn gesetzt.
- *Treppen:* Stütze und gegenüberliegendes Bein gehen zusammen.

Physiotherapeutische Schwerpunkte in der Spätphase

➤ **Der Patient soll hinkfrei und ohne Hilfsmittel gehen, laufen und Treppen steigen können** (s. Gangschulung, S. 36 ff.).
- Die für das Gehen notwendigen Bewegungstoleranzen werden unbelastet hergestellt. In der Spätphase sind dafür alle physiotherapeutischen Mobilisationstechniken (s. S. 62 ff.) möglich.
- Muskuläre Insuffizienzen führen zu typischen Hinkmechanismen.
  - Es entstehen z. B. beschleunigte Gangphasen in der Beanspruchungszeit der insuffizienten Muskulatur (der schnelle, kurze Schritt mit dem nicht betroffenen Bein).
  - Oder es kommt zu Gewichtsumverteilungen zur Entlastung der insuffizienten Muskulatur, z. B. zum positiven Duchenne (s. Hinkmechanismen, S. 26 ff.).
- Schmerzen und Angst verändern das Bewegungsverhalten so, daß die schmerzhaften und zu schonenden Strukturen entlastet werden.
- Durch die *Ganganalyse* (s. S. 21 ff.), die in der Praxis auf Beobachtung basiert, erkennt der Therapeut das funktionelle Defizit des Patienten.

➤ **Der Patient soll eine sichere, stabile Standbeinfunktion erreichen** (s. Beinachsentraining, S. 29 f., und Gangbeschreibung, S. 21 ff.).
- Geübt wird unbelastet, teilbelastet, mit Zweibein- und Einbeinbelastung.
- *Verändern der Unterstützungsfläche:*
  - Ebener Boden/unebener Boden
  - Schiefe Ebene
  - Bewegliche Unterstützungsfläche (Schaukelbrett, Kreisel, Trampolin).
- So früh wie möglich werden die Muskeln synergistisch beansprucht. Isolierte Kräftigung z. B. des M. quadriceps garantiert keine solide Stabilisation des Kniegelenkes.
- Die Arbeitsweise der Muskulatur soll gangtypisch gewählt werden.
- ***Beispiele:***
  - Der M. quadriceps wird als Flexionsverhinderer am Standbeinkniegelenk begriffen,
  - die Abduktoren des Hüftgelenkes müssen vorwiegend exzentrisch beansprucht werden,
  - die Rotatoren des Hüftgelenkes arbeiten konzentrisch und annähernd hubfrei,
  - die Flexoren des Unterschenkels und der Zehen werden auf ihre Abdruckaktivität vorbereitet.
- Die Einstellung der Fuß- und Beingelenke entspricht den einzelnen Standbeinphasen: Fersenkontakt, Mittelfußbelastung, Vorfußbelastung, Zehenkontakt.
- *Die wichtigsten Bewegungen der Standbeingelenke sind:*
  - Innenrotation und Adduktion vom Becken aus im Hüftgelenk
  - Extension im Hüftgelenk vom Oberschenkel aus
  - Flexorische Bewegungen zwischen 0 und 70° im Kniegelenk
  - Die Extension des Kniegelenkes muß mühelos und frei sein, obwohl sie beim Gehen nicht endgradig gebraucht wird
  - Dorsalextensorische und plantarflexorische Bewegungen im oberen Sprunggelenk

- Pronation und Inversion zur Bildung der Längswölbung
- Extension in den Zehengelenken vom Fuß aus.

➤ **Der Patient soll das unbelastete Bein als Spielbein frei bewegen können** (s. Gangbeschreibung, S. 21 ff.).

- Die Beingelenke müssen weit über das für das Gehen notwendige Maß beweglich sein.
- Für das An- und Ausziehen, um hohe Stufen zu überwinden und vieles mehr, werden alle Gelenke, falls die Diagnose keine Einschränkung setzt, endgradig mobilisiert.
- *Die wichtigsten Bewegungen der Spielbeingelenke sind:*
  - Außenrotation und Abduktion vom Becken aus im Hüftgelenk
  - Flexion des Hüftgelenks vom Oberschenkel aus
  - Extension des Unterschenkels im Kniegelenk (zwischen 60/70 und 0°)
  - Dorsalextension und Supination des Fußes im oberen Sprunggelenk
  - Extension der Zehen.
- *Für Stand- und Spielbein gilt:*
  - Die Beuge-Streck-Achsen von Hüft-, Knie- und Großzehgrundgelenk bleiben beim Gehen frontotransversal und rechtwinklig zur Gehrichtung.

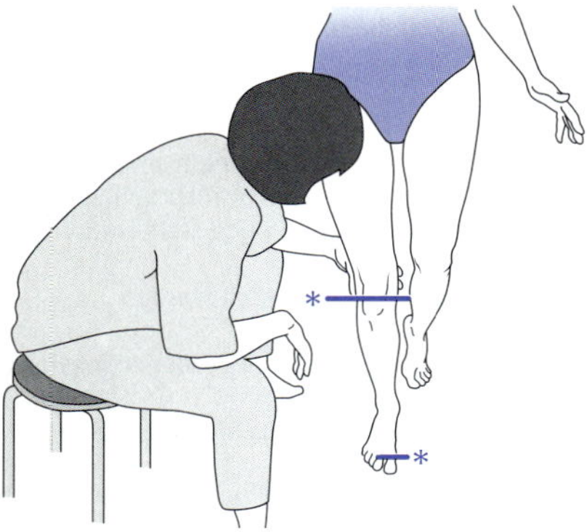

Abb. 67 Die Beuge-Streck-Achsen von Kniegelenk und Großzehgrundgelenk stehen frontotransversal und rechtwinklig zur Gehrichtung.

➤ **Der Patient soll den Oberkörper in den Hüftgelenken bewegen und stabilisieren können.**

- *Beim Vorneigen* hält bzw. bremst die extensorische Hüftgelenksmuskulatur das Oberkörpergewicht gegen die Schwerkraft.
- *Beim Rückneigen* hält bzw. bremst die flexorische Muskulatur das Oberkörpergewicht und wird am Ende der Hüftgelenksextension vom Ligamentum iliofemorale unterstützt.

- Wird das Becken in den Hüftgelenken und in der Lendenwirbelsäule bewegt, werden die Hüftgelenksextensoren zu Synergisten der Bauchmuskulatur und die Hüftgelenksflexoren zu Synergisten der Rückenmuskulatur.
  - Die dynamische Stabilisation des Beckens in den Hüftgelenken unterliegt der Hüftgelenks- und Oberschenkelmuskulatur in Zusammenarbeit mit Rücken- und Bauchmuskulatur.
- *Beim Gehen* bewegt sich das Becken rotatorisch in den Hüftgelenken.
  - Von freien Innen- und Außenrotationstoleranzen hängt neben anderen Faktoren hinkfreies Gehen ab.
  - Die rotatorische Muskulatur koordiniert dabei sowohl die Drehung des Beckens als auch die dynamische rotatorische Stabilisation um Spiel- und Standbeinlängsachse.
- *Ab-/adduktorische Bewegungen des Beckens in den Hüftgelenken:*
  - Diese Bewegungen in der Frontalebene finden beim Gehen in geringem Ausmaß statt.
  - Unter der exzentrischen Kontrolle der Hüftgelenksabduktoren adduziert das Becken im Standbeinhüftgelenk, im Spielhüftgelenk entsteht eine Abduktion, die Lendenwirbelsäule bewegt lateralflexorisch.

Physiotherapeutische Schwerpunkte in der Spätphase bei bleibenden funktionellen Problemen

➤ **Bleibende Instabilitäten** z.B. nach Bandverletzungen im Knie- oder im Bereich der Sprunggelenke:
- Stabilisationsübungen (s. S. 70 f.),
- bei größeren Beanspruchungen (Wandern, Sport) Tape-Verbände oder gelenkstützende Bandagen tragen (s. S. 56 f.).

➤ **Bleibende Hinkmechanismen (s. S. 26 ff.):**
- Einlagen und Absatzhöhenänderungen ausprobieren und empfehlen.
- Evtl. Gehen mit dem Stock empfehlen, falls durch die Hinkbewegung zwar die insuffizienten Strukturen geschützt, aber andere überlastet werden.

➤ **Paresen:**
- Lähmungsbehandlung (s. S. 75 f.).

➤ **Statische Fehlstellungen** nach schlecht verheilten Frakturen oder nach notwendigen Umstellungsosteotomien:
- Muskulatur in neuen synergistischen Funktionen üben,
- Auswirkungen auf benachbarte Gelenke und auf gesamte Haltung analysieren, gegebenenfalls überlastete Strukturen behandeln,
- Entlastungsstellungen instruieren (s. S. 51 f.).

➤ **Bleibende Bewegungseinschränkungen:**
- Kompensationsbewegungen finden,
- Auswirkungen auf die Statik überprüfen, gegebenenfalls Entlastungsstellungen instruieren (s. S. 51 f.),
- Weiteren Befundverschlechterungen entgegenwirken.

Schenkelhalsfrakturen

- **Typische Versorgung:**
  - Bei medialen und lateralen Schenkelhalsfrakturen wird bei älteren Patienten ein künstliches Hüftgelenk eingesetzt.
  - Vorteile: Frühe Belastungsstabilität (s. S. 141) und keine Immobilisationsphase (Behandlung bei Gelenkersatz, s.S. 243).
  - Pertrochantäre Frakturen werden z. B. mit einer dynamischen Hüftschraube oder mittels Plattenosteosynthese versorgt. Beide Osteosynthesen sind übungsstabil.
  - Bei per- und subtrochantären Frakturen evtl. übungsstabile Bündelnagelung (nach Ender).
- **Befundaufnahme (s. S. 6 ff.)/Befundschwerpunkte:**
  - Schmerzen.
  - *Bei älteren Patienten evtl. Zukunftsangst.*
  - Zu wenig Stützkraft in den Armen, um mit Unterarmstützen zu gehen.
- **Typische Behandlungsziele und Maßnahmen:** (Grundsätzliche Ziele: S. 153 ff.)
  - Bei alten Patienten *Immobilisation vermeiden.*
    - Um Pneumonie, Thrombose und Dekubitus vorzubeugen, wird so früh wie möglich mit dem Patienten aufgestanden.
    - Frühes Aufstehen fördert auch das Vertrauen in die Heilung.
  - Hüft- und Kniegelenksbeweglichkeit erhalten, in der Frühphase unter Abnahme des Beingewichts bewegen.
  - Verbessern der Stützkraft der Arme.
  - *Hauptziel: Wiederherstellen der Gehfähigkeit* (s. S. 36 ff.).

Ober- und Unterschenkelschaftfrakturen

- **Typische Versorgung:**
  - Konservativ mit Extensionen und Ruhigstellung im Gips.
  - Operativ: z. B. Plattenosteosynthese oder Marknagelung, beide Osteosynthesen sind übungsstabil, die Marknagelung des Unterschenkels häufig früh belastungsstabil.
  - Fixateur externe bei umfangreichen Weichteilschäden und komplexen Frakturen.
  - Stabilitätsgrad jeweils erfragen.
- **Befundaufnahme (s. S. 6 ff.)/Befundschwerpunkte:**
  - Schmerzen.
  - Schwellung im Bereich der Fraktur, evtl. Begleitverletzungen wie Nervenläsionen besonders bei Unterschenkelfraktur.
  - Nach Unterschenkelfrakturen besteht die Gefahr des *Tibialis-anterior-Syndroms* mit den Risiken der Weichteilnekrose und Druckschädigungen der Nerven.
  - Bewegungseinschränkungen besonders in distal der Verletzung liegenden Gelenken,
    - im Kniegelenk nach Oberschenkelfrakturen,
    - in den Sprunggelenken nach Unterschenkelfrakturen.
  - Muskuläre Schwächen im Bereich der gesamten Beinmuskulatur.

➤ **Typische Behandlungsziele und Maßnahmen:** (Grundsätzliche Ziele: S. 153 ff.)
- Das jeweils distal der Fraktur gelegene Gelenk ist besonders betroffen.
- Bewegungen dieser Gelenke sind schmerzhaft eingeschränkt.
- Bei Oberschenkelfrakturen liegt der Schwerpunkt der Behandlung bei der Wiederherstellung der Beweglichkeit des Kniegelenkes.

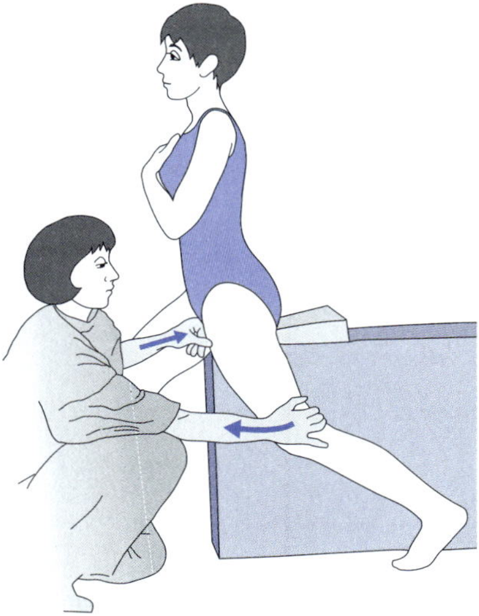

Abb. 68 Üben der Extension des Kniegelenkes in teilbelasteter Ausgangsstellung. (Pfeile: Widerstandsrichtung)

- Bei Unterschenkelfrakturen liegt der Schwerpunkt der Behandlung bei der Wiederherstellung der Beweglichkeit der Sprunggelenke.
- Kräftigung der gesamten Beinmuskulatur, bei Belastungsstabilität Muskelaufbautraining (s. S. 73).
- Beinachsentraining (s. S. 29 f.).
- Gangschulung (s. S. 36 ff.).

Frakturen im Bereich des Kniegelenkes

➤ **Typische Versorgung:**
- Extraartikuläre Frakturen, wie z. B. suprakondyläre Femurfraktur, proximale Unterschenkelfrakturen werden operativ z. B. mit Plattenosteosynthese behandelt, Stabilitätsgrad (s. S. 140 f.) erfragen.
- Intraartikuläre Frakturen werden operiert: Spongiosaauffüllungen, Osteosynthesen, evtl. frühfunktionelle Behandlung (s. S. 140) auf Bewegungsschiene.
- Bei Kindern auch konservative Behandlung mit Ruhigstellung im Gips.
- Patellafrakturen werden operativ, z. B. mit Zuggurtung, versorgt.

- **Befundaufnahme (s. S. 6 ff.)/Befundschwerpunkte:**
  - Schmerzen.
  - Schwellung, evtl. Kniegelenkserguß.
  - *Verminderte Gleitfähigkeit der Patella.*
  - Bewegungseinschränkungen im Kniegelenk.
  - Schwäche der gesamten Beinmuskulatur.
- **Typische Behandlungsziele und Maßnahmen:** (Grundsätzliche Ziele: S. 153 ff.)

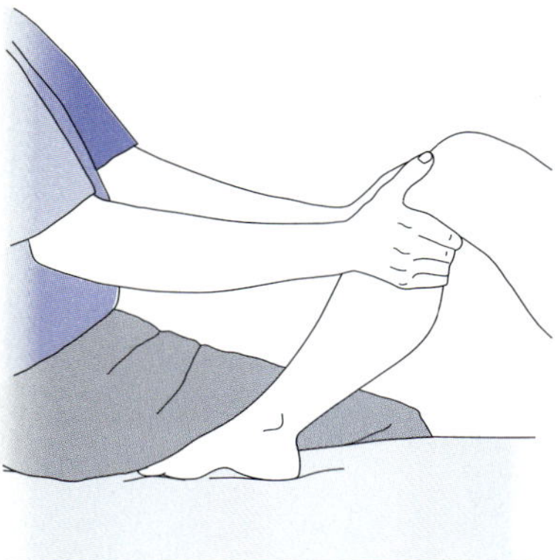

Abb. 69 Manualtherapeutische Mobilisation des Kniegelenkes. Tibia gleitet nach ventral zur Verbesserung der Extension.

  - *Frühestmögliche Mobilisation der Patella und des Kniegelenkes.*
  - *Im Idealfall* bewegt Patient bereits bei noch nicht vorhandener Übungsstabilität auf einer *Bewegungsschiene.*
  - Kräftigung der gesamten Beinmuskulatur, bei Belastungsstabilität Muskelaufbautraining (s. S. 73).
  - *Bei Kniegelenkserguß* alternierende flexorische/extensorische Bewegungen mit kleinem Ausmaß im schmerzfreien Bereich.
    - Bei den physikalischen Maßnahmen werden Eis- und Hitzeanwendungen (heiße Rolle) diskutiert (S. 86 f.).
  - Beinachsentraining (s. S. 29 f.).
  - Gangschulung (s. S. 36 ff.).

Kniebandverletzungen

- **Typische Versorgung:**
  - Bei Distorsionen in den ersten Tagen Ruhigstellung.
  - Nach Seitenband- oder Kreuzbandrupturen operative Versorgung mit Bandnaht, Bandplastik.
  - Nach Unhappy Triad: Meniskektomie und Bandnaht bzw. -plastik.
  - Besonders arthroskopische Operationen nach Kreuzbandverletzungen lassen eine frühfunktionelle Behandlung (s. S. 140) zu.

- Nach der operativen Versorgung ist Bewegung in einem vorgegebenen Ausmaß erlaubt.
- *Beachten:* Es gibt unterschiedliche Behandlungskonzepte und unterschiedliche Angaben über das Ausmaß der Bewegung, die die Bandheilung nicht stört. Absprache mit dem operierenden Arzt unbedingt erforderlich.

➤ **Befundaufnahme (s. S. 6 ff.)/Befundschwerpunkte:**
- *In der Frühphase* Schmerzen, Schwellung, evtl. Kniegelenkserguß, Bewegungseinschränkungen im Kniegelenk und verminderte Gleitfähigkeit der Patella, Schwäche der gesamten Beinmuskulatur.
- *Nach Arthroskopien* sind o. g. Symptome in der Regel deutlich geringer.
- *In der Spätphase* evtl. endgradig eingeschränkte Extension des Kniegelenkes, Instabilität des Kniegelenkes (bes. nach Distorsionen, evtl. trotz operativer Versorgung), Restschwäche der Oberschenkelmuskulatur.

➤ **Typische Behandlungsziele und Maßnahmen:** (Grundsätzliche Ziele: S. 153 ff.)
- *Hauptziel ist die muskuläre Stabilisation* (s. S. 70 f.) des Kniegelenkes.
- Kräftigung der gesamten Beinmuskulatur, so früh wie möglich Muskelaufbautraining (s. S. 73).
- Ergußbehandlung (s. Frakturen im Bereich des Kniegelenkes).
- Beinachsentraining (s. S. 29 f.).
  - Ohne die Stabilisationsfähigkeit im Bereich der Sprunggelenke gelingt die Stabilisation des Kniegelenks nicht.
- *Tapen und Bandagieren während der Belastung bei muskulär und ligamentär bedingter Instabilität* (s. S. 56 f.).
- Gangschulung (s. S. 36 ff.).

Meniskusläsion

➤ **Typische Versorgung:**
- Arthroskopische Meniskusresektion bzw. Teilresektion.

➤ **Befundaufnahme (s. S. 6 ff.)/Befundschwerpunkte:**
- Besonders in der Frühphase Schmerzen, Schwellung, evtl. Kniegelenkserguß, Bewegungseinschränkungen im Kniegelenk und verminderte Gleitfähigkeit der Patella, Schwäche der Oberschenkelmuskulatur.
- *Evtl. geringe Instabilität des Kniegelenkes.*
- In der Regel problemlose Rehabilitation möglich.
- Bei Gonarthrose evtl. Symptome, die sich aus der Arthrose (s. S. 214 f.) ergeben.

➤ **Typische Behandlungsziele und Maßnahmen:** (Grundsätzliche Ziele: S. 153 ff.)
- Wiederherstellen der Beweglichkeit des Kniegelenkes.
- Muskuläre Stabilisation des Kniegelenkes.
- Beinachsentraining (s. S. 29 f.).
- Gangschulung (s. S. 36 ff.).

Bandverletzungen im Bereich der Sprunggelenke

➤ **Typische Versorgung:**
- Bei Distorsionen in den ersten Tagen Ruhigstellung, danach frühfunktionelle Behandlung (s. S. 140).

- Nach Teilriß: Konservative Behandlung mit Ruhigstellung und nach Abschwellung Gehgips.
- Nach kompletter Ruptur: operative Behandlung mit Bandnaht bzw. -plastik mit anschließender Ruhigstellung.

➤ **Befundaufnahme (s. S. 6 ff.)/Befundschwerpunkte:**
- Starke Schwellungsneigung.
- Geringe schmerzhafte Bewegungseinschränkungen.
- *Unsicherheitsgefühl, Angst vor erneutem „Umknicken".*
- Evtl. Instabilität der Sprunggelenke.

➤ **Typische Behandlungsziele und Maßnahmen:** (Grundsätzliche Ziele: S. 153 ff.)
- Resorption fördern
  - Verhaltensregeln an den Patienten geben, z. B. häufiges Hochlagern
- Hauptziel: Stabilisation im Bereich der Sprunggelenke und der Längswölbung.
- *Beachten:* Die Stabilisationsfähigkeit der Sprunggelenke ist Voraussetzung für eine gute Beinstatik.
- *Tapen und Bandagieren während der Belastung bei muskulär und ligamentär bedingter Instabilität* (s. S. 56 f.).
- Beinachsentraining (s. S. 29 f.).
- Gangschulung (s. S. 36 ff.).

Distale Tibiafrakturen, Malleolarfraktur

➤ **Typische Versorgung:**
- Operative Osteosynthesen und gegebenenfalls Bandnaht.
- Frühfunktionelle Behandlung (s. S. 140) wird angestrebt.
- Stabilitätsgrad (s. S. 140 f.) stets erfragen.

➤ **Befundaufnahme (s. S. 6 ff.)/Befundschwerpunkte:**
- Starke Schwellungsneigung.
- Bewegungseinschränkungen im oberen und unteren Sprunggelenk und im Bereich des Mittelfußes.
- *Dystrophiegefahr.*

➤ **Typische Behandlungsziele und Maßnahmen:** (Grundsätzliche Ziele: S. 153 ff.)
- Resorption fördern
  - Verhaltensregeln an den Patienten geben, z. B. häufiges Hochlagern
- *Dystrophieprophylaxe* (s. S. 80).
- Wiederherstellen der Beweglichkeit der Sprung- und Fußgelenke.
- Bei erlaubter Belastung und noch eingeschränkter Dorsalextension vorübergehende Absatzerhöhung empfehlen.
- Stabilisation im Bereich der Sprunggelenke und der Längswölbung.
- *Beachten:* Die Stabilisationsfähigkeit der Sprunggelenke ist Voraussetzung für eine gute Beinstatik.
- Tapen und Bandagieren während der Belastung bei muskulär und ligamentär bedingter Instabilität (s. S. 56 f.).
- Beinachsentraining (s. S. 29 f.).
- Gangschulung (s. S. 36 ff.).

Talus- und Kalkaneusfrakturen

- **Typische Versorgung:**
  - Nach konservativer und operativer Versorgung bis zu 12 Wochen Entlastung.
  - Patient geht mit einem *Gehapparat*, der den Fuß entlastet.
  - Behandlung in unbelasteten Ausgangsstellungen ohne Gehapparat.
  - Frühfunktionelle Behandlung (s. S. 140) wird angestrebt.
- **Befundaufnahme (s. S. 6 ff.)/Befundschwerpunkte:**
  - Starke Schwellungsneigung.
  - *Dystrophiegefahr* bei langanhaltender Immobilisation.
  - Schmerzhafte Bewegungseinschränkungen im Bereich der Sprunggelenke und des Fußes.
- **Typische Behandlungsziele und Maßnahmen:** (Grundsätzliche Ziele: S. 153 ff.)
  - **In der Frühphase** bei frühfunktioneller Behandlung (s. S. 140) aktives Bewegen im möglichen Bereich.
  - *Ziele der Spätphase:*
    - Wiederherstellung der bestmöglichen Beweglichkeit der Sprunggelenke
    - und der Bewegungstoleranzen für die Längswölbung des Fußes.
  - *Einlagen* bei traumatischem Plattfuß und zur Verbesserung der Statik oder zur Schmerzlinderung empfehlen.
  - *Absatzerhöhungen* bei bleibenden Einschränkungen besonders der Dorsalextension.
  - Finden der für das Abrollen beim Gehen günstigsten Absatzhöhe.

Achillessehnenruptur

- **Typische Versorgung:**
  - Sehnennaht bzw. -plastik mit nachfolgender Ruhigstellung.
- **Befundaufnahme (s. S. 6 ff.)/Befundschwerpunkte:**
  - Einschränkung der Dorsalextension und evtl. der Inversion und Eversion.
  - *Schwäche der plantarflexorischen Muskulatur.*
  - Schwellungsneigung.
- **Typische Behandlungsziele und Maßnahmen:** (Grundsätzliche Ziele: S. 153 ff.)
  - Entspannen der Wadenmuskulatur (Entspannungstechniken, S. 65 ff.).
  - Kräftigen der Wadenmuskulatur, bei erlaubter Belastung die für das Gehen und Laufen notwendige Abdruckaktivität üben.
  - Wiederherstellen der Beweglichkeit der Sprung- und gegebenenfalls Fußgelenke.
  - Solange die Dorsalextension noch eingeschränkt und/oder schmerzhaft ist, Gehen mit erhöhten Absätzen.

Verletzungen im Bereich des Fußes und der Zehen

- **Typische Versorgung:**
  - Je nach Verletzung Ruhigstellungen in Gipsen oder operative Versorgung.
- **Befundaufnahme (s. S. 6 ff.)/Befundschwerpunkte:**
  - Starke Schwellungsneigung.
  - *Dystrophiegefahr.*
  - Bei der Beurteilung der Beweglichkeit: Vergleich mit der Form und Statik des nicht verletzten Fußes.
- **Typische Behandlungsziele und Maßnahmen:**
  - *Beachten:* Von der Schmerzfreiheit des Fußes und von seiner Haltung hängen die gesamte Statik des Körpers und der Bewegungsablauf beim Gehen ab.
  - Wiederherstellen der Beweglichkeit der betroffenen Gelenke.
  - Muskuläre Stabilisation der Längs- und – wenn vorhanden – Querwölbung des Fußes.

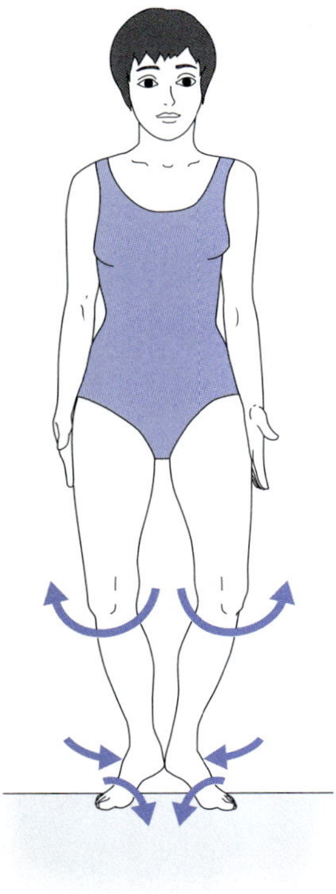

Abb. 70 Stabilisation der Längswölbung bei Vorfußbelastung mit der FBL-Übung „Pinguin“. Außenrotation in den Hüftgelenken, medialer Kontakt der Fersen für die Inversion der unteren Sprunggelenke, Pronation der Vorfüße.

Verletzungen im Bereich des Beckens

- **Typische Versorgung:**
  - Bei vorhandener Stabilität des Beckenringes konservative Behandlung, Bettruhe.
  - Je nach Schweregrad der Verletzung nicht übungsstabil, eingeschränkt übungsstabil oder übungsstabil (s. S. 140).
  - Bei Instabilität operative Behandlung, selten: konservativ mit Hängemattenlagerung (Rauchfuß-Schwebe).
  - Acetabulumfrakturen ohne Dislokationen: 6 Wochen Entlastung.
  - Acetabulumfrakturen mit Dislokationen (zentrale Hüftluxation): konservative Behandlung mit Extension und anschließende oder sofortige operative Versorgung.
  - Evtl. Bewegungsschiene bei Frakturen mit Hüftgelenksbeteiligung.
- **Befundaufnahme (s. S. 6 ff.)/Befundschwerpunkte:**
  - Je nach Schweregrad der Verletzung sehr unterschiedliche Befunde.
  - Patienten mit komplexen instabilen Frakturen und Mitverletzungen innerer Organe können in der Akutphase in einem lebensbedrohlichen Zustand sein.
  - Bewegungseinschränkungen im Hüftgelenk nach Frakturen mit Gelenkbeteiligung.
- **Typische Behandlungsziele und Maßnahmen:** (Grundsätzliche Ziele: S. 153 ff.)
  - Erhalten der Beweglichkeit der Beingelenke bei Patienten mit Bettruhe. Maßnahmen dem vorgegebenen Stabilitätsgrad (s. S. 140 f.) anpassen.
  - Nach Pfannenbrüchen Mobilisation (s. S. 62 ff.) des Hüftgelenkes.
  - In der Spätphase bei posttraumatischer Arthrose Behandlung wie bei Koxarthrose (s. S. 213).

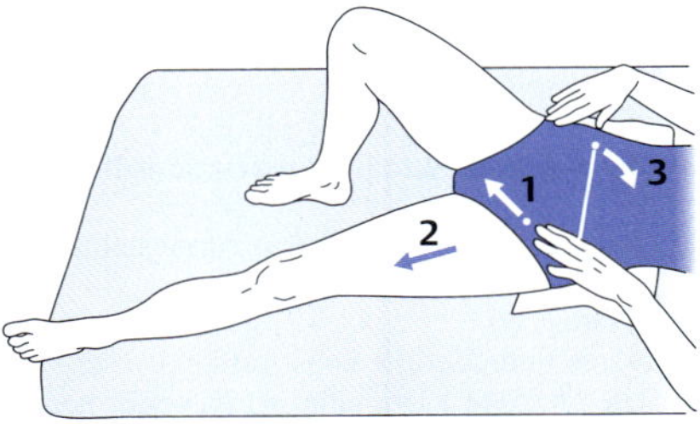

Abb. 71 Mobilisation des Hüftgelenkes in unbelasteter Ausgangsstellung. Widerlagernde Mobilisation (S. 120).
Gelenk (1) nach medial, kaudal
Bein (2) nach kaudal, lateral
Becken (3), Spina nach kranial, medial.

Verletzungen im Bereich der Wirbelsäule ohne Rückenmarkschädigung – Grundsätzliche Gesichtspunkte

Allgemeines

- Stabile Frakturen im Bereich der Lenden- und Brustwirbelsäule werden je nach Klinik unterschiedlich lange ruhiggestellt.
  - Häufig wird in flacher Rückenlage die Lendenlordose unterlagert.
- Frakturen von Quer- oder Dornfortsätzen werden in der Regel frühfunktionell behandelt.
- Stabile Frakturen der Halswirbelsäule werden konservativ durch Ruhigstellung in stabiler Zervikalstütze oder mit dem Halo-Fixateur behandelt.
- Instabile Frakturen werden operiert und danach ruhiggestellt.
- Nach Schleudertraumen wird in stabilen Zervikalstützen ruhiggestellt.

Physiotherapeutische Schwerpunkte in der Akutphase

- **Pneumonie- und Thromboseprophylaxe** (s. S. 77 ff.) bei bettlägerigen Patienten.
- **Patient lernt das Drehen en bloc** (s. u.) für pflegerische Maßnahmen wie Waschen, Bett machen u. ä., falls es die Art der Versorgung erlaubt.

Physiotherapeutische Schwerpunkte in der Frühphase

- Bei Ruhigstellung und nach Operationen weiterhin Prophylaxen (s. S. 79 f.).
- **Instruktion von Verhaltensweisen für die Zeit der Immobilisation:**
  - Drehen en bloc aus der Rücken- in die Seitlage, d. h. drehen auf der Unterlage ohne Verdrehung zwischen Brustkorb und Becken.
  - Beine stets nacheinander anstellen.
    - Das plötzliche Verkleinern der Unterstützungsfläche beim Abheben beider Beine würde eine Gleichgewichtsreaktion erfordern. Im lumbothorakalen Übergang würde eine extensorische Bewegung entstehen, um ein Gegengewicht zu den Beinen zu bilden.
  - Abheben des Beckens bei angestellten Beinen mit stabilisierter Wirbelsäule.
  - *Beachten:* Nicht bei Frakturen im Bereich der oberen Brustwirbelsäule und der Halswirbelsäule.
- **Der Patient übt seine Rumpfmuskulatur durch Stabilisationsübungen (s. S. 70 f.) in Rückenlage.**
  - Falls Drehen en bloc gelingt, kann auch aus Seit- oder Bauchlage stabilisiert werden.
  - Für die Seitlage muß beurteilt werden, ob
    - die Beschaffenheit der Unterlage und/oder die konstitutionellen Breiten des Patienten (s. S. 7) die Wirbelsäule stark lateralflexorisch verformen
    - und gegebenenfalls entsprechend gelagert werden.
- **Üben mit nicht betroffenen Körperabschnitten.**
  - *Beachten:* Während der Ruhigstellungszeit besteht in der Regel keine Kontrakturgefahr für die Extremitätengelenke.
  - Übungen mit den Extremitäten haben folgende Ziele:
    - Üben der Beinmuskulatur
    - Auslösen statischer Aktivitäten im Bereich der Bauch- und Rückenmuskulatur.
  - Weiterlaufende Bewegungen auf die Wirbelsäule werden vermieden.

- **Aufstehen mit stabilisierendem Korsett in der Frühphase:**
  - Üben des Anlegens des Korsetts im Liegen.
  - Aufstehen über Seit- oder Bauchlage bei stabilisierter Wirbelsäule.
  - *Beachten:*
    - Nur Patienten mit schlechtem Allgemeinzustand müssen von Physiotherapeuten „spazierengeführt" werden!
    - Ziel ist, daß der Patient sein Korsett alleine anziehen und alleine aufstehen und gehen kann.
- **Bei Weichteilverletzungen im Bereich der HWS, nach Schleudertrauma trägt der Patient in der Frühphase eine Halskrawatte.**
  - Belastungen der Halswirbelsäule durch eine schlechte Brustkorbhaltung wird der Patient in der Regel zur Schmerzlinderung selbst vermeiden.
  - Falls nicht: Haltungsschulung (s. S. 44).
  - Neben statischen Übungen für die Muskulatur der Halswirbelsäule können Bewegungen unter Gewichtsabnahme und mit hubfreier Muskelarbeit in geringem und schmerzfreiem Ausmaß die Weichteilheilung fördern.
  - Große Bewegungsausschläge und Bewegen trotz Schmerz stören die Heilung.
  - In der Frühphase trägt der Patient die Krawatte Tag und Nacht und nimmt sie nur während der Physiotherapie ab.
- **Sitzen nach Frakturen im Lendenwirbelbereich in den ersten Wochen möglichst vermeiden.**
  - Grundsätzlich lernt der Patient, mit aufrechter Körperhaltung auf hohen Stühlen (deutlich höher als Unterschenkelhöhe) zu sitzen.
- **Bücktraining (s. S. 48):**
  - Patient lernt das Neigen der Körperlängsachse mit stabilisierter Wirbelsäule.
  - Beginn bereits während des Tragens eines Stützkorsettes.
  - Heben und Tragen vermeiden.

Physiotherapeutische Schwerpunkte in der Spätphase mit komplikationslosem Verlauf

- **Entwöhnen des Patienten von stützenden, stabilisierenden Korsetten,** Gipsen oder Krawatten.
- **Der Patient soll seine Wirbelsäule stabilisieren können.**
  - Stabilisationsübungen (s. S. 70 f.) in verschiedenen Ausgangsstellungen.
  - Kräftigen (s. S. 72 f.) der Rumpfmuskulatur.
  - Die Wahl der Ausgangsstellung entscheidet über:
    - Die Hubbelastung der beanspruchten Muskulatur
    - Die Belastung der Wirbelsäule
    - Die Anforderung an koordinative Funktionen der Muskulatur (bewegliche Unterstützungsflächen, z. B. Therapieball, Schaukelbrett).
  - Bei Schmerzfreiheit können die Anforderungen in der Behandlung rasch gesteigert werden.
  - An medizinischen Trainingsgeräten Bauch- und Rückenmuskulatur gezielt aufbauen.

Verletzungen im Bereich der Wirbelsäule ohne Rückenmarkschädigung – Grundsätzliche Gesichtspunkte

- **Der Patient soll seine Wirbelsäule wieder bewegen können.**
  - Mobilisation der Wirbelsäule in allen Ebenen (Mobilisationstechniken, S. 62 ff.).

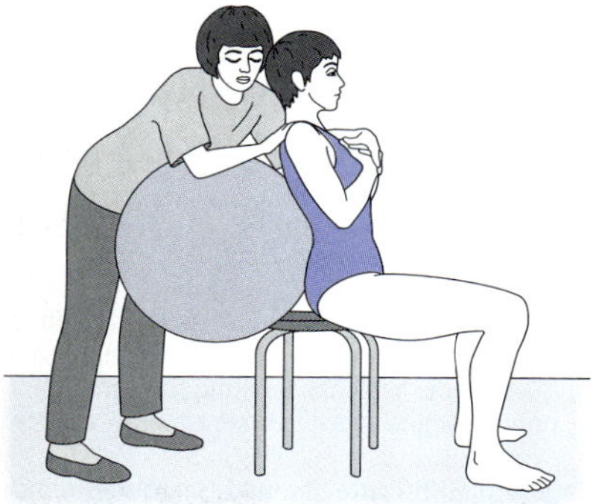

Abb. 72 Mobilisation der Extension im lumbothorakalen Übergang, schonend gegen die Rundung des Balles.

  - Instruktion von therapeutischen Übungen.
  - *Beachten:* Keine Mobilisationseffekte auf operative versteifte Wirbelsäulenabschnitte.
- **Der Patient lernt, einzelne Wirbelsäulenabschnitte selektiv wahrzunehmen und zu bewegen und andere in derselben Zeit zu stabilisieren.**
  - Z. B. Bewegungen der Lendenwirbelsäule bei stabilisierter Brustwirbelsäule.
- **Der Patient soll seine Haltung überprüfen und statisch bedingte Fehlbelastungen vermeiden können** (Haltungsschulung, S. 44 ff.).
  - *Voraussetzungen für eine gute Haltung* sind
    - die notwendigen Bewegungstoleranzen,
    - kräftige Rumpfmuskulatur,
    - eine gute Orientierung am eigenen Körper.
  - *Belastende Haltungen* werden durch wahrnehmbare Beobachtungskriterien bewußt, die Wahrnehmung für eine selbständige Korrektur der Haltung wird verbessert.
- **Der Patient soll Alltagsbewegungen (s. S. 53) rückenschonend ausführen.**
- **Rückenschulen** der Sekundärprävention können das Bewußtsein des Patienten für die Schonung der Wirbelsäule schärfen.

Physiotherapeutische Schwerpunkte in der Spätphase bei bleibenden funktionellen Problemen

- **Instabilitäten in einzelnen Segmenten der Wirbelsäule,** z.B. nach Schleudertraumen oder nach Frakturen erfordern
  - permanentes rückenschonendes Verhalten des Patienten,
  - bestmögliche muskuläre Stabilisation, segmentale Stabilisation (s.S. 70f.),
  - das dauernde oder situationsabhängige Tragen stützender Mieder oder Korsetts z.B. bei Schmerzen, bei großem Beanspruchen des Bewegungsapparates, dazu gehört auch Schreibtischtätigkeit mit langem Sitzen.
  - das Tragen von Halskrawatte nach Verletzungen der Halswirbelsäule, besonders nachts.
- **Hypomobilität im Bereich der betroffenen Segmente:**
  - Kann eine verminderte Einstellbarkeit der physiologischen Krümmungen der Wirbelsäule bedingen,
  - benachbarte Segmente im Sinne der Hypermobilisation belasten.
  - Ziel ist das Erhalten der bestmöglichen Beweglichkeit dieser Segmente.
- **Entwicklung eines posttraumatischen LWS-/BWS- oder HWS-Syndroms**
  - Behandlung s.S. 202ff.

Verletzungen im Bereich der Wirbelsäule ohne Rückenmarkschädigung – Spezieller Teil

Stabile Frakturen

- **Typische Versorgung:**
  - Im Bereich der Lenden- und der unteren Brustwirbelsäule nach kurzer Liegephase (sehr unterschiedliche Zeiten) Stabilisation z.B. mit Drei-Punkte-Korsett oder frühfunktionelle Behandlung.
  - Im Bereich der Halswirbelsäule: z.B. 4 bis 6 Wochen stabile Halskrawatte.
- **Befundaufnahme (s.S. 6ff.)/Befundschwerpunkte:**
  - Schmerzen im Bereich der Fraktur,
  - kein typischer funktioneller Befund,
  - evtl. Schonhaltung nach der Ruhigstellung,
  - Patient vermeidet Bewegungen im betroffenen Wirbelsäulenabschnitt.
- **Typische Behandlungsziele und Maßnahmen:** (Grundsätzliche Ziele: S. 166ff.)
  - Während der Ruhigstellungszeit Stabilisationsübungen (s.S. 70f.).
  - Nach der Ruhigstellungszeit schonende Mobilisationstechniken (s.S. 62ff.).
  - Instruieren und Üben von rückenschonenden Verhaltensweisen (s.S. 53).

Instabile Frakturen, Frakturen mit Dislokationsgefahr

- **Typische Versorgung:**
  - Operative Versteifung der betroffenen Segmente.
- **Befundschwerpunkte, Behandlungsziele und Maßnahmen**
  - entsprechen der konservativen Versorgung (s.o.).
  - Mobilisationseffekte auf die operativ stabilisierten Segmente in der Übungsbehandlung vermeiden.

Schleudertrauma

- **Typische Versorgung:**
  - 10 Tage Ruhigstellung in Halskrawatte (wird sehr unterschiedlich behandelt), danach kann in der Therapie ohne Krawatte behandelt werden.
  - Krawatte insgesamt ca. 3 bis 4 Wochen tragen,
  - Darüber hinaus weiterhin nachts und in der Spätphase bei auftretenden Symptomen.
- **Befundaufnahme (s.S. 6ff.)/Befundschwerpunkte:**
  - In der Frühphase oft starke Schmerzen und deutliche Schonhaltung.
  - Die Verletzungen der Weichteile können noch Jahre später zu Problemen im Bereich der Halswirbelsäule führen.

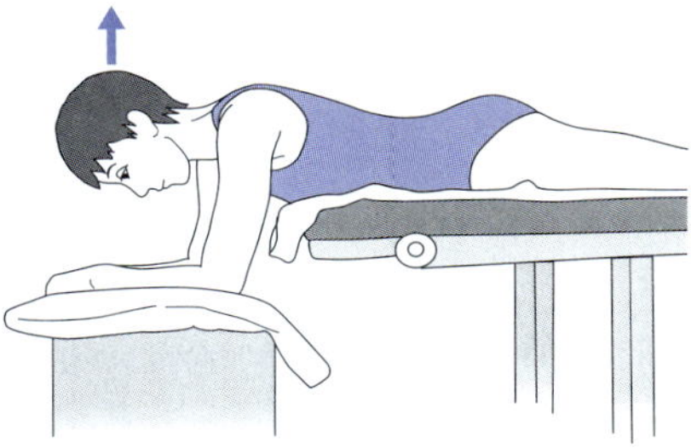

Abb. 73 Stabilisation der Halswirbelsäule mit einer therapeutischen Übung der FBL (S. 119 ff.).

- **Typische Behandlungsziele und Maßnahmen:** (Grundsätzliche Ziele: S. 166 ff.)
  - Schmerzen lindern (s. S. 59 ff.).
  - Haltungsschulung (s. S. 44 ff.).
  - Stabilisationsübungen (s. S. 70 f.).
  - Durchblutung fördern z. B. mit heißer Rolle (s. S. 86 f.).
  - *Frühphase:*
    - Passive und aktive, nicht endgradige Bewegungen unter leichter Pression im Bereich der Halswirbelsäule fördern die Weichteilheilung und vermindern die Narbenbildung im Gewebe.
  - *Beachten:*
    - Intermittierende Traktionen können besonders in der Frühphase die Symptome des Patienten verstärken.
    - Ihre Anwendung ist befundabhängig.
  - Entspannen der hypertonen Muskulatur (s. S. 65 ff.)
    - Keine passiven Muskeldehnungen in den ersten Wochen
    - Nie bei Schmerzen
  - Bewegen im Bereich der oberen Brustwirbelsäule zur Dämpfung der Sympathikusaktivität bei Schmerzen.
  - Instruktion und Üben von Entlastungsstellungen (s. S. 51 ff.).
  - Empfehlen, die Halskrawatte bei belastenden Tätigkeiten (Schreibtischarbeit) und bei anhaltenden Schmerzen zu tragen.

Verletzungen im Bereich des Brustkorbes – Grundsätzliche Gesichtspunkte

Allgemeines

- Patienten mit Rippenfrakturen, Sternumfrakturen, Pneumothorax, Hämatothorax und Prellungen im Bereich des Brustkorbes
  - haben Schmerzen, besonders beim Husten oder Niesen,
  - vermeiden tiefes Atmen,
  - befinden sich bei massiven Thoraxtrauma in lebensbedrohlichem Zustand.
- Konservative Behandlung
  - Rippenfrakturen: evtl. elastischer Rippengürtel.
  - Rippenserienfrakturen und Hämato-/Pneumothorax: Pleurasaugdrainage.
  - Bei schweren Verletzungen: Respiratorbeatmung.
- Operative Behandlung
  - Bei Verletzungen von Gefäßen und bleibendem Hämato-/Pneumothorax.

Physiotherapeutische Schwerpunkte der Akut- und Frühphase

- **Atemtherapie (s. S. 77 f.):**
  - Zur Pneumonieprophylaxe: Lenken der Atembewegungen besonders in die vom Patienten vermiedenen Richtungen. (Atemrichtungen beobachten, taktile Richtungshilfen durch Handkontakt.)
  - Nach Frakturen keine manuellen Kompressionen zur Atemhilfe.
- **Instruktion von fixierenden Griffen** während des Hustens nach Rippenfrakturen. Patienten erhalten hustenreizdämpfende Medikamente.
- **Thromboseprophylaxe** bei bettlägerigen Patienten (s. S. 79).

Physiotherapeutische Schwerpunkte der Spätphase

- **Vermindern restriktiver Ventilationsstörungen**
  - Packegriffe zur Lockerung der Körperfaszien über der Rippen,
  - Ausstreichen der Interkostalräume zur Entspannung der Interkostalmuskulatur,
  - Mobilisationen im Bereich der Wirbelsäule, der Rippenwirbelgelenke, im Verlauf der Rippen und im Bereich der Costosternalgelenke.

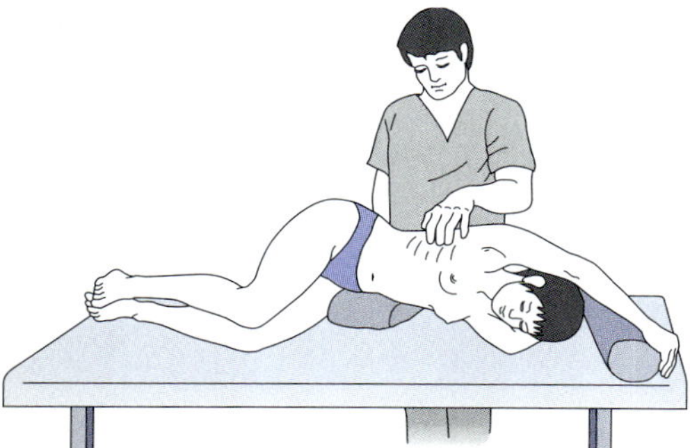

Abb. 74 Ausstreichen der interkostalen Räume.

- **Haltungsschulung (s. S. 44 ff.)**
  - *Beachten:* Die dynamische Stabilisation der Brustwirbelsäule in ihrer Nullstellung ist Voraussetzung für freie Rippenbewegungen.
- **Therapeutische Dehnlagen**
  - zur Mobilisation des Brustkorbes,
  - um die Atemrichtung zu lenken.
- **Therapeutische Übungen,** die auf den Brustkorb mobilisierend und stabilisierend wirken.

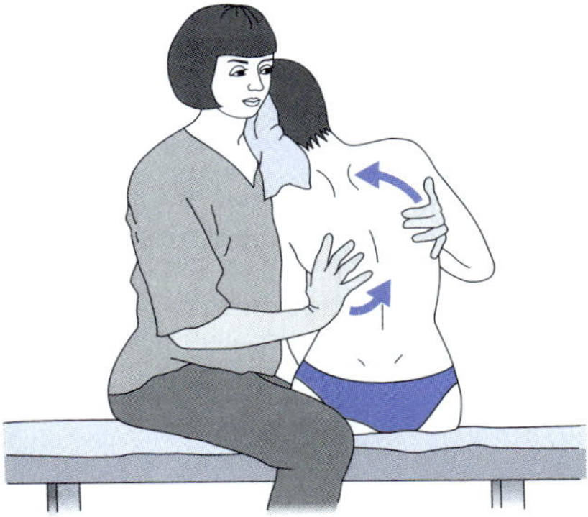

Abb. 75 Mobilisation der Lateralflexion der Wirbelsäule und Dehnung für die rechte Brustkorbwand.

Amputationen – Grundsätzliche Gesichtspunkte

Allgemeines

- Der Verlust eines Teiles des Körpers muß vom Patienten psychisch und physisch verkraftet werden.
- Der Verlust von Körpergewicht bei Amputationen im Bereich der Beine oder Arme verändert die Gleichgewichtssituation des Körpers.
- Frühe Prothesenversorgung beschleunigt die Rehabilitation und motiviert den Patienten (gegebenenfalls Interimsprothesen).
- Die Zusammenarbeit mit Orthopädietechnikern und – besonders bei Armprothesen – Ergotherapeuten ist während des Prothesentrainings unerläßlich.

Physiotherapeutische Schwerpunkte der Akutphase

- **Pneumonie- und Thromboseprophylaxe** (s. S. 77 ff.) bei bettlägerigen Patienten.
- **Schmerzlindernde Maßnahmen (s. S. 59 ff.)**
  - Bei Phantomschmerzen konsensuelle Reaktionen durch Maßnahmen an gesunder Extremität ausnutzen.
  - *Beachten:* Es werden unterschiedliche Vorgehensweisen bei Phantomschmerzen diskutiert. Physiotherapeuten sollten sich über den Stand der Diskussion am Arbeitsplatz bei den Ärzten informieren.
- **Vermeiden von Schonhaltungen**
  - die sich aus Schmerzen, fehlendem Körpergewicht, veränderten Zugwirkungen der Muskulatur ergeben.
  - Dient der Kontrakturprophylaxe.
- **Resorption fördern**
  - Bei Beinamputierten auch durch Hochstellen des Bettendes.
  - *Beachten:* Keine Hochlagerung des Stumpfes flexorisch im Hüftgelenk bei Oberschenkelamputierten, Gefahr der Beugekontraktur.
- **Bandagieren des Stumpfes**
  - Fördert die Resorption,
  - wirkt formgebend auf das Gewebe.
  - Die konische Stumpfform ist Voraussetzung für den guten Sitz der Prothese.

Physiotherapeutische Schwerpunkte der Frühphase

- **Kontrakturprophylaxe (s. S. 79):**
  - Lagern,
  - Entspannen der hypertonen Muskulatur (s. S. 65 ff.),
  - Kräftigen der hypotonen Muskulatur (s. S. 73), um Dysbalancen zwischen in Ansatz und Ursprung erhaltener und veränderter Muskulatur auszugleichen,
  - Bewegen gegen die je nach Lokalisation der Amputation vorhersagbare Kontrakturneigung.
- **Anleiten des Patienten zum eigenständigen Bandagieren des Stumpfes in konische Form.**

- **Abhärten der Haut des Stumpfes** und der Stellen, die durch die Prothese besonders belastet werden (z.B. Haut über Tuber ischiaticum bei Oberschenkelprothesen).
  - Der Patient lernt, wie er durch mechanische (Bürsten) und thermische (Eis) Reize seine Stumpfhaut desensibilisieren kann.
- **Phantomschmerzen** können evtl. durch gedachtes Bewegen der nicht mehr vorhandenen Gelenke positiv beeinflußt werden (s.o.).
- **Training der Stumpfmuskulatur**
- **Training der gesamten Muskulatur**
  - Bei Beinamputierten auch die Stützkraft der Arme überprüfen und evtl. verbessern, da vorübergehend oder ständig Unterarmstützen notwendig sind.
- **Gleichgewichtstraining**
  - Die veränderte Gleichgewichtssituation durch das fehlende Körpergewicht muß vom Patienten erfahren werden.
  - Er lernt therapeutische Übungen, die Gleichgewicht und Balance trainieren.
- **Positionswechsel üben**
  - Aufstehen und hinsetzen, aus dem Stand zur Bauchlage und zurück usw.
- **Erlernen des Umganges mit der Prothese**
  - An- und Ausziehen der Prothese,
  - Gewicht der Prothese kennenlernen,
  - Aufstehen und Hinsetzen,
  - Belasten und Bewegen der Prothese.
- **Gangschulung bei Beinamputierten**
  - Hinkfreies Gehen ist erst möglich, wenn die *Belastung der Prothese* im Stand erreicht ist.
  - *Häufiges Problem:*
    - Der Fuß des erhaltenen Beines wird in die Symmetrieebene des Körpers unter das Körpergewicht gesetzt.
    - Das Prothesenbein steht im Hüftgelenk in Abduktionsstellung und ist in dieser „Schrägstellung“ nicht sicher belastbar.
    - Die Prothese erscheint dem Patienten zu lang.
  - Hinkfreies Gehen ist erst möglich, wenn die *Prothese als Spielbein* koordiniert geführt werden kann.
  - *Häufiges Problem:*
    - Prothese erscheint zu lang und wird über Circumduktion nach vorn gebracht.
  - Üben im Gehbarren gibt dem Patienten in der Frühphase Sicherheit.
  - Wenn das Gehen im Barren gelingt, wird zu Unterarmstützen gewechselt.
  - Die Beschaffenheit des Bodens mit zunehmender Sicherheit verändern:
    - Gehen auf Unebenheiten
    - Auf schiefen Ebenen
    - Über Hindernisse.
  - Treppen gehen.
  - *Beachten:* Bei Amputationen im Bereich des Fußes, des Unterschenkels und des Oberschenkels kann das Gehen ohne Hilfsmittel angestrebt werden.

Physiotherapeutische Schwerpunkte der Spätphase

- **Der Patient soll den Stumpf selbständig pflegen** (s. o.).
- **Der Patient soll seine Prothese kennen, selbständig handhaben und pflegen.**
  - Der Orthopädiemechaniker erklärt die Funktion und gibt Pflegehinweise für die Prothese.
- **Der Patient soll Selbständigkeit erreichen** bzw. erhalten, an Übungsgruppen der Sekundärprävention teilnehmen und Sport treiben.

Physiotherapeutische Schwerpunkte der Spätphase bei bleibenden funktionellen Problemen

- **Wundheilungsstörungen** und immer wiederkehrende Druckstellen durch die Prothese können den Patienten resignieren lassen.
  - Die physiotherapeutische Behandlung ist deshalb nicht nur unter funktionellen, sondern auch unter motivationalen Aspekten sehr wichtig.
  - Bei vorübergehender Immobilisation des Stumpfes wird die Muskulatur isometrisch durch Irradiation beim Üben mit gesunden Körperabschnitten beansprucht (z. B. PNF, s. S. 124 f.).
- **Arterielle Verschlußkrankheiten**
  - Führen bei Patienten mit Beinamputationen zu insgesamt schlecht trainierbarer Muskulatur und zu evtl. schlechtem Allgemeinzustand.
  - Zusätzlich zur Prothesenversorgung ist evtl. ein Rollstuhl erforderlich.
  - Soweit es der Allgemeinzustand des Patienten zuläßt, lernt der Patient den selbständigen Umgang mit dem Rollstuhl.

Hüftgelenksexartikulation

➤ **Typische Versorgung:**
 – Beinprothese mit Beckenkorb.

➤ **Befundaufnahme (s. S. 6 ff.)/Befundschwerpunkte:**
 – Evtl. Beschwerden in der Lendenwirbelsäule bei Überlastung durch die „neuen" Gehbewegungen des Beines.

➤ **Typische Behandlungsziele und Maßnahmen:** (Grundsätzliche Ziele: S. 174 ff.)
 – Mobilisation des erhaltenen Hüftgelenkes und der Lendenwirbelsäule.
 – Kräftigung der Muskulatur des Rumpfes, des erhaltenen Beines und Verbessern der Stützkraft der Arme.
 – Gleichgewichtsübungen und selbständiges Wechseln der Positionen (Rükken-, Bauch-, Seitlage, Kniestand mit stützenden Armen, Kniestand, freier Stand ohne Prothese).
 – *Prothesentraining:*
 An- und Ausziehen, Aufstehen und Hinsetzen,
 Üben des freien Stehens mit der Prothese (Barren, Unterarmstützen, frei).
 – *Gehen mit der Prothese über Bewegungen des Beckens:*
  • Lateralflexorisch in der Lendenwirbelsäule und abduktorisch im intakten Hüftgelenk (Circumduktion).
 – *Entlastungsstellungen* (s. S. 51 f.) für die Lendenwirbelsäule instruieren.

Oberschenkelamputation

➤ **Typische Versorgung:**
 – Oberschenkelprothese, die sich an den Stumpf saugt, mit einem Kniegelenk, das sich unter Belastung stabilisiert.
 – Bei schlechtem Allgemeinzustand evtl. Prothese mit arretierbarem Kniegelenk. (Mehr Probleme beim Hinsetzen und Aufstehen!)
 – Bei nicht konischer Stumpfform evtl. zusätzlich zum Saugmechanismus Fixierung mit einem Beckengurt.

➤ **Befundaufnahme (s. S. 6 ff.)/Befundschwerpunkte:**
 – Gefahr der Flexions-Abduktionskontraktur:
  • M. iliopsoas und die Abduktoren sind in Ursprung und Ansatz erhalten.
  • Die im Ansatz abgetrennten ischiocruralen Muskeln und Adduktoren sind geschwächt.
 – *Schmerzen am Tuber ischiaticum* bei Belastung der Beinprothese.
  • Die Haut gewöhnt sich erst allmählich an den Druck durch das „Sitzen" auf der Prothese.
  • Patienten glauben, daß Prothese nicht paßt und halten sie oft für zu lang.
 – *Typische Hinkmechanismen:*
  • Kurze Standbeinphase (Angst zu belasten) mit mangelnder Extension im Hüftgelenk.
  • In der Spielbeinphase wird die Prothese trotz beweglichen Kniegelenkes circumduktorisch nach vorn bewegt.

➤ **Typische Behandlungsziele und Maßnahmen:** (Grundsätzliche Ziele: S. 174 ff.)
 – Beweglichkeit des Hüftgelenkes des betroffenen Beines freihalten.
 Besonders: Extension, Adduktion und die Rotationen.
 (Mobilisationstechniken, S. 62 ff.)

- Entspannen der Flexoren, Adduktoren des Hüftgelenkes (s. S. 65 ff.).
- Verhindern von Ausweichbewegungen (s. S. 39 ff.) im Sinne weiterlaufender Bewegungen. Oberschenkel und Becken werden zur Bewegungseinheit.
- Kräftigung der Muskulatur des Rumpfes, des erhaltenen und des betroffenen Beines und Verbessern der Stützkraft der Arme.
- Gleichgewichtsübungen und selbständiges Wechseln der Positionen (Rükken-, Bauch-, Seitlage, Kniestand mit stützenden Armen, Kniestand, freier Stand ohne Prothese).
- *Prothesentraining:*
  An- und Ausziehen, Aufstehen und Hinsetzen,
  Üben des freien Stehens mit der Prothese (Barren, Unterarmstützen, frei).
- Gangschulung (s. S. 36 ff.).
- *Üben der Tuber-Druck-Technik* (oder: Tuber-Sitz-Technik): Körpergewicht „sitzt“ auf Prothese.

Unterschenkelamputation

➤ **Typische Versorgung:**
- Unterschenkelprothese, die sich am Tibiakopf abstützt und sich an den Stumpf ansaugt.

➤ **Befundaufnahme (s. S. 6 ff.)/Befundschwerpunkte:**
- *Gefahr der Kniebeugekontraktur.*
- Schwäche des M. quadriceps, der erst mit dem Prothesengewicht wieder adäquat trainiert werden kann.

➤ **Typische Behandlungsziele und Maßnahmen:** (Grundsätzliche Ziele: S. 174 ff.)
- Beweglichkeit des Kniegelenkes freihalten.
  (Mobilisationstechniken, S. 62 ff.)
- Kräftigung der Muskulatur des Rumpfes, des erhaltenen und des betroffenen Beines und Verbessern der Stützkraft der Arme.
- Gleichgewichtsübungen und selbständiges Wechseln der Positionen (Rükken-, Bauch-, Seitlage, Kniestand mit stützenden Armen, Kniestand, freier Stand ohne Prothese).
- *Prothesentraining:*
  An- und Ausziehen, Aufstehen und Hinsetzen,
  Üben des freien Stehens mit der Prothese (Barren, Unterarmstützen, frei).
- Gangschulung (s. S. 36 ff.): Ziel ist das Gehen ohne Hilfsmittel.

Amputation im Bereich des Fußes

➤ **Typische Versorgung:**
- Orthopädische Schuhe.

➤ **Befundaufnahme (s. S. 6 ff.)/Befundschwerpunkte:**
- *Gefahr der Plantarflexions- und Inversionskontraktur* durch den Zug der Wadenmuskulatur.
- Belastungsschmerzen im Bereich des Restfußes.
- *Veränderte Wahrnehmung* durch Abrollen über kleinere Unterstützungsfläche.

- **Typische Behandlungsziele und Maßnahmen:** (Grundsätzliche Ziele: S. 174 ff.)
  - Beweglichkeit der Sprunggelenke, aller Fußgelenke der betroffenen Seite freihalten (Mobilisationstechniken, S. 62 ff.).
  - *Gangschulung* (s. S. 36 ff.): Ziel ist das Gehen ohne Hilfsmittel.

Schultergelenksexartikulation

- **Typische Versorgung:**
  - Armprothese, die am Brustkorb befestigt ist.
- **Befundaufnahme (s. S. 6 ff.)/Befundschwerpunkte:**
  - Gefahr der Fehlhaltung im Sinne einer skoliotischen Veränderung der Wirbelsäule durch fehlendes Armgewicht,
  - Halswirbelsäulensymptome durch eine Schonhaltung mit angehobenem Schultergürtel.
- **Typische Behandlungsziele und Maßnahmen:** (Grundsätzliche Ziele: S. 174 ff.)
  - *Prothesentraining*
    - Wird evtl. vom Prothesenbauer selbst durchgeführt.
    - An- und Ausziehen, evtl. vorhandene Funktionen üben.
  - Mobilisation und Stabilisation der Wirbelsäule, um Symmetrie zu erhalten.
  - Entspannen der Schultergürtelmuskulatur (s. S. 65 ff.).
    - Üben des Ablegens des Schultergürtels auf dem Brustkorb, um die Halswirbelsäule von dessen Gewicht zu befreien.
  - Bei dauerhypertoner Muskulatur im Bereich der Wirbelsäule reaktiv auf das Prothesengewicht Entlastungsstellungen (s. S. 51 ff.) und Eigendehnungen instruieren.

Oberarmamputation

- **Typische Versorgung:**
  - Armfunktionsprothese
- **Befundaufnahme (s. S. 6 ff.)/Befundschwerpunkte:**
  - *Gefahr der Abduktionskontraktur,* da der M. deltoideus oft in voller Funktion erhalten bleibt und bei fehlendem Armgewicht überwiegt.
  - Gefahr der Fehlhaltung der Wirbelsäule durch fehlendes Armgewicht.
- **Typische Behandlungsziele und Maßnahmen:** (Grundsätzliche Ziele: S. 174 ff.)
  - *Prothesentraining*
    - Wird evtl. vom Prothesenbauer selbst und/oder von Ergotherapeuten durchgeführt.
    - An- und Ausziehen, mögliche Funktionen üben.
  - Beweglichkeit von Schultergürtel und Schultergelenk freihalten. (Mobilisationstechniken, S. 62 ff.)
  - Mobilisation und Stabilisation der Wirbelsäule, um Symmetrie zu erhalten.
  - Entspannen der Schultergürtelmuskulatur (s. S. 65 ff.).
    - Üben des Ablegens des Schultergürtels auf dem Brustkorb, um die Halswirbelsäule von dessen Gewicht zu befreien.
  - Bei dauerhypertoner Muskulatur im Bereich der Wirbelsäule reaktiv auf das Prothesengewicht Entlastungsstellungen (s. S. 51 ff.) und Eigendehnung instruieren.

Unterarmamputation

- **Typische Versorgung:**
  - Armfunktionsprothese.
- **Befundaufnahme (s. S. 6 ff.)/Befundschwerpunkte:**
  - Gefahr der Ellbogenbeugekontraktur durch das Überwiegen der flexorischen Oberarmmuskulatur und das fehlende Unterarm-/Handgewicht.
  - Einschränkungen der Pro- und Supination.
- **Typische Behandlungsziele und Maßnahmen:** (Grundsätzliche Ziele: S. 174 ff.)
  - Beweglichkeit von Ellbogengelenk und proximalem Radioulnargelenk freihalten.
  - *Prothesentraining*
    - Wird evtl. vom Prothesenbauer selbst und/oder vom Ergotherapeuten durchgeführt.
    - An- und Ausziehen, mögliche Funktionen üben.

Amputationen im Bereich der Hand

- **Befundaufnahme (s. S. 6 ff.)/Befundschwerpunkte:**
  - Funktionen der Hand je nach Ausmaß und Lokalisation der Amputation mehr oder weniger stark beeinträchtigt.
  - Bei Ödembildung Hand hochhalten.
- **Typische Behandlungsziele und Maßnahmen:** (Grundsätzliche Ziele: S. 174 ff.)
  - Handfunktion gegebenenfalls mit entsprechenden Kompensationsmechanismen wiederherstellen.
  - Hilfsmittelgebrauch üben, zur Kompensation fehlender Handfunktionen.

Allgemeines

- Patienten mit schweren Verbrennungen werden in der Regel in Spezialkliniken für Brandverletzte behandelt.
- Ziele und Maßnahmen der Physiotherapie in der Akutphase werden in der Physiotherapiegrundausbildung selten ausreichend vermittelt.
- Physiotherapeuten, die Brandverletzte behandeln, müssen ihre Kenntnisse in Fort- und Weiterbildungskursen erweitern.
- Schwer Brandverletzte befinden sich in einem lebensbedrohlichen Zustand und werden intensivmedizinisch betreut.
- Enge Zusammenarbeit mit dem Intensivpflegepersonal und den Ärzten ist unentbehrlich.

Physiotherapeutische Schwerpunkte der Akutphase

- **Atemtherapie (s. S. 77 f.)**
  - Evtl. wird Patient in der Anfangszeit künstlich beatmet.
- **Baldmöglichstes Bewegen im Bereich der Verbrennungen**
  - Zur Kontrakturprophylaxe.
  - Ob passiv, aktiv oder assistiv bewegt wird, hängt vom Allgemeinzustand des Patienten ab.

Physiotherapeutische Schwerpunkte der Frühphase

- **Befund des Verletzten:**
  - *Schwellungen, Gelenkergüsse.*
  - *Restriktive Ventilationsstörungen* durch Verletzungen am Thorax, durch Narbenbildung im Bereich des Brustkorbes.
  - *Gelenkstatus:* betroffene Gelenke, Substanzverlust des Kapsel-Band-Apparates, Bewegungseinschränkungen durch Brandwunden und durch Narbenzüge erfassen.
  - *Muskelstatus:* Substanzverlust, drohende Kontrakturen durch Wunden bzw. Narben erfassen.
  - *Sensibilitätsverlust:* Substanzverlust an Rezeptoren und Nervengewebe.
  - *Beachten:*
    - Befundänderungen sind häufig.
    - Sie ergeben sich aus dem wechselnden Allgemeinzustand des Patienten und durch Operationen im Verlauf der Therapie (plastische Chirurgie, Transplantationen).
- **Hauptbehandlungsziel ist die Kontrakturprophylaxe**
  - Aktives und passives Bewegen ist trotz Schmerzen nötig.
  - Lagerungen in Dehnstellungen und Schienenversorgungen unterstützen die manuellen Techniken.
  - In manchen Kliniken werden die Patienten im Wasserbad bewegt.
- **Narbenbildung kann positiv beeinflußt werden durch**
  - ständiges Bewegen,
  - manuelle Massagen im Narbengewebe (evtl. mit Salben),
  - Kompressionsverbände.

- **Instruktionen bei Sensibilitätsverlust**
  - Der Patient kann sich durch den unachtsamen Umgang mit thermischen Reizen schädigen. Bei Verlust der Oberflächensensibilität kann es zu Verletzungen kommen.
  - Er muß lernen, sich entsprechend vorsichtig zu verhalten.
- **Wiederherstellen der Muskelfunktion**
  - Schmerzen, Substanzverlust, Bewegungseinschränkungen führen zu Schwächen, Tonusveränderungen, muskulären Dysbalancen und Kontrakturen.
  - Grundsätzlich sind alle physiotherapeutischen Techniken zur Entspannung (s. S. 65 ff.) und zur Kräftigung der Muskulatur dem Befund angepaßt erlaubt.
- **Haltungskorrekturen (s. S. 44 ff.)**
  - Wunden, Schmerzen führen zu Schonhaltungen. Narbenzüge können zu statischen Veränderungen führen.
  - Der Patient muß um die Gefahr von Haltungsveränderungen wissen. Er lernt therapeutische Übungen, die einer möglichen Haltungsveränderung entgegenwirken und die er eigenständig ausführen kann.

Physiotherapeutische Schwerpunkte der Spätphase

- Behandlungsziele entsprechend der Frühphase.
- Die Belastbarkeit des Patienten nimmt zu.
- Eigene Übungsprogramme, die individuell erstellt werden, ergänzen die physiotherapeutische Einzelbehandlung.

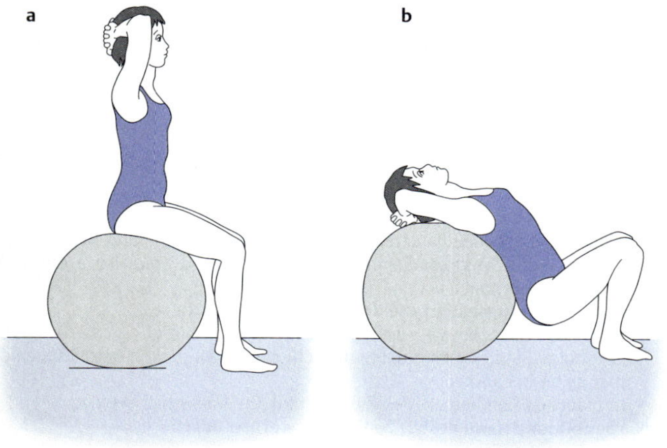

Abb. 76 a) Haltungsschulung auf dem Ball, Ausgangsstellung für das Dehnen der ventralen Strukturen.
b) Dehnen ventraler Strukturen in der therapeutischen Übung der FBL „Es'lein, streck Dich".

Übergeordnete Gesichtspunkte der konservativen Orthopädie

Allgemeines

- In der konservativen Orthopädie ist die differenzierte Befundaufnahme mit sorgfältiger Dokumentation besonders wichtig. Art und Ausmaß der funktionellen Störung können nicht ausschließlich aus der Diagnose abgeleitet werden.
- Komplette Befunderhebung immer vor Beginn (Ist-Zustand des Patienten) und zum Abschluß der Behandlungsserie.
- Kurzbefunde während der Behandlung zur Überprüfung der Effizienz der Behandlungsmaßnahmen.
- Der ausführliche Schmerzbefund ist ein wichtiger Leitfaden für die Behandlung.
  - Patientenangaben über Schmerzveränderungen, z.B. ausstrahlender Rükkenschmerz in ein Bein reduziert sich zu lokalem Rückenschmerz, stechender Schmerz wird zu dumpfem Schmerz u.ä., bestätigen oder verwerfen die Hypothesenbildung zu den Schmerzursachen.
  - Selbsthilfemaßnahmen des Patienten zur Schmerzreduzierung können evtl. in der Behandlung übernommen werden, z.B. Gewichtsabnahme, Eis oder Wärme (s. S. 6 ff.: Physiotherapeutischer Befund in Orthopädie und Traumatologie).

Behandlungsziele

- Ziele ergeben sich aus:
  - dem aktuellen Befund (s. S. 6 ff.: Physiotherapeutischer Befund in Orthopädie und Traumatologie, S. 21 ff.: Gangbeschreibung),
  - der Diagnose,
  - der Belastbarkeit der betroffenen Strukturen,
  - der normalen Funktion des betreffenden Körperabschnittes,
  - der notwendigen Kompensation zum Schutz überlasteter Strukturen, von strukturellen Veränderungen, bleibenden Einschränkungen der Beweglichkeit, Muskelschwächen oder Schmerzen,
  - den beruflichen und privaten Erfordernissen des Patienten,
  - den evtl. bereits verordneten Heil- und Hilfsmitteln, z.B. Korsette, Schienen usw.
  - den normalen Funktionen der Körperabschnitte.
    - Becken, Brustkorb und Kopf mit den entsprechenden Wirbelsäulenabschnitten können sowohl stabilisiert als auch bewegt werden. Im Gang kann sich das Becken unter dem stabilisierten Brustkorb rotatorisch und etwas lateralflexorisch in der Wirbelsäule bewegen.
    - Das Becken und der Oberkörper können sich in den Hüftgelenken bewegen und stabilisieren, z.B. beim Gehen, Bücken und Zurückneigen des Oberkörpers im Sitzen und Stehen.
    - Der Brustkorb kann sich unter dem Schultergürtel bewegen, die Atmung geschieht in Ruhe mühelos und rhythmisch.
    - Gehen, Laufen und Treppensteigen sind hinkfrei und ohne Hilfsmittel möglich.
    - Die Arme hängen frei neben dem Körper, das Gewicht von Schultergürtel und Armen ist auf dem stabilisierten Brustkorb abgelegt.
    - Arme und Hände können sich differenziert grob- und feinmotorisch bewegen.

Strukturelle Fehlstellungen – Grundsätzliche Gesichtspunkte

Allgemeines

- Strukturelle Fehlstellungen verursachen Inkongruenz und Instabilität der betroffenen und angrenzenden Gelenke.
- Reaktiv auf die Gelenksituation entsteht muskuläre Dysbalance mit Hypo- und Hypertonus und Koordinationsverlust der gelenkumgebenden Muskulatur.
- Fehlstellungen, muskuläre Dysbalance und gestörte Koordination führen zu erhöhter Kompressionsbelastung in den Gelenken mit dem Risiko frühzeitiger Arthrose (s. S. 42 f.: Biomechanische Grundlagen).
- Lange Beschwerdefreiheit ist bei konsequentem Üben und gelenkschonendem Verhalten möglich.
- Strukturelle Fehlstellungen können nur während des Wachstums bei täglichem Üben evtl. physiotherapeutisch beeinflußt werden.
- Zusätzlich sind meistens korrigierende Schienen, Korsette usw. nötig.
- Bei Säuglingen und Kleinkindern Eltern zur täglichen Behandlung und ältere Kinder und Jugendliche zum selbständigen Üben anleiten.
  Behandlung nach Vojta günstig, z. B. bei Hüftdysplasie und Skoliose, weil die korrigierende Muskulatur sehr gezielt angesprochen werden kann (s. S. 137 ff.).
- Geeignete Sportarten empfehlen.
- Bei ausgeprägten Fehlstellungen evtl. frühzeitige Operation.
- Die Behandlung Erwachsener beugt vorzeitigen degenerativen Veränderungen vor.

Physiotherapeutische Schwerpunkte der Behandlung (s. S. 183, S. 155 ff. und S. 167 ff.)

- **Der Patient soll seine Fehlstellung wahrnehmen.**
  - Die Abweichungen mit Hilfe von geeigneten Orientierungspunkten des Patienten bewußtmachen.
  - Bei komplexen Fehlstellungen schrittweises Vorgehen und die Wahrnehmung zuerst auf diejenigen Körperabschnitte lenken, durch die die spätere Korrektur eingeleitet wird.
  - Der Patient braucht für dieses Wahrnehmungstraining viel Zeit.
  - Es ist die Voraussetzung für jedes weitere Üben (s. S. 1 f.: Bewegungslernen).
- **Der Patient soll seine Fehlstellung automatisch korrigieren können.**
  - Der Therapeut „steuert" gleichzeitig verbal und manipulierend die Orientierungspunkte des Patienten in die Korrektur.
  - Wechsel zwischen Fehlstatik und Korrektur wiederholen, bis sie vom Patienten allmählich selbständig übernommen werden kann.
  - Festigen der neu erlernten Statik auch in verschiedenen Ausgangsstellungen.
  - Training derjenigen Muskulatur, die korrigierend auf die Fehlstellung einwirken kann und Entspannen hypertoner Antagonisten (s. S. 65 ff.).
  - Tapeverbände können die Erinnerung an die Korrektur unterstützen, falls keine passiven Hilfsmittel verordnet wurden (s. S. 56 ff.).
  - Möglichst häufiges bewußtes Üben der erlernten Körperhaltung beschleunigt die „automatische" Übernahme im Alltag und ist die wichtigste Hausaufgabe für den Patienten.

- **Der Patient soll das Tragen verordneter korrigierender Hilfsmittel als Teil des gesamten Behandlungskonzeptes akzeptieren.**
  - Der Therapeut unterstützt die Akzeptanz, indem er geeignete Übungen mit und ohne Hilfsmittel in der Behandlung und für Zuhause auswählt.
  - Er erklärt dem Patienten die besondere Notwendigkeit passiver Korrekturmaßnahmen während Zeiten körperlicher Inaktivität (z.B. nachts, in der Schule und im Beruf).
- **Der Patient soll ungünstige Belastungen im Bereich der betroffenen Körperabschnitte vermeiden.**
  - In der Haltungsschulung (s.S. 44 ff.), beim Beinachsentraining (s.S. 29 f.), beim ADL- und Bücktraining (s.S. 53 und 48 ff.) wird die zentrische Belastung der Gelenke geübt.
  - Häufiges Einnehmen von Entlastungsstellungen (s.S. 51 f.) und gelenkschonendes Verhalten (s.S. 54) für die betroffenen und angrenzenden Gelenke schützt die Muskulatur und die passiven Strukturen vor Überlastung.

Flachrücken

➤ **Allgemeines**

- *Lumbaler und thorakaler Flachrücken* meistens erst bei „schlechter Haltung“ oder Rückenschmerzen auffällig.
- *Thorakaler Flachrücken* neigt wegen des relativ vergrößerten vorderen Gewichtes in bezug auf die Beuge-Streckachsen der Wirbelsäule und der erhöhten Stauchungsbelastung im Alltag zur Destabilisierung („zusammengesunkener Flachrücken“).
- Frühzeitig Ausweichbewegungen und Bewegungseinschränkungen der Wirbelsäule.
- Wachstumsbeeinflussung durch Physiotherapie evtl. bei sehr konsequenter Behandlung, z. B. nach Vojta, möglich.

➤ **Befundschwerpunkte**

- *Lumbale Form:*
  - Becken in den Hüftgelenken extendiert und in der Lendenwirbelsäule flektiert mit Verkürzung der Extensoren der Hüftgelenke und der Bauchmuskulatur.
- *Lumbothorakale Form:*
  - Zusätzlich zu den o. g. Abweichungen Brustkorblängsachse häufig nach hinten geneigt mit reaktivem Hypertonus besonders der geraden Bauchmuskulatur.
  - Kopf dann in bezug auf den Brustkorb nach vorne translatiert mit abgeflachter Lordose der Halswirbelsäule und reaktivem Hypertonus der Nackenmuskulatur.
  - Schultergürtel in bezug auf den Brustkorb protrahiert mit Verkürzung der Mm. pectorales.
  - Teilweise kurzbogige Kyphose im Übergang Brustwirbelsäule/Lendenwirbelsäule.
- *Beide Formen:*
  - Häufig insgesamt hypermobile Wirbelsäule mit Bewegungseinschränkungen einzelner Segmente
  - und ausgeprägten Ausweichbewegungen im aktiven Bewegungsverhalten.

➤ **Typische Behandlungsziele und Maßnahmen (s. S. 184 f.)**

- Differenziertes Bewegungsverhalten im Bereich der Wirbelsäule ermöglichen:
  - Gezielte Mobilisation blockierter Segmente.
  - Schonende Mobilisation der einzelnen Wirbelsäulenabschnitte, insbesondere rotatorisch im lumbothorakalen Übergang für die gangtypischen Bewegungen des Beckens.
- Dehnen und Entspannen verkürzter und hypertoner Muskulatur (s. S. 65 ff.),
  - z. B. Unterlagern der Lendenwirbelsäule in Rückenlage zum Dehnen der Bauchmuskulatur und anschließende Ischiokruralendehnung auch zu Hause.
- Kräftigung und Koordinationstraining für die Rückenmuskulatur und die schräge Bauchmuskulatur.

- Haltungsschulung (s. S. 44 ff.). Die natürlichen Krümmungen der Wirbelsäule können hierbei nicht dauerhaft hergestellt, sondern nur die „schlechte Haltung", z. B. der zusammengesunkene Brustkorb, korrigiert werden.
- Stabilisationstraining (s. S. 70 f.).
- Bücktraining (s. S. 48 ff.).
- Rückenschonendes Verhalten und Entlastungsstellungen (s. S. 51 f.) werden schon im Schulkindalter geübt.
- Teilnahme an einer (Kinder-)Rückenschulgruppe günstig.
- Bei Behandlung nach Vojta (s. S. 137 f.) evtl. Elternanleitung.

Skoliose

➤ **Allgemeines**
- Differenzierte Befundaufnahme unbedingt erforderlich.
- Im Säuglingsalter Asymmetrie als sog. „C- Skoliose" auffällig.
- *Korsettbehandlung* im Kindes- und Jugendalter bis zum Wachstumsabschluß evtl. erforderlich (s. Abb. 77 a, b und Abb. 78 a, b).
  - Der Pelottendruck im Korsett auf den Rippenbuckel kann einen Flachrückentypus verstärken.
  - Die Korsettentwöhnung erfolgt langsam durch Vermindern der Tragzeit bei gleichzeitiger Intensivierung der Physiotherapie.
  - Vojta-Behandlung günstig, wenn das Korsett zur Behandlung abgenommen werden kann.
- Intensive Haltungsschulung mit vielen Methoden möglich, z. B. mit der *dreidimensionalen Skoliosebehandlung nach Schroth.*
- Unterschiedliche Beinlängen werden ausgeglichen, wenn sie die Skoliose unterstützen oder verstärken.
- Bei sehr großen Krümmungswinkeln kann die kardiopulmonale Ausdauer eingeschränkt sein.
- *Operative Versteifung* bei starker Progredienz und Krümmungswinkel ab ca. 45° nach Cobb.
- Nach Wachstumsabschluß:
  - Abrutschen der Skoliose z. B. durch insuffiziente Rumpfmuskulatur, geringes Haltungsgefühl und Osteoporose möglich.
  - Dann Physiotherapie und eigenes Üben zu Hause intensivieren und evtl. Stützmiederversorgung.

➤ **Befundschwerpunkte**
- *Skoliotische Fehlstellung* der Wirbelsäule in allen drei Ebenen:
  - Konvexseiten der Skoliose sind durch Torsion und zusätzliche Rotation der Wirbelkörper nach hinten gedreht.
  - Verdrehung in der Lendenwirbelsäule als Lendenwulst, in der Brustwirbelsäule als Rippenbuckel sichtbar.
  - Abweichungen des Beckens und des Brustkorbes zur Seite, dabei kann die Wirbelsäule insgesamt noch im Lot stehen (kompensierte Skoliose).
  - Bei dekompensierten Skoliosen fällt das Lot von C 7 neben die Analfalte.
  - Verstärkte oder verminderte Kyphose der Brustwirbelsäule (Kyphoskoliose oder Flachrückentypus).
  - Teilweise Beckenasymmetrie *(„Beckenskoliose")*.

- *Typisch asymmetrisches Muskelrelief* mit Hypotonus, Insuffizienz und Verkürzung vorwiegend an den Konkavseiten.
- *Im Korsett:*
  - Für die Derotation der Lendenwirbelsäule ist das Becken extensorisch in den Hüftgelenken eingestellt.
  - Die Lordose der Lendenwirbelsäule ist abgeflacht.
  - Es entwickeln sich Muskelverkürzungen wie beim lumbalen Flachrücken (s. S. 186 f.).
- *Vitalkapazität und kardiopulmonale Belastbarkeit* bei schweren Skoliosen evtl. herabgesetzt.

➤ **Typische Behandlungsziele und Maßnahmen (s. S. 184 f.).**
- *Im Säuglingsalter* Behandlung der Asymmetrie, z. B. durch Behandlung nach Vojta (s. S. 137 ff.).
- Zusätzliche Orientierung des Kindes zur Konkavseite anregen, z. B. durch Spielzeug an Bett und Kinderwagen.
- *Versuch der Wachstumslenkung* mit Vojtatherapie auch im Kindes- und Jugendalter.
- *Ab Schulkindalter* gezielte Haltungskorrektur mit und ohne Korsett, z. B. mit der dreidimensionalen Skoliosebehandlung nach Schroth (s. S. 134 ff.) o. a. Methoden möglich.
- Alle Abweichungen berücksichtigen und die maximale Korrektur anschließend stabilisieren, auch mit Widerständen, Geräten und Ausgangsstellungen, bei denen die Muskulatur gegen die Schwerkraft arbeitet.
- Übliches Kräftigen der Rücken- und Bauchmuskulatur zwecklos, weil die Muskulatur mit „verdreht" ist.

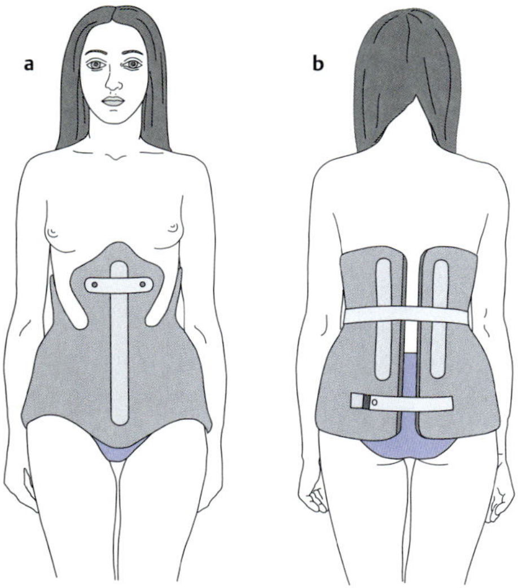

Abb. 77 a, b Bostonkorsett von vorne und hinten.

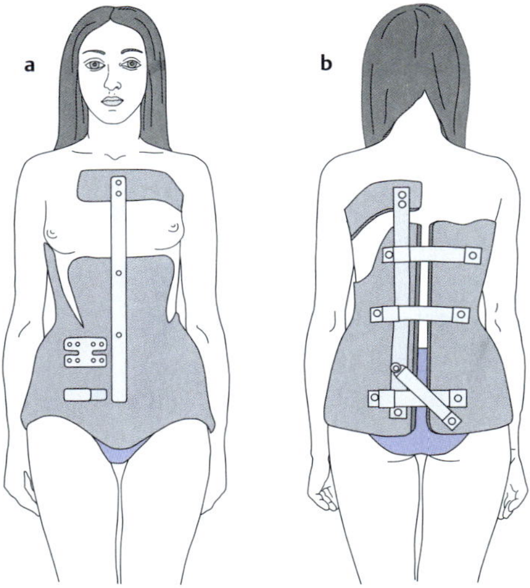

Abb. 78 a, b
Chêneaukorsett von vorne und hinten.

- Für ADL (s. S. 53) mit Korsett, z. B. Schuhe an- und ausziehen, gute Außenrotationstoleranz in den Hüftgelenken nötig.
- Entlastungsstellungen mit und ohne Korsett üben (s. S. 51 f.).
- Sport mit Korsett günstig, z. B. Schwimmen.
- *Bei geringer Vitalkapazität*
  - Zwerchfell kräftigen durch Einatmen gegen dosierten Widerstand (Nasenstenose).
  - Leichtes, angepaßtes Ausdauertraining, z. B. Fahrradergometertraining.
- *Während der Korsettentwöhnung* zusätzlich Ischiokruralendehnung und für die normalen Gehbewegungen des Beckens schonende Mobilisation des lumbothorakalen Überganges in die Rotation.
- Teilnahme an einer Rückenschulgruppe der Sekundärprävention.

➤ Behandlung prä- und postoperativ bei Spondylodese: s. S. 247 f.

Spondylolisthese

➤ **Allgemeines**
- Spondylolyse als Vorstufe des Wirbelgleitens meist beschwerdefrei.
- Wirbelsäulenbelastender Leistungssport, z. B. Geräteturnen, rhythmische Sportgymnastik u. a. im Kindes- und Jugendalter begünstigt die Erkrankung.
- Zusätzlich zur Physiotherapie evtl. Stützmiederversorgung.
- Operation bei großer Stufenbildung und starken Beschwerden.

- **Befundschwerpunkte**
  - Ausstrahlende Rückenschmerzen in Gesäß und Beine (radikulärer Schmerz).
  - Becken vermehrt in den Hüftgelenken flektiert und in der Lendenwirbelsäule extendiert.
  - Stufenbildung kranial der Listhese tastbar.
  - Muskulatur:
    - Hypertonus und Verkürzung der lumbalen Rückenstrecker
    - Hypotonus der Bauchmuskulatur
    - Verkürzung der Flexoren der Hüftgelenke.
  - Bewegungseinschränkungen der Lendenwirbelsäule hauptsächlich in die Flexion und des lumbothorakalen Überganges in die Rotation.
- **Typische Behandlungsziele und Maßnahmen (s. S. 184 f.).**
  - Korrektur der Fehlstellungen
  - Dehnen und Entspannen der verkürzten und hypertonen Muskulatur.
  - Schonende Mobilisation der Lendenwirbelsäule und des lumbothorakalen Überganges.
  - Mobilisation der anderen Wirbelsäulenabschnitte, um ein ökonomisches Bewegungsverhalten zu ermöglichen.
  - Kräftigen der Bauchmuskulatur zur Stabilisation der Lendenwirbelsäule und um die korrigierte Beckenstellung halten zu können.
  - Haltungsschulung (s. S. 44 ff.) und Stabilisationstraining (s. S. 70 f.) mit Kontrolle des Physiotherapeuten und Eigenkontrolle des Patienten durch das Tasten des Stufenausgleiches.
  - Rückenschonendes Verhalten bei den ADL (s. S. 53), Bücktraining (s. S. 48 ff.) und Entlastungsstellungen (s. S. 51 f.).
  - Teilnahme an einer Rückenschulgruppe der Sekundärprävention nur bei individueller Betreuung.
- Behandlung prä- und postoperativ bei Spondylodese: s. S. 247 f.

Hüftdysplasie

- **Allgemeines**
  - Konservative Behandlung (je nach Alter des Kindes und Ausprägung der Dysplasie):
    - breites Wickeln,
    - Spreizhose (s. Abb. 79),
    - Bandagenbehandlung (s. Abb. 80),
    - Overheadextension,
    - Retentionsgips bei instabiler Hüfte
  - Die Hüftdysplasie ist häufig mit einer Coxa valga oder Coxa valga antetorta kombiniert.
  - Die Inkongruenz und verminderte Größe der Gelenkflächen führen bei fehlerhafter Behandlung zu einer erhöhten intraartikulären Druckbelastung im Alltag mit vorzeitigem Arthroserisiko.
  - Bei unbehandelter Luxation Bildung einer Sekundärpfanne am Os ilium mit Verkürzung und Hypotrophie des Beines.
  - Pfannenverbessernde Eingriffe ab ca. zweitem Lebensjahr bis ins Erwachsenenalter.

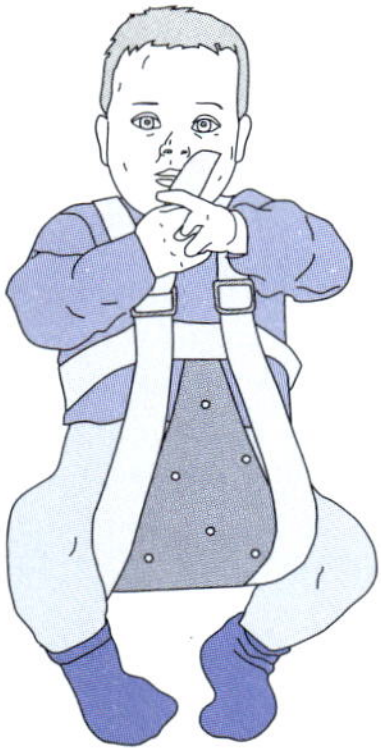

Abb. 79 Spreizhose.

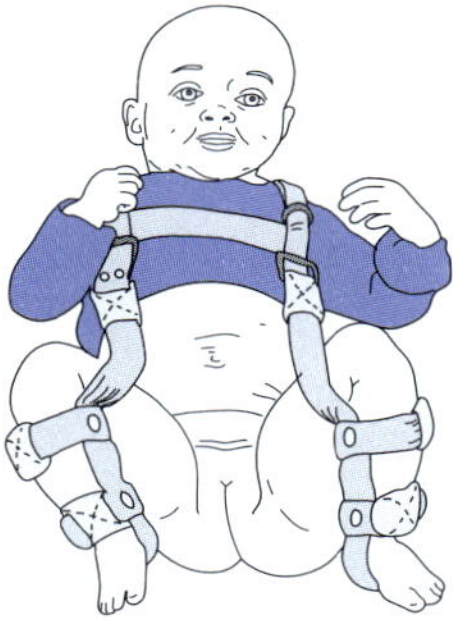

Abb. 80 Pavlik-Bandage.

➤ **Befundschwerpunkte**
- *Abspreizbehinderung* bei Säuglingen und Kleinkindern mit Subluxation und Luxation.
- *Bei einseitigem Auftreten* auffällig:
  - Relative Beinverkürzung
  - Asymmetrie der Gluteal- und Analfalten
  - Bewegungsarmut des Beines
- *Bei konservativer Behandlung* mit langen Ruhigstellungsphasen evtl. gesamt verzögerte motorische Entwicklung und Bewegungsarmut und Hypotonus des betroffenen Beines.
- *Ab dem Laufalter* kompensatorische Flexion des Beckens in den Hüftgelenken mit auffällig starker Lordose zur besseren Überdachung der Femurköpfe. Entwicklung hartnäckiger Beugekontrakturen.
- Insuffizienz der pelvitrochantären Muskulatur, Hypertonus der Adduktoren.
- *Bei älteren Kindern und Erwachsenen* schnellere Ermüdung des betroffenen Beines, Duchenne- und Trendelenburghinken (s. S. 26 ff.).

➤ Befund bei Coxa valga und Coxa valga antetorta s. S. 192 ff.

Typische Behandlungsziele und Maßnahmen (s. a. S. 184 f.).
- *Bei Säuglingen und Kleinkindern:*
  - Vor der Reposition Detonisieren der Adduktoren mit Vibrationen, sanften Massagegriffen und Querdehnungen.
  - Versuch der besseren Einstellung des Hüftkopfes im Gelenk mit Vojta (s. S. 137 ff.).

  - Kräftigen der Hüft- und Beinmuskulatur.
  - Fördern der motorischen Entwicklung.
  - Unterstützen der formenden Druckkräfte des Hüftkopfes auf die Gelenkpfanne z.B. durch Sitzen über einer breiten Rolle beim Üben der Gleichgewichtskontrolle und der Stützfunktion des Beines.
- *Bei älteren Kindern bis zu Erwachsenen:*
  - Detonisieren und Entspannen der hypertonen und verkürzten Muskulatur (s.S. 65 ff.).
  - Beinachsentraining als Koordinationstraining für die Hüft- und Beinmuskulatur, vor allem bei vermehrter Antetorsion (s.S. 29 f.).
  - Haltungsschulung (s.S. 44 ff.) und ADL (s.S. 53) mit dem Schwerpunkt: Verbessern der Becken-Beinstatik.
  - Entlastungsstellungen (s.S. 51 f.) und gelenkschonendes Verhalten für Lendenwirbelsäule und Hüftgelenk.
  - Evtl. Gangschulung bei Erwachsenen, wenn Unterarmstützen oder Handstock benutzt werden (s.S. 24 f.).

➤ Behandlung prä- und postoperativ bei pfannenverbessernden Eingriffen: s.S. 232 f.
Behandlung bei Koxarthrose: s.S. 213 f.

Coxa valga

➤ **Allgemeines**
- Die physiologische Coxa valga antetorta des Neugeborenen entwickelt sich ungefähr bis zum 12. Lebensjahr zu einem Schenkelhals-Schaftwinkel (Centrum-Collum-Diaphysen- oder CCD-Winkel) von ca. 125° und einem Antetorsionswinkel von ca. 15° zurück (s. Abb. 81).
- Coxa valga und Coxa valga antetorta können isoliert bestehen bleiben oder mit einer Dysplasie der Gelenkpfanne kombiniert sein, auch als Restbefund nach einer abgeschlossenen Dysplasiebehandlung.
- Die Steilstellung des Schenkelhalses führt zu erhöhter Druckbelastung im Hüftgelenk mit dem Risiko einer frühen Arthrose.
- *Pathomechanik:*
  - Das Verhältnis von physiologisch kleinem Kraftarm zu großem Lastarm verschiebt sich bei der Einbeinbelastung, z.B. im Gang, weiter zuungunsten des Kraftarmes.
  - Der Kraftaufwand der Abduktoren zur Stabilisation des Beckens in der Frontalebene ist dadurch höher als bei Gesunden (s. Abb. 82 und 83) und wirkt sich als erhöhte Kompressionsbelastung im Hüftgelenk aus.
  - Übungen mit großer Hubbelastung für die Abduktoren, z.B. das Anheben des gestreckten Beines gegen die Schwere oder gegen Widerstand in Seitlage sind wegen dieser Hebelverhältnisse sehr ungünstig.
- Operative Korrektur des CCD- und des Antetorsionswinkels bei großen Abweichungen.

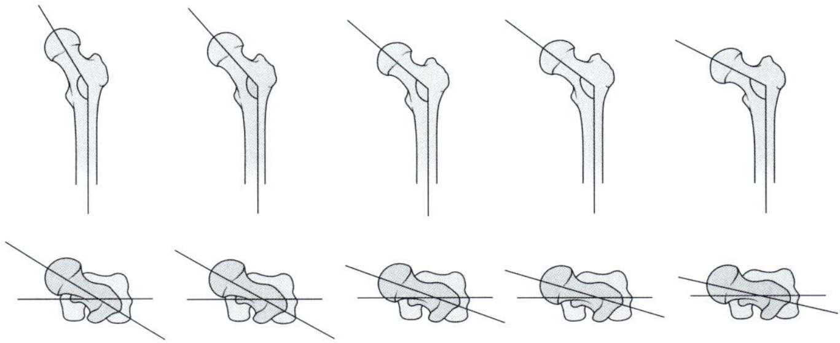

Abb. 81 Entwicklung des CCD- und des Antetorsionswinkels.

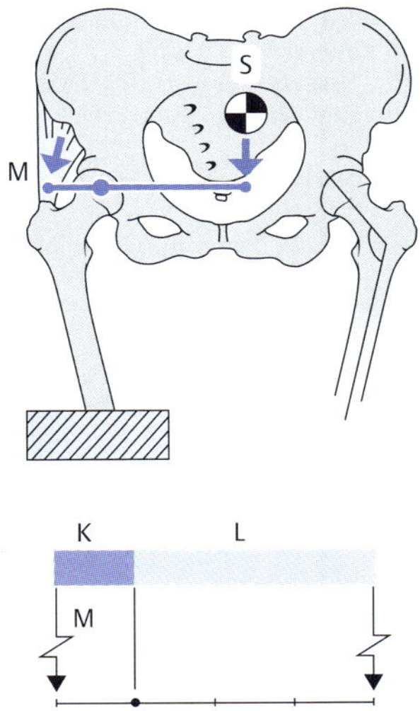

Abb. 82 Kraftarm (K) und Lastarm (L) für die Abduktoren bei normalem CCD-Winkel.
M = Muskelkraft der Abduktoren

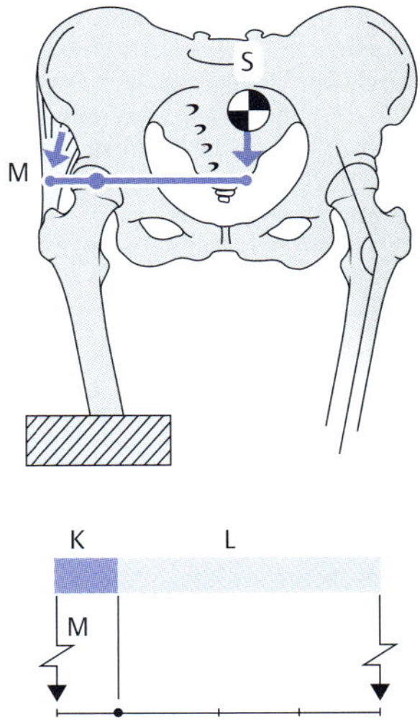

Abb. 83 Kraftarm (K) und Lastarm (L) für die Abduktoren bei Coxa valga.
S = Schwerpunkt

➤ **Befundschwerpunkte**

– *Vermehrte Innenrotation* der Beine in den Hüftgelenken.
  - Bei verstärkter Antetorsion sitzen die Kinder gern mit innenrotierten Oberschenkeln („umgekehrter Schneidersitz“).
  - Stand und Gang auch mit Innenrotation („kneeing in“), bei normaler Tibiatorsion zeigen die Fußlängsachsen dann nach innen.

- Verschiebung des gesamt normalen rotatorischen Bewegungsausmaßes zugunsten der Innenrotation.
- Evtl. weitere Abweichungen wie Hüftdysplasie, aber geringer ausgeprägt.

➤ **Typische Behandlungsziele und Maßnahmen (s. S. 184 f.).**
- *Konsequente Korrektur der Sitzhaltung* bei Kleinkindern.
- Verbessern der Koordination und Kräftigen der Hüft- und Beinmuskulatur, besonders der Abduktoren und Außenrotatoren.
- Erhalten der Beweglichkeit in die Außenrotation und Extension.
- Weitere Behandlung wie Hüftdysplasie (s. S. 190).

➤ Behandlung prä- und postoperativ bei intertrochantärer (Derotations-)Varisierungsosteotomie s. S. 233 f.

Genu valgum

➤ **Allgemeines**
- *Physiologisches X-Bein* ab ca. 2. Lebensjahr. Entwicklung zu geraden Beinachsen in der Regel bis Schulbeginn, spätestens bis zum 10. Lebensjahr.
- Allgemeine Bindegewebsschwäche mit Hypermobilität ist häufig.
- Durch die Fehlbelastung Entstehung von Knickfuß und Knicksenkfuß (s. S. 205), die durch Schuheinlagen mit Innenranderhöhung im Bereich der Ferse ab Vorschulalter korrigiert werden können.
- Die mehr laterale Belastung durch Einlagen wird auch zur Korrektur des Genu valgum eingesetzt.
- *Bei einseitigem Genu valgum* funktionelle Beinverkürzung, Ausgleich über Schuherhöhung.
- Beinfehlstellung auch durch kniegelenksnahe Frakturen, chronische Polyarthritis u. a. Erkrankungen.
- Durch vermehrte Belastung im Bereich des lateralen und verminderte Belastung im Bereich des medialen Kniegelenkes besteht das Risiko frühzeitiger Arthrose.
- Die Fehlstellung begünstigt das Entstehen einer Patellaluxation.
- *Operative Wachstumslenkung* bei Jugendlichen und Korrekturosteotomien nach Wachstumsabschluß möglich.

➤ **Befundschwerpunkte**
- Kniegelenkszentrum liegt medial von der Varus-Valguslinie.
- Stehen und Gehen mit verbreiteter Spur und mit Innenrotation in den Hüftgelenken. Bei normaler Tibiatorsion zeigen die Fußlängsachsen dann auch nach innen.
- Meistens Hypotonus der gesamten Hüft-, Bein- und Fußmuskulatur.

➤ **Typische Behandlungsziele und Maßnahmen (s. a. S. 184 f.).**
- Kräftigen der hypotonen Bein- und Rumpfmuskulatur.
- Kinder auf weichen Böden möglichst oft barfuß gehen lassen.
- Konsequentes Korrigieren von Hocken und Sitzen mit Innenrotation der Oberschenkel in den Hüftgelenken („umgekehrter Schneidersitz").
- *Beinachsentraining* (s. S. 29 f.).
  - Außenrotatorisches Einstellen der Oberschenkel in den Hüftgelenken.
  - Mehr laterale Fersenbelastung.
  - Muskuläre Stabilisierung des Kniegelenkes trainieren, sie ist die Voraussetzung für eine verbesserte, koordinierte axiale Beinbelastung.

  - Bei verbesserter Eigenkontrolle auch Üben auf weichen Unterlagen, Therapiekreisel, Schaukelbrett usw.
- Sportliche Aktivitäten, die korrigierend wirken, üben, z. B. Rollschuhlaufen, Fahrradfahren.
- Bei Erwachsenen zusätzlich gelenkschonendes Verhalten üben (s. S. 51), z. B. bei Arbeiten im Stehen Stehstuhl benutzen, möglichst keine Sportaktivitäten mit erhöhter Stauchungsbelastung der Kniegelenke (Joggen, Fußball).

➤ Behandlung prä- und postoperativ bei temporärer Krampenepiphysiodese: s. S. 237 f.
Behandlung prä- und postoperativ bei Korrekturosteotomie: s. S. 236.

Genu varum

➤ **Allgemeines**
- *Physiologisches O-Bein* beim Säugling, Rückbildung ab Steh- und Laufbeginn über vorübergehende X-Beinstellung zu geraden Beinachsen (s. a. Genu valgum, S. 194).
- Die Fehlbelastung der Füße führt entweder zu vermehrter Fußaußenrandbelastung mit Inversions- bzw. Varusstellung der Ferse oder kompensatorischer Fußinnenrandbelastung mit Knickfußstellung.
- Schuheinlagen mit Fußaußenranderhöhung im Kindesalter zur Korrektur des Genu varum nur bei Inversionsstellung der Ferse günstig.
- *Bei einseitigem Genu varum* funktionelle Beinverkürzung, Ausgleich über Schuherhöhung.
- Beinfehlstellung auch durch kniegelenksnahe Frakturen, chronische Polyarthritis u. a. Erkrankungen.
- Durch vermehrte Belastung im Bereich des medialen und verminderte Belastung im Bereich des lateralen Kniegelenkes Risiko frühzeitiger Arthrose.
- *Operative Wachstumslenkung* nur bei Jugendlichen möglich.
- *Korrekturosteotomie* häufig nötig.

➤ **Befundschwerpunkte**
- Kniegelenkszentrum liegt lateral von der Varus-Valguslinie.
- Evtl. verminderte Spurbreite im Gang.

➤ **Typische Behandlungsziele und Maßnahmen (s. a. S. 184 f.)**
- Behandlungsziele entsprechend den Zielen bei Genu valgum (s. S. 194 f.).

➤ Behandlung prä- und postoperativ bei temporärer Krampenepiphysiodese: s. S. 237 f.

➤ Behandlung prä- und postoperativ bei Korrekturosteotomie: s. S. 236.

Angeborener Hackenfuß

➤ **Allgemeines**
- *Synonym:* Pes calcaneus congenitus.
- Spontane Hackenfußstellung des Neugeborenen ohne Bewegungseinschränkung im oberen Sprunggelenk selten therapiebedürftig.
- Echter Hackenfuß häufig mit anderen Deformitäten kombiniert.

- *Bei starker Ausprägung:*
  - Sofortige redressierende Gipsbehandlung
  - später Physiotherapie und zusätzlich Nachtschienen.
- Operative Korrekturen selten.

➤ **Befundschwerpunkte**
- Oberes Sprunggelenk in Dorsalextension, Plantarflexion aktiv und passiv eingeschränkt.
- Evtl. zusätzliche Eversions- bzw. Valgusstellung des Kalkaneus und Pronation des Vorfußes mit abgeflachter Fußlängswölbung.

➤ **Typische Behandlungsziele und Maßnahmen (s. S. 184 f.).**
- Bei Beginn der Übungsbehandlung *täglich mehrmals* manuelle Redression durch Herunterziehen des Kalkaneus, Plantarflexion und Vorfußkorrektur.
- Stimulieren der korrigierenden Muskulatur an Fußsohle und Wade durch Streichen mit den Fingern, weichen Bürstchen oder Pinsel.
- Später aktive Übungsbehandlung und *Elternanleitung.*
- Dem kindlichen Fuß viel Aktivität ermöglichen:
  - Kind barfuß robben und krabbeln lassen
  - bei Steh- und Gehbeginn in der Wohnung keine festen Schuhe, sondern barfuß oder Socken mit rutschfester Sohle usw.

Sichelfuß

➤ **Allgemeines**
- *Synonym:* Pes adductus.
- Neben anderen Ursachen auch als Restbefund nach Klumpfußbehandlung.
- *Übungsbehandlung in Kombination mit Nachtschienen,* später vorfußumgreifende Einlagen.
- Bauchlage generell vermeiden, weil sie die Fehlstellung unterstützt.
- Bei fehlender Behandlung Risiko frühzeitiger Arthrose.
- Evtl. operative Korrektur.

➤ **Befundschwerpunkte**
- Adduktionsstellung des Vorfußes mit vorspringendem Kuboid.
- Rückfuß in Eversions- bzw. Valgusstellung.
- Fußlängswölbung abgeflacht.

➤ **Typische Behandlungsziele und Maßnahmen (s. S. 184 f.)**
- Täglich mehrmals Stimulieren der korrigierenden Muskulatur an der lateralen Fußsohle und Versuch der manuellen Redression in die Korrekturstellung, dabei die Höhe des Kuboid fixieren.
- Später aktive Übungsbehandlung und *Elternanleitung.*
- *Vorsicht vor Überkorrektur* (Knickfußstellung)!
- Dem kindlichen Fuß viel Aktivität ermöglichen:
  - Kind barfuß robben und krabbeln lassen,
  - bei Steh- und Gehbeginn in der Wohnung keine festen Schuhe, sondern barfuß oder Socken mit rutschfester Sohle usw.

➤ Behandlung prä- und postoperativ: s. S. 238 f.

Angeborener Klumpfuß

➤ Allgemeines

- *Synonym:* Pes equinovarus adductus.
- Sehr komplexe Fehlstellung der aktiven und passiven Strukturen des Fußes.
- *Frühe Einsteifungstendenz*, deshalb sofortiger Therapiebeginn beim Neugeborenen:
  - korrigierende Bandagen
  - redressierende Gipse (s. Abb. 84)
  - Stimulation des Fußes.
- Später Übungsbehandlung und Nachtschiene.
- Bei Stehbeginn Innenschuhversorgung oder Einlage.
- Häufige ärztliche Kontrollen wegen Rezidivgefahr.
- Evtl. frühzeitig operative Korrektur.

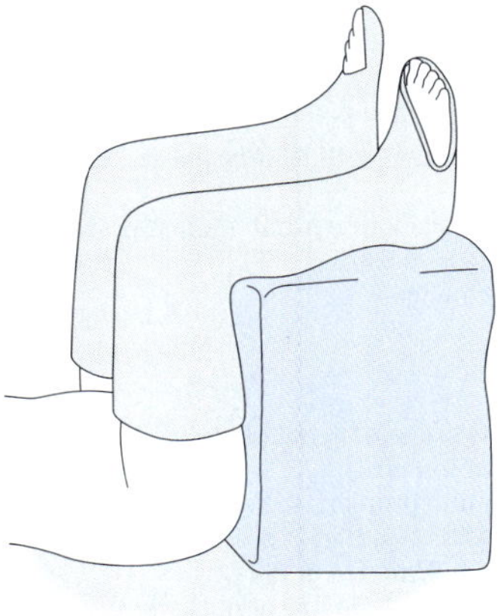

Abb. 84

➤ Befundschwerpunkte

- Oberes Sprunggelenk in Plantarflexion. Kalkaneus hochgezogen mit zusätzlicher Inversions- bzw. Varusstellung.
- Supination und Adduktion des Vorfußes. Zusätzlich ist der Vorfuß nach medial gebogen (Hohlfußkomponente).
- Typische hypoplastische Klumpfußwade mit nur proximal ausgeprägtem Muskelbauch.
- Hypertrophie der tibialen Muskulatur.
- Auf Röntgenbild Parallelstellung von Talus und Kalkaneus sichtbar.

- **Typische Behandlungsziele und Maßnahmen (s. S. 184 f.)**
  - *Während der Bandagen- und Gipsbehandlung:*
    - Mehrmals täglich Stimulieren der Pronatoren und Extensoren am lateralen Fußrand.
    - Elternanleitung.
  - *Nach der Gipsabnahme:*
    - Stimulieren der Muskulatur am lateralen Unterschenkel, Fußaußenrand und an der lateralen Fußsohle.
    - Elternanleitung.
  - Später aktive Übungsbehandlung mit Dehnen der verkürzten und Kräftigen der insuffizienten Muskulatur, vor allem der Ponatoren und der Wadenmuskulatur.
- Behandlung prä- und postoperativ: s. S. 238 f.

Angeborener Plattfuß

- **Allgemeines**
  - *Synonyme:* Pes planus congenitus, Pes planovalgus congenitus, Talus verticalis, Schaukelfuß, Tintenlöscherfuß.
  - Kombination mit anderen Fehlstellungen, z. B. Hüftdysplasie, oder Defektbildung häufig.
  - Sofortiger Therapiebeginn beim Neugeborenen mit redressierender Gipsbehandlung.
  - Später Physiotherapie und Nachtschienen.
  - Bei Stehbeginn Einlagen.
  - Evtl. Operation.
- **Befundschwerpunkte**
  - Kalkaneus hochgezogen und in Eversions- bzw. Valgusstellung.
  - Talonavikulargelenk subluxiert oder luxiert.
  - Vorfuß dorsalextendiert, abduziert und proniert. Fußsohle konvex.
  - Auf Röntgenbild Steilstellung des Talus sichtbar.
- **Typische Behandlungsziele und Maßnahmen (s. S. 184 f.)**
  - *Nach Gipsabnahme* in korrigierter Fußstellung mit heruntergezogener Ferse und Mittelstellung im Vorfuß Stimulieren der Supinatoren und kurzen Fußmuskeln am lateralen Fußrand und medial unter der Fußsohle.
  - Elternanleitung.
- Prä- und postoperative Behandlung bei subtalarer Arthrodese: s. S. 249.

Allgemeines

- In der Regel Behandlung der Kinder in speziellen Zentren.
  Die Diagnostik umfaßt auch mögliche Fehlbildungen der inneren Organe.
- Bis zum Schulalter sind Dysmelien oder Amelien für die Eltern meistens ein größeres Problem als für die Kinder.
- Die physiotherapeutische Behandlung unterstützt von Anfang an die normale Entwicklung und bahnt Kompensationsmöglichkeiten.
- Versorgung mit Prothesen:
  - Der Wunsch der Eltern nach früher Prothesenversorgung ist wegen der fehlenden Oberflächen- und Tiefensensibilität besonders für Arme und Hände problematisch.
  - Beinprothesen helfen dem Kind, sich mit altersgerechter Körpergröße im Raum zu orientieren.
- Guter Kontakt des therapeutischen Teams (Ärzte, Psychologen, Krankenpflege, Ergotherapie, Orthopädiemechaniker, Physiotherapeut u.a.) zu den Eltern mit Möglichkeit des offenen Austausches über Problemlösungen ist Voraussetzung für die Akzeptanz des Behandlungskonzeptes auch von seiten des Kindes.
- Die Behandlungsziele werden in enger Zusammenarbeit mit den Eltern festgelegt.
- Bei Asymmetrien der Extremitäten Gefahr von Fehlhaltungen der Wirbelsäule durch unterschiedliche Gewichtsverteilung.
- Der kompensatorische Einsatz des Rumpfes kann frühzeitige degenerative Veränderungen der Wirbelsäule und z.T. schmerzhafte Hypermobilitäten auch im Bereich der Iliosakralgelenke begünstigen.

Physiotherapeutische Schwerpunkte der Behandlung

- Bei Säuglingen und Kindern abhängig von der Ausprägung der Fehlbildung und dem Entwicklungsstand des Kindes:
  - Kräftigen der Rumpfmuskulatur.
  - Fördern der größtmöglichen Selbständigkeit des Kindes im Alltag.
    - Training aller notwendigen Kompensationen
    - Umgang mit Hilfsmitteln für den Alltag in Zusammenarbeit mit der Ergotherapie.
  - Bei Versorgung mit Beinprothesen Gangschulung und Umgang mit der Prothese üben (s.S. 174f.: Grundsätzliche Behandlungsgesichtspunkte und Behandlung bei Amputationen).
- Bei Kindern, Jugendlichen und Erwachsenen:
  - Gelenkschonendes Verhalten als Prophylaxe vor Überlastungsschäden einüben.
  - Haltungsschulung (s.S. 44ff.) und Entlastungsstellungen (s.S. 51f.) schon in jungem Alter üben.

Statisch bedingte Symptome und Funktionskrankheiten – Grundsätzliche Gesichtspunkte

Allgemeines

- Der Halte- und Bewegungsapparat kompensiert Überlastung durch Fehlhaltungen und unökonomisches Bewegungsverhalten lange Zeit beschwerdefrei, bevor schmerzhafte strukturelle Schäden entstehen.
- Typischerweise stehen auftretende Beschwerden für den Patienten in keinem direkten Zusammenhang mit einer schädigenden Situation.
- Eine sehr akute Symptomatik kann in chronische Beschwerden übergehen.
- Der Physiotherapeut bildet nach der Befundaufnahme Hypothesen über die Schmerzursachen und behandelt auf dieser Grundlage (s. S. 6 ff.: Physiotherapeutischer Befund in Orthopädie und Traumatologie).
- Behandlung im Kindes- und Jugendalter ist Prophylaxe vor späteren Schäden.
- Geringe Einsichtsfähigkeit und fehlende Beschwerden junger Patienten erfordern ein großes Maß an Motivationsfähigkeit von seiten des Therapeuten.
- Neben der physiotherapeutischen Behandlung werden z.T. vorübergehend korrigierende und entlastende Hilfsmittel verordnet.

Physiotherapeutische Schwerpunkte der Behandlung (s. S. 183, S. 167 ff., S. 155 ff., S. 145 ff.)

- **Der Patient soll seine Fehlstatik und/oder sein unökonomisches Bewegungsverhalten wahrnehmen.**
  - Haltungsschulung (s. S. 44 ff.).
  - Das schädigende Bewegungsverhalten wird bei komplexen Bewegungsmustern in einzelne Bewegungssequenzen zerlegt und in langsamerem Tempo wiederholt, um es bewußtzumachen (s. S. 1 f.: Bewegungslernen).
  - Möglichen Schädigungsmechanismus erklären.
- **Der Patient soll seine Fehlstatik und/oder sein unökonomisches Bewegungsverhalten automatisch korrigieren können.**
  - Schonende Mobilisation bei fehlenden Bewegungstoleranzen, die Nullstellung besonders der Wirbelsäulengelenke soll eingestellt werden können.
  - Anleitung des Patienten zu einem ökonomischeren Bewegungsverhalten.
  - Üben der Korrekturen in kleinen Lernschritten während der physiotherapeutischen Behandlung und so oft wie möglich im Alltag.
  - Tapeverbände können Korrektur und Entlastung unterstützen (s. S. 56 ff.).
  - Der Lernprozeß ist abgeschlossen, wenn die neuen Haltungs- und Bewegungsmuster automatisch eingesetzt werden.
- **Der Patient soll das Tragen korrigierender und entlastender Hilfsmittel als Teil des gesamten Behandlungskonzeptes akzeptieren.**
  - Der Therapeut integriert die Hilfsmittel nach Möglichkeit in die Behandlung, erklärt deren Funktion und macht den Patienten mit der Handhabung vertraut.

Rundrücken, Hohlrücken

➤ **Allgemeines**
- Haltungsabweichungen im Kinder- und Jugendalter als sog. „Haltungsschwäche“ ohne Grunderkrankung, häufig bei allgemeiner Hypermobilität.
- Unterscheidung zwischen „echtem“ Rundrücken und Rundrücken infolge eines strukturellen, zusammengesunkenen Flachrückens häufig erst im Verlauf der physiotherapeutischen Behandlung möglich.
- Bei der Haltungskorrektur lassen sich dann die physiologische Lordose der Lendenwirbelsäule und die Kyphose der Brustwirbelsäule nicht dauerhaft ohne Hyperaktivität herstellen.
- Rundrückenbildung auch bei anderen Erkrankungen, z. B. M. Scheuermann, M. Bechterew, Osteoporose oder in Fehlstellung verheilten Wirbelfrakturen.
  - Wegen fehlenden Bewegungstoleranzen sind diese Rundrücken im Gegensatz zur Haltungsschwäche passiv sehr wenig oder gar nicht ausgleichbar.

➤ **Befundschwerpunkte**
- *Rundrücken:*
  - Becken vermehrt in den Hüftgelenken extendiert und in der Lendenwirbelsäule flektiert,
  - vermehrte Kyphose der Brustwirbelsäule,
  - Brustkorblängsachse meistens nach hinten geneigt, Schultergürtel protrahiert, Kopf in bezug auf den Brustkorb vorn,
  - Verkürzung der Extensoren der Hüftgelenke, der geraden Bauchmuskulatur und der Mm. pectorales,
  - Insuffizienz der gesamten Rumpfmuskulatur,
  - häufig gesamt hypermobile Wirbelsäule, evtl. Teilsteifigkeiten der Brustwirbelsäule in der Extension.
- *Hohlrücken:*
  - Becken vermehrt in den Hüftgelenken flektiert und in der Lendenwirbelsäule extendiert,
  - Hypertonus der Extensoren der Hüftgelenke wegen der Beckenstellung,
  - Verkürzung der Flexoren der Hüftgelenke und der Rückenstrecker im lumbalen Bereich,
  - Kniegelenke häufig in verstärkter Extension (Genu recurvatum),
  - weiterer Befund wie Rundrücken.

➤ **Typische Behandlungsziele und Maßnahmen** (s. S. 200)
- Dehnen und Entspannen der hypertonen und verkürzten Muskulatur (s. S. 65 ff.).
- Schonende Mobilisation der Wirbelsäule.
- Haltungsschulung (s. S. 44 ff.), Bücktraining (s. S. 48 ff.), Stabilisationstraining (s. S. 70 f.), Entlastungsstellungen (s. S. 51 f.), ADL-Training (s. S. 53),
- Teilnahme an einer Rückenschulgruppe.

Statisch bedingte Symptome und Funktionskrankheiten – Spezieller Teil

Wirbelsäulensyndrome

➤ **Allgemeines**
- Unterscheidung der Syndrome nach den betroffenen Wirbelsäulenabschnitten:
  - Lendenwirbelsäulen-, Brustwirbelsäulen-, Halswirbelsäulensyndrom.
  - Iliosakralgelenksymptomatik kann eigenständig oder zusammen mit Rückenschmerzen bestehen.
- Neben Fehlhaltungen können strukturelle, degenerative, traumatische entzündliche und systemische Veränderungen Wirbelsäulensyndrome verursachen.
- Im akuten Stadium evtl. vorübergehende Bettruhe.
- Zusätzlich zur Physiotherapie evtl. Stützmieder, Iliosakralgelenkbandage, Halskrawatte.

➤ **Befundschwerpunkte**
- Schmerzen, meistens in hypermobilen Bewegungssegmenten, z.T. mit ausstrahlender Wurzelreizsymptomatik.
- Hypertonus im Schmerzbereich, sonst Rumpfmuskulatur häufig abgeschwächt.
- *Teilsteifigkeiten und hypermobile Stellen* grenzen aneinander.
- Bei Abweichungen von der Statik zwischen aktueller Entlastungshaltung, z.B. Flexion zur Entlastung der Facettengelenke und dauernder Fehlhaltung unterscheiden.
- Sitz- und Bückverhalten und typische Bewegungsmuster in Beruf und Freizeit auf Überlastungssituationen überprüfen.
- Die *Statik der Beinachsen* ist häufig verändert und die Stabilisationsfähigkeit der Beine als „tragende Säulen" für die Wirbelsäule reduziert.

➤ **Typische Behandlungsziele und Maßnahmen (s. S. 200)**
- *Akutes Stadium:*
  - Schmerzlinderung durch Entlastungsstellungen (s. S. 51 f.), Wärme- oder Kälteanwendung (s. S. 86 f.), Massage (s. S. 91 f.), Elektrotherapie (s. S. 93 f.).
  - Detonisieren hypertoner Muskulatur (s. S. 65 ff.).
  - Schonende Mobilisation und Gelenkzentrierung im Bereich der Wirbelsäule, der Hüftgelenke und der Iliosakralgelenke.
  - Entlastungsstellungen (s. S. 51 f.).
- *Chronisches Stadium:*
  - Passive zugunsten aktiver Maßnahmen reduzieren.
  - Haltungsschulung (s. S. 44 ff.), Stabilisationstraining (s. S. 70 f.), rückenschonendes Verhalten im Alltag (s. S. 48 ff.: Bücktraining, S. 53: ADL-Training).
  - Beinachsentraining (s. S. 29 f.), evtl. Gangschulung (s. S. 26 ff.).
  - Verändern der schädigenden Verhaltensmuster (s. S. 1: Bewegungslernen).

➤ **Lendenwirbelsäulensyndrom**
- Es gibt viele, nicht nur funktionelle Ursachen für den Kreuzschmerz!
- Teilweise Schmerzausstrahlung in die Beine und ins Gesäß (Verwechslung mit Iliosakralgelenksymptomatik möglich).

- Bei Beckenschiefstand mit Lateralflexion in der Lendenwirbelsäule und Gewichtsverschiebung zu einer Seite wegen Beinverkürzung Schuhausgleich erforderlich.
- Bei Hypermobilität (häufig: L5/S1) Stabilisation der Lendenwirbelsäule in physiologischer, harmonischer Lordose üben (s. S. 44 ff.).
- Schmerzen in der mittleren und oberen Lendenwirbelsäule entstehen häufig bei Extensionsdefiziten im Bereich L4/L5 und L5/S1.
  - Gezielte, schonende Mobilisation der unteren Lendenwirbelsäule und anschließendes Üben eines ökonomischen Bewegungsverhaltens können die Überlastungssituation beheben.
- Bücktraining und ADL (s. S. 48 ff. und S. 53) mit mehr vertikaler Einstellung des Oberkörpers reduzieren die Belastung der Lendenwirbelsäule im Alltag.

➤ **Iliosakralgelenksymptomatik**
- Allgemeine Hypermobilität, Sport, Schwangerschaft, Geburt und Bewegungseinschränkungen der Lendenwirbel- und unteren Brustwirbelsäule können die Symptomatik auslösen.
- Auch ein Beckenschiefstand und Veränderungen der Statik mit Gewichtsverschiebungen zu einer Seite, Bagatelltraumen (Fall auf das Becken, unvorbereitetes Belasten eines Beines) können schmerzhafte Fehlstellungen mit Blockierungen des Iliosakralgelenkes verursachen.
- Ungünstige Arbeitshaltungen mit ungenügender muskulärer Stabilisation der Wirbelsäule belasten die Iliosakralgelenke mit dem langen Hebel des Oberkörpers.
- Sitzen mit flektierter Lendenwirbelsäule überträgt das Gewicht des Oberkörpers als Scherbelastung auf die Ilioskakralgelenke.
- *Behandlung:*
  - Bei ausgeprägter Hypermobilität äußere Stabilisierung mit Iliosakralgelenkbandage.
  - *Schuhausgleich* bei Beckenschiefstand wegen Beinverkürzung. *Nie bei Blockierungen.*
  - Fehlstellungen und Blockierungen manualtherapeutisch beheben.
- Zusätzlich: Behandlung wie Lendenwirbelsyndrom (s. S. 202 f.).

➤ **Brustwirbelsäulensyndrom**
- Evtl. Schmerzausstrahlung in die Rippen. Verwechslung mit schmerzhafter Blockierung von Rippen-Wirbelgelenken möglich. Diese Blockierungen können auch zusätzlich zu einem Brustwirbelsyndrom bestehen, z. B. bei instabiler Brustwirbelsäule.
- Körperfernes Arbeiten mit den Armen ist ein langer Hebel für die Brustwirbelsäule. Schultergürtelmuskulatur für das Widerlagern weiterlaufender Armbewegungen auf die Brustwirbelsäule trainieren und, falls möglich, körpernahes Arbeiten üben.
- Patienten mit thorakalem Flachrücken (s. S. 186 f.) sind besonders häufig betroffen, weil die biomechanische Belastbarkeit ihrer Brustwirbelsäule reduziert und die muskuläre Stabilisation mangelhaft ist.
- Stets die gesamte Wirbelsäule behandeln und die gesamte Statik beachten.
- Haltungsschulung (s. S. 44 ff.), Bücktraining (s. S. 48 ff.), Entlastungsstellungen (s. S. 51 f.), ADL (s. S. 53).

Statisch bedingte Symptome und Funktionskrankheiten – Spezieller Teil

- **Halswirbelsäulensyndrom**
  - Schmerzausstrahlung in Kopf und Arme möglich.
  - Häufig bei thorakalem Flachrücken mit Flexionsstellung der oberen Brust- und unteren Halswirbelsäule (sog. „Nackenkyphose“) und nach vorne transIatiertem Kopf. Auch nach Schleudertrauma.
  - Hypertonus der Nackenmuskulatur, schmerzhafte Bewegungseinschränkungen.
  - Mobilisation der Halswirbelsäule von der Brustwirbelsäule aus günstig.
  - Mobilisation unter leichter Kompression entlastet die Weichteile.
  - Intermittierende Traktionen können schmerzlindernd wirken.
  - Haltungsschulung und Stabilisation (s. S. 44 ff. und S. 70 f.), damit der Schultergürtel bei aufrechtem Oberkörper ohne Hypertonus auf dem Brustkorb gelagert ist.
  - ADL-Training, besonders „körpernahes“ Arbeiten mit den Armen (s. S. 53).
  - Entlastungsstellungen (s. S. 51 f.). Arme so oft wie möglich zur Entlastung ablegen.

Patellaspitzensyndrom

- **Allgemeines**
  - Beschwerden treten bei Jugendlichen und jungen Erwachsenen auf.
  - Evtl. Patellabandage oder Tape.
  - Vorübergehendes Sportverbot.
- **Befundschwerpunkte**
  - Typische, zum Teil stechende Schmerzen am unteren Patellapol oder anderen Stellen der Patella bei hoher Quadrizepsbelastung, z. B. Treppengehen Laufen, Springen.
  - Bei Anspannung des M. quadriceps entsteht durch muskuläre Dysbalance zwischen dem M. vastus medialis und dem M. vastus lateralis eine Rotation der Patella, bei der sich der untere Patellapol nach lateral/kranial bewegt.
  - Häufig erhebliche Seitendifferenz bei der Bewegungstoleranz der Hüftgelenke in bezug auf die Rotation in der Nullstellung.
    - Große innenrotatorische und geringe außenrotatorische Beweglichkeit verändern die Standbeinphase.
    - Das Kniegelenk gerät in eine nach medial rotierte Einstellung, die die Beschwerden auslösen kann.
  - Evtl. abweichende Statik und Hypo- oder Hypermobilität der Lendenwirbelsäule.
- **Typische Behandlungsziele und Maßnahmen (s. S. 200)**
  - Schonende Mobilisation der Lendenwirbelsäule, Haltungsschulung und Stabilisation (s. S. 62 ff., S. 44 ff., S. 70 f.).
  - Dehnen der Ischiokruralen und des Vastus lateralis (s. S. 65 ff.).
  - Vastus medialis wieder durch korrigierte Beinstatik in Funktion bringen und trainieren.
  - *Beinachsentraining* verbessert die Koordination der Hüft-, Bein- und Fußmuskulatur (s. S. 29 f.).
  - Steigerung der Behandlung durch zunehmende Belastung bis zu sportspezifischen Bewegungsabläufen.

- Anfangs mit Zügelung der Patella durch Tape gegen die Rotation, das der Patient auch im Alltag trägt (s. S. 56 f.).

Fußgewölbefehlstellungen

- **Allgemeines**
  - *Knicksenkfuß* (Pes planovalgus), oft bei Genu valgum.
  - *Spreizfuß* (Pes transversus), oft mit Hallux valgus.
  - *Hohlfuß*, meistens strukturell, Behandlung nur symptomatisch.
  - Die veränderte Fußbelastung führt zu statisch bedingten Beschwerden, die durch Einlagen, Mobilisations- und korrigierende Stabilisationsübungen vermindert werden können.
  - Wölbungsformende und -stützende Maßnahmen bei Knicksenkfuß und Spreizfuß, evtl. Unterstützung mit Tapeverbänden (S. 56 ff.).
  - Wölbungsunterstützende Einlagen und bestmögliche (Eigen-)Mobilisation bei Hohlfuß (Plantaraponeurose verkürzt).
  - *Beachte:* Der kindliche Knickfuß ist während der Entwicklung der Beinachsen bei normaler Ausprägung nicht behandlungsbedürftig.
- **Befundschwerpunkte**
  - *Knicksenkfuß:* Valgus der Ferse, abgeflachte Längswölbung, Vorfußgelenke durch Rückfußstellung in Supination, Innenrandbelastung.
  - *Spreizfuß:* Schwielenbildung unter den Metatarsalia 2–4 bei verbreitertem Vorfuß, evtl. Entwicklung einer Morton-Neuralgie (S. 210).
  - *Hohlfuß:* Steilstellung des Kalkaneus, vermehrte Vorfußpronation, hoher Spann, sekundär evtl. Spreizfuß und Krallenzehen.
- **Typische Behandlungsziele und Maßnahmen (s. S. 200)**
  - Erhalten der Beweglichkeit und Elastizität des Fußes.
  - Entspannen der hypertonen Muskulatur (s. S. 65 ff.).
  - Anleiten des Patienten zum selbständigen Bewegen der Fußgelenke.
  - Selbstmassage, z. B. mit Igel- oder Tennisball.
  - Evtl. Gangschulung (s. S. 36 ff.).
  - *Knicksenkfuß:* Training der Längswölbung (s. S. 31 ff.).
    Beinachsentraining (s. S. 31 ff.), Korrektur der gesamten Beinstatik und Koordinationstraining für gesamte Beinmuskulatur unbedingt nötig.
  - *Spreizfuß:* Tonisieren der kurzen Fußmuskeln, Fuß „schmal machen" ohne die Zehen einzukrallen, barfußgehen auf weichen Böden.
    Beratung über geeignete Schuhe: weiches Leder, vorne breit genug, druckmindernde Sohle, Abstützung proximal der Mittelfußköpfchen 2–4 (Spreizfußeinlage), *keine* „Gesundheitsschuhe" mit Griffleiste unter den Zehen, die zum Zehenkrallen auffordern!
    Langes Stehen vermeiden.
  - *Hohlfuß:* Einlagen zur Unterstützung der hohen Wölbung, Schuhe mit kleinen Absätzen erleichtern das Abrollen. Prophylaktisches Dehnen der Zehenextensoren und Kräftigen der Mm. interossei gegen Krallenzehen und Spreizfuß.
  - Behandlung bei Krallenzehen s. S. 206.
  - Behandlung bei Hallux valgus s. S. 206.

Statisch bedingte Symptome und Funktionskrankheiten – Spezieller Teil

Krallen- und Hammerzehen

- **Allgemeines**
  - Typische sekundäre Zehendeformität bei Spreizfuß und Hohlfuß.
  - Auch bei chronischer Polyarthritis.
  - Beschwerden bei Druckstellen.
  - Physiotherapie nur bei gleichzeitiger Behandlung der Ursache sinnvoll.
  - Operative Korrektur bei sehr starken Beschwerden.
- **Befundschwerpunkte**
  - Beugekontrakturen der Zehenendgelenke, evtl. auch der Zehenmittelgelenke der zweiten bis fünften Zehe.
  - Bei Krallenzehen zusätzlich Streckkontrakturen evtl. mit Subluxationsstellung der Grundgelenke.
  - Druckstellen und Klavi über den Mittelgelenken.
  - Evtl. Schwielenbildung unter den Zehenspitzen bei Hammerzehen.
- **Typische Behandlungsziele und Maßnahmen (s. S. 200)**
  - Dehnen der kontrakten Zehenextensoren unter Nullstellung in den Mittel- und Endgelenken.
  - Dehnen der kontrakten Zehenflexoren unter Nullstellung in den Mittel- und Endgelenken (s. S. 65 ff.).
  - Abrollen ohne Einkrallen der Zehen üben.
  - *Schuhe* mit weichem Oberleder und weicher Sohle. Keine Schuhe mit offener Ferse, sie führen zum Einkrallen der Zehen, um den Schuh festzuhalten. „Gesundheitsschuhe" mit Griffleiste unter den Zehen sind ebenfalls ungeeignet.
- Behandlung bei Spreizfuß: s. S. 205.
- Behandlung bei Hohlfuß: s. S. 205.
- Behandlung prä- und postoperativ bei Korrekturosteotomien: s. S. 239.

Hallux valgus

- **Allgemeines**
  - Typische sekundäre Fehlstellung des großen Zehs bei Spreizfuß.
  - Der nach medial verlagerte erste Fußstrahl zwingt den Zeh wegen Platzmangels im Schuh nach lateral in eine Valgusstellung bis zur Subluxation im Grundgelenk.
  - Die Zugrichtung der Sehne des M. extensor hallucis verändert sich nach lateral und unterstützt damit die Fehlstellung.
  - Das Tragen von Konfektionsschuhen kann erschwert sein.
  - Bei leichter Ausprägung beschwerdefrei, bei starker Ausprägung schmerzhafte Reizzustände durch Bursitis am Grundgelenk.
  - Risiko frühzeitiger Arthrose.
  - Die physiotherapeutische Behandlung und das Tragen von Nachtschienen vermindern das Arthroserisiko, können die Fehlstellung aber nicht beseitigen.
  - Der Spreizfuß wird stets mitbehandelt (s. S. 205).
  - Operative Korrektur möglich.

- **Befundschwerpunkte**
  - Großzeh in Adduktionsstellung.
  - Vorspringendes Grundgelenk, sog. „Ballen", evtl. druckschmerzhaft.
  - Evtl. Bewegungseinschränkungen in die Extension durch Verlagerung der Sehne des M. extensor hallucis longus nach lateral.
  - Bei Schmerzen wird der Fuß durch Innenrotation im Hüftgelenk einwärts gedreht aufgesetzt. Der Fuß rollt dann über die Außenkante ab.
- **Typische Behandlungsziele und Maßnahmen (s. S. 200)**
  - Mobilisation des Grundgelenkes (s. S. 62 ff.).
  - Anleiten des Patienten zum Bewegen des Zehs in eine korrigierte Stellung und zur Traktion und Gleiten im Grundgelenk (s. S. 98 ff.).
  - Diese Maßnahmen verbessern gleichzeitig die Ernährung des Knorpels.
  - Gangschulung mit guter Fußabrollung bei Beschwerdefreiheit (s. S. 36 ff.).
- Behandlung des Spreizfußes und Beratung über geeignete Schuhe: s. S. 205. Behandlung prä- und postoperativ bei Korrekturosteotomien: s. S. 239.

Tendopathien der unteren und oberen Extremität

- **Allgemeines**
  - *Synonyme:* Tendinitis, Insertionstendinose u. a.
  - Akute und chronische Überlastungen der Muskulatur, längere direkte Druckbelastung der Sehnen, Haltungsschwächen, strukturelle Fehlstellungen u. a. Ursachen können schmerzhafte Reizzustände der Sehnen und ihrer Insertionen am Knochen auslösen.
  - Tendopathien können zu degenerativen Veränderungen mit reduzierter Belastbarkeit der Sehne führen.
  - Vorübergehende Ruhigstellung, entlastende Bandagen und Tapeverbände ergänzen die physiotherapeutische Behandlung.
  - Operative Entlastung selten.
- **Befundschwerpunkte**
  - Druckschmerz und Schmerzen bei Zugbelastung der Sehne, d. h. bei Anspannung und Dehnung des betreffenden Muskels.
  - Spezielle Tests in der differenzierenden Befundaufnahme ermöglichen die Abgrenzung von Engpaßsyndromen, Bursitiden u. a. Erkrankungen (s. S. 95 ff.).
  - Schonhaltung und Ausweichbewegungen zur Entlastung der gereizten Struktur.
  - Evtl. Reiben bei Bewegung und Schwellung der Sehne tastbar.
  - Tonusveränderung des Antagonisten (s. S. 115 ff.: Behandlung von Funktionskrankheiten – Brügger-Konzept).
- **Typische Behandlungsziele und Maßnahmen (s. S. 200)**
  - Herausfinden der schädigenden Überlastungssituationen.
  - Schmerzlinderung durch Eis, heiße Rolle, Elektrotherapie (s. S. 86 f., S. 93 f.).
  - Querfriktionen verhindern und lösen Verklebungen und unterstützen den Heilungsprozeß (s. S. 95 ff.: Manuelle Therapie – Cyriax).
  - Haltungsschulung (s. S. 44 ff.).
  - Stabilisationstraining für die Wirbelsäule (s. S. 70 f.).
  - Bücktraining (s. S. 48 ff.).

- Beinachsentraining (s. S. 29 f.).
- Ergonomische Beratung in bezug auf den Arbeitsplatz, Haushalt usw.
- Bei sportlicher Überlastung evtl. Trainingsprogramm ändern.
- Dehnen und Entspannen der Muskulatur (s. S. 65 ff.).

➤ **Ischiokrurale Muskelgruppe**
- Tendopathie im Bereich des Tuber ischiadicum überwiegend bei Sportlern, Tänzern und nach ungewohnt langer Arbeit in gebückter Haltung (Gartenarbeit).
- Ansatztendopathie des M. bizeps femoris mit Beschwerden im Bereich des Fibulaköpfchens vorwiegend durch Sport.

➤ **Pes anserinus-Gruppe**
- Es sind vorwiegend der M. sartorius, M. grazilis und M. semitendinosus überlastet.
- Sport, zu intensives Krafttraining nach langer Ruhigstellung und Erkrankungen im Bereich des Kniegelenkes können die Beschwerden auslösen.

➤ **Adduktoren**
- Tendopathien im Bereich der Ursprünge am Os pubis durch Überlastung im Sport und bei Erkrankungen im Bereich des Hüft- und Kniegelenkes, z. B. Coxa valga.

➤ **M. gastrocnemius**
- Insertionstendopathie im Bereich des Kalkaneus oder Reizung der gesamten Achillessehne durch Sport, z. B. Schlittschuhlaufen.
- Auch bei intensivem Tragen von sog. „Gesundheitsschuhen" mit tiefgelegter Ferse („Minusabsatz").

➤ **Tibialis posterior**
- Ansatztendopathie am Os cuneiforme an der Fußsohle.
- Häufig bei instabilem Fuß und Knicksenkfuß.
- Um Rezidiven vorzubeugen, wird der Knicksenkfuß mitbehandelt: s. S. 205.

➤ **M. supraspinatus und infraspinatus**
- Überlastung durch Sport, bei instabiler Schulter, Haltungsschwäche und Platzmangel im subakromialen Raum bei Impingementsyndrom (s. S. 217).
- Die Supraspinatussehne ist wegen ihrer anatomisch bedingten kritischen Durchblutungssituation sehr empfindlich.
- Schmerzen im Ansatzbereich (Tuberculum majus).

➤ **M. subscapularis**
- Instabilität, Haltungsschwäche und Sport lösen die Beschwerden am Tuberculum minus aus.

➤ **M. biceps brachii**
- Ursachen wie bei M. subscapularis.
- Sehne schmerzhaft im Bereich des Sulcus intertubercularis.

➤ **Epicondylitis medialis („Golferellenbogen")**
- Betroffen sind die Flexoren des Handgelenkes, die am medialen Epikondylus des Oberarmes entspringen: M. flexor carpi radialis und ulnaris und M. palmaris longus und der M. flexor digitorum superficialis.
- Neben sportlicher und beruflicher Überlastung treten die Beschwerden häufig bei Patienten mit Problemen der Halswirbelsäule auf (s. S. 204: Halswirbelsyndrom).
- Behandlung postoperativ bei Operation nach Hohmann: s. S. 241 f.

- Sind der Flexor carpi radialis und der Flexor carpi ulnaris distal am Ansatz betroffen, treten Schmerzen in der Mitte des volarseitigen Handgelenkes oder umschriebener Schmerz am Os pisiforme auf.

➤ **Epicondylitis lateralis („Tennisellenbogen")**
- Betroffen sind die Extensoren des Handgelenkes, die am medialen Epikondylus des Oberarmes entspringen, vor allem der M. extensor carpi radialis longus und brevis.
- Ursachen wie Epicondylitis medialis.
- Behandlung postoperativ bei Operation nach Hohmann: s. S. 241 f.

Kompressionssyndrome der unteren und oberen Extremität

➤ **Allgemeines**
- Fehlstellungen, Fehlhaltungen, länger bestehende Entzündungen, Traumen u. a. Erkrankungen im Bereich anatomischer Nervenengpässe können durch erhöhten Druck typische Beschwerden auslösen.
- Bei der differenzierten Befundaufnahme bestätigt die Testprovokation des Nervs die Kompressionssituation.
- *Mögliche Ursachen:*
  - Muskuläre Kompression durch Überlastung und Hypertonus,
  - „Hypertone Tendomyose" durch Fehlstatik (s. S. 115 ff.: Funktionskrankheiten – Das Brügger-Konzept).
- Teilweise Entlastung durch Bandagen, Einlagen usw. möglich.
- Evtl. operative Entlastung des Nervs.

➤ **Befundschwerpunkte**
- Anfangs gelegentlich auftretender, später evtl. auch dauerhaft bestehender Schmerz an der Engpaßstelle.
- Teilweise Störungen der Oberflächensensibilität und Durchblutungsstörungen mit Kribbelgefühl.
- Durch Schonhaltung, Ausweichbewegungen, Entzündungen usw. evtl. Adhäsionen im Verlauf des Nervs (s. Nervenmobilisation, S. 108 ff.).

➤ **Typische Behandlungsziele und Maßnahmen**
- Schmerzlinderung durch Entlastung des Nervs:
  - Korrektur der Statik durch Haltungsschulung (s. S. 44 ff.)
  - Vermeiden schmerzauslösenden Verhaltens
  - Schonendes Detonisieren hypertoner Muskulatur im Bereich der Engpaßstelle.

➤ **Meralgia paraesthetica** (N. cutaneus femoralis lateralis)
- Engpaß bei Durchtritt des Nervs durch das Ligamentum inguinale.
- Z. B. bei Beckenschiefstand durch Adduktion des Beckens im Hüftgelenk der höheren Seite.
- Schmerzen am Oberschenkel ventral und lateral.

➤ **N. saphenus**
- Engpaß in Höhe des Ansatzes des M. adductor magnus etwa eine Handbreit kranial vom medialen Kniegelenkspalt und im Ansatzbereich des M. sartorius.
- Z. B. bei Genu varum, nach Operationen und Traumen im Bereich des distalen Oberschenkels.
- Schmerzen vom Kniegelenk ausstrahlend in den medialen Unterschenkel bis zur Fußsohle.

Statisch bedingte Symptome und Funktionskrankheiten – Spezieller Teil

- **Tarsaltunnel** (N. tibialis)
  - Engpaß im Bereich des oberen Sprunggelenkes medial in Höhe des retinakulum flexorum.
  - Z. B. bei Eversions- bzw. Valgusstellung des Kalkaneus durch Knickfuß, traumatisch nach Kalkaneus- und Innenknöchelfraktur, bei Tendovaginitis des M. tibialis anterior.
  - Brennender Schmerz an der Fußsohle, den Zehen oder der Ferse.
- **Nn. plantares medialis und lateralis**
  - Engpaß medial am Kalkaneus bei Durchtritt durch den M. abductor hallucis.
  - Z. B. durch Eversions- bzw. Valgusstellung des Kalkaneus bei Knickfuß oder nach Traumen.
  - Brennender Schmerz in der Fußsohle und den Zehen.
- **Morton-Neuralgie** (Nn. digitalis pedis)
  - Engpaß zwischen den Metatarsalköpfchen.
  - Häufig bei Spreizfuß und erhöhter Belastung des Vorfußes, z. B. durch häufiges Tragen von Schuhen mit hohen Absätzen.
  - Druckschmerz bis zur Belastungsunfähigkeit.
  - *Entlastung* durch Schuhaufpolsterung im Bereich des 1. und 5. Metatarsalköpfchens.
- **Thoracic-outlet-Syndrom** (Plexus brachialis)
  - *Synonym:* Skalenussyndrom.
  - Engpaß auch für die Arteria subklavia bei Durchtritt durch die Mm. Scaleni.
  - Z. B. bei echter oder knorpelig angelegter Halsrippe oder hypertropher Kallusbildung nach Klavikulafraktur.
  - Parästhesien mit Kribbelgefühl, vor allem bei endgradiger Flexion und Abduktion im Schultergelenk (Überkopf-Tätigkeiten).
  - Arterielle Durchblutungsstörungen wie bei Raynaud-Symptomatik.
- **Supinatorlogensyndrom** (N. radialis)
  - Engpaß beim Durchtritt durch den M. supinator.
  - Z. B. nach Traumen und bei ungewohnter Belastung des Muskels.
  - Beschwerden sehr ähnlich wie bei Epicondylitis lateralis.
  - Ausstrahlende Schmerzen vom Epicondylus lateralis.
  - Paresen der Extensoren des Unterarmes.
- **Karpaltunnelsyndrom** (N. medianus)
  - Engpaß bei Durchtritt durch den Karpaltunnel proximal vom Handgelenk. Das Retinaculum flexorum liegt über dem Karpaltunnel.
  - Z. B. nach Traumen, häufig bei chronischer Polyarthritis.
  - Schmerzen nach proximal und distal ausstrahlend.
  - Häufig nächtliche Parästhesien in Daumen, Zeige- und Mittelfinger.
  - Evtl. Atrophie des M. opponens pollicis.
- **Pronatorsyndrom** (N. medianus)
  - Engpaß bei Durchtritt durch die Köpfe des M. pronator teres.
  - Z. B. auch bei Volkmann-Kontraktur.
  - Ausstrahlende Schmerzen vom Ellenbogen nach distal.
  - Parästhesien in Daumen, Zeige- und Mittelfinger und bei kräftiger Pronation.

Allgemeines

- Degenerative Schäden der Strukturen des Bewegungsapparates entstehen bei
  - zu hoher oder fehlender Belastung,
  - nach Entzündungen und Traumen,
  - bei Stoffwechsel- u. a. Erkrankungen.
- Der adäquate Reiz für die Ernährung und Synthese der Bindegewebe ist der alternierende Wechsel zwischen Belastung und Entlastung, ist letztlich Bewegung.

Physiotherapeutische Schwerpunkte der Behandlung (s. S. 183, S. 167 ff., S. 155 ff., S. 145 ff.).

- **Der Patient soll die Belastung der degenerativ veränderten Strukturen vermindern.**
  - Axiale Belastung der Gelenke anstreben, um den Druck auf möglichst große Flächen zu verteilen:
    - Haltungsschulung (s. S. 44 ff.).
    - Beinachsentraining (s. S. 29 f.).
    - Gelenkschonende Maßnahmen (s. S. 54 f.).
  - Gehen mit Hilfsmitteln vermindert die Kompression in den Gelenken der unteren Extremität
    - Gangschulung (s. S. 36 ff.).
  - Entlastungsstellungen so oft wie möglich einnehmen (s. S. 51 f.).
  - Hypertone und verkürzte Muskulatur entspannen und dehnen (s. S. 65 ff.).
- **Der Patient soll die Trophik der veränderten Strukturen verbessern.**
  - Pendeln, hubfreies/hubarmes Bewegen, auch in warmem Wasser oder im Schlingentisch, verbessert die Ernährung des Knorpels.
  - Das Vermeiden von Schmerzen während der Behandlung und im Alltag vermeidet streßbedingte Minderdurchblutung.
  - Die Auswahl geeigneter Behandlungstechniken und rechtzeitige Pausen während der Belastungsphasen helfen, den Schmerz zu umgehen (s. S. 59 ff.: Grundsätzliche Aspekte der Behandlung bei Schmerzen).
  - Patienten zur schmerzlindernden Traktion an kleinen Gelenken anleiten.
  - Wärme- oder Kälteanwendungen, zu Hause z. B. feuchte Wärme durch heißes Tuch und Wärmflasche, Eisbeutel, je nach subjektivem Wohlbefinden.
  - Elektrotherapie kann das Ziel unterstützen.
  - Beeinflussen des vegetativen Nervensystems, z. B. durch Behandlung der Brustwirbelsäule und Bindegewebsmassage (s. S. 88 ff.), wirkt unterstützend.
- **Der Patient soll bleibende Bewegungseinschränkungen kompensieren.**
  - Die Beweglichkeit angrenzender Gelenke erhalten.
  - Kraft und Koordination der umgebenden Muskulatur erhalten.
  - Geeignete Sportarten empfehlen.
  - ADL-Training auch mit den erforderlichen Hilfsmitteln, z. B. verlängerter Greifarm, Strumpfanzieher usw. (s. S. 53).

Bandscheibenprotrusion

➤ **Allgemeines**
- Risse in einer degenerativ veränderten Bandscheibe führen zur Vorwölbung (Protrusion) von Bandscheibengewebe.
- Sie kann sich langsam entwickeln oder sehr akut auftreten.
- Ein Vorfall des Bandscheibengewebes (Prolaps) verstärkt die Symptomatik.
- Physiotherapie kann die bindegewebige Heilung der Bandscheibe unterstützen.
- *Im akuten Stadium* und bei vermuteter traumatischer Ursache Ruhigstellung für ein paar Tage.
- Bei rezidivierenden Beschwerden evtl. Stützmieder.
- Evtl. Operation.

➤ **Befundschwerpunkte**
- *Ausstrahlende Schmerzen* in das entsprechende Dermatom mit Schmerzzunahme bei verstärkter Kompression der Nervenwurzel (Pressen, Niesen, Husten).
- *Schonhaltung* mit Hypertonus der Muskulatur zur Entlastung der Nervenwurzel.
- Schmerzhafte Bewegungseinschränkungen in die Gegenrichtung der Schonhaltung.
- Evtl. neurologische Symptomatik mit Sensibilitätsstörungen und Paresen.
- *Behandlung nach dem McKenzie-Konzept:*
  - Patient erhält nach genauer Befundung über die Art des Derangemants der Bandscheibe standardisierte Bewegungsabläufe, die er mehrmals täglich nach vorangegangener Anleitung durchführt.

➤ **Typische Behandlungsziele und Maßnahmen (s.S. 211)**
- *Im akuten Stadium*
  - Schmerzlinderung durch Lagern in schmerzfreier Entlastungsstellung und Traktion, z.B. im Schlingentisch (s.S. 81 ff.). Ergänzend Hitze- oder Wärmeanwendung (s.S. 86 f.), Massage (s.S. 91 f.) und Elektrotherapie (s.S. 93 f.).
  - Schonende Mobilisation der Wirbelsäule im schmerzfreien Bereich so früh wie möglich, um die Reorganisation des Bindegewebes zu unterstützen und Verklebungen zu vermeiden.
  - Ein dosiertes isometrisches Stabilisationstraining ist meistens möglich.
- *Bei nachlassendem Schmerz*
  - Mobilisation im schmerzfreien Bereich.
  - Haltungsschulung (s.S. 44 ff.).
  - ADL- und Bücktraining mit mehr vertikaler Einstellung des Oberkörpers vermindern die Belastung der Lendenwirbelsäule (s.S. 53 und S. 48 ff.).
- *Bei chronischen Beschwerden:*
  - Teilsteifigkeiten der Wirbelsäule mobilisieren, um ein ökonomisches Bewegungsverhalten der Wirbelsäule zu ermöglichen.
  - Später evtl. Teilnahme an einer Rückenschulgruppe der Sekundärprävention.
- Behandlung bei Paresen: s.S. 75 f.
- Behandlung postoperativ bei Nukleotomie: s.S. 232.

Spondylarthrose

- **Allgemeines**
  - Durch degenerativen Höhenverlust der Bandscheiben entsteht Instabilität im Bewegungssegment.
  - Reaktiv bilden sich Sklerosierungen an den Grund- und Deckplatten der Wirbelkörper (Spondylose) und nachfolgend wegen der Inkongruenz eine Arthrose der Wirbelbogengelenke (Spondylarthrose) (s. S. 42 f.: Biomechanische Grundlagen).
  - Diese degenerativen Veränderungen können das Entstehen einer Spinalstenose begünstigen.
  - Evtl. Versorgung mit Stützmieder.
- **Befundschwerpunkte**
  - Kein spezieller Befund.
  - Rückenschmerzen. Schmerzhafte Verspannungen der Rückenmuskulatur. Bewegungseinschränkungen der Wirbelsäule, z.T. mit Blockierung einzelner Segmente.
  - Verstärkte Symptomatik bei aktivierter Arthrose.
- **Typische Behandlungsziele und Maßnahmen (s. S. 211)**
  - Wie Bandscheibenprotrusion und Wirbelsäulensyndrom (s. S. 212 und S. 202 ff.).

Koxarthrose

- **Allgemeines**
  - *Ursachen:* Häufig bei Hüftdysplasie (s. S. 192 ff.). Auch nach Entzündungen und Traumen.
  - Entzündliche Schübe möglich, sog. „aktivierte Arthrose".
  - *Vermindern der Druckbelastung* im betroffenen Hüftgelenk durch z. B. Puffersohlen und Gehhilfen.
  - Bei ausgeprägten Bewegungseinschränkungen Versorgung mit Hilfsmitteln wie Strumpfanzieher, Greifzange, langem Schuhlöffel.
  - Operative Eingriffe: Umstellungsosteotomie, Totalendoprothese.
- **Befundschwerpunkte**
  - Bewegungseinschränkungen im Kapselmuster. Bei normalem Antetorsionswinkel zuerst Innenrotation, dann Extension, Abduktion und Flexion eingeschränkt.
  - *Statische Veränderungen:*
    - Durch Hypertonus oder Verkürzung der Flexoren des Hüftgelenks ist das Becken vermehrt in den Hüftgelenken flektiert und in der Lendenwirbelsäule extendiert.
    - Das betroffene Bein wird vermehrt in Außenrotation gehalten und belastet.
  - *Leistenschmerz*
    - Anfangs nach Belastung.
    - Später auch Anlauf- und Ruheschmerz.
  - *Hinkmechanismen:*
    - Duchennehinken, um die Gelenkkompression durch die Abduktoren zu reduzieren.
    - Verkürzte Standbeinphase.

- Rückenschmerzen durch Überlastung der Lendenwirbelsäule aufgrund der veränderten Statik und der Kompensation der Bewegungseinschränkungen des Hüftgelenks.
- Hypertonus und Verkürzungen der Muskulatur entsprechen dem Kapselmuster und der evtl. vorausgegangenen Grunderkrankung.

➤ Befund bei Hüftdysplasie und Coxa valga s. S. 190 ff. und S. 192 ff.

Typische Behandlungsziele und Maßnahmen (s. S. 211)

- Schmerzlinderung, Durchblutungsförderung und Kapseldehnung durch Wärme (s. S. 86 f.), Massage (s. S. 91 f.), Elektrotherapie (s. S. 93 f.) und Traktion.
- Hubfreies oder hubarmes Bewegen nach längerer Ruhe, z. B. morgens oder nach längerem Sitzen, verteilt die Synovia und bereitet das Gelenk auf die Belastung vor.
- Entspannen hypertoner Muskulatur, Querdehnungen günstig (s. S. 65 ff.).
- Schonende Mobilisation des Hüftgelenks in allen Richtungen, besonders
  - Innenrotation und Extension für den Gang (s. S. 26 ff.).
  - Flexion für das An- und Ausziehen.
- Beinachsentraining in unbelasteten und teilbelasteten Ausgangsstellungen, um die Koordination der Muskulatur zu erhalten oder zu verbessern (s. S. 29 f.).
- Schonende Mobilisation der Lendenwirbelsäule und des lumbothorakalen Überganges.
- Entlastungsstellungen für Hüftgelenk und Lendenwirbelsäule (s. S. 51 f.).
- Rückenschonendes Verhalten bei den ADL (s. S. 53) bei verbesserter Beweglichkeit des Hüftgelenks.
- Bei ausgeprägten, bleibenden Bewegungseinschränkungen werden Kompensationsmöglichkeiten mit dem Patienten entwickelt, z. B. nach hinten angelehntes oder hohes Sitzen bei eingeschränkter Flexion.
- Hohe Kompressionsbelastung für das Hüftgelenk im Alltag vermeiden:
  - Radfahren anstelle von langen Gehstrecken.
  - Fahrstuhl benutzen anstelle von Treppengehen.
  - Einkaufswagen benutzen anstelle von Taschentragen.
  - Senken der Schrittfrequenz und kleinere Schritte beim Gehen.
- Geeignete Sportarten empfehlen (Schwimmen, Radfahren, Rudern, Golf).
- Gangschulung (s. S. 36 ff.).

➤ Behandlung bei aktivierter Arthrose: s. S. 226.
Behandlung prä- und postoperativ bei Umstellungsosteotomie: s. S. 233 f.
Behandlung prä- und postoperativ bei Totalendoprothese: s. S. 244.

Gonarthrose

➤ **Allgemeines**

- *Ursachen:* Häufig bei Genu valgum und Genu varum. Auch nach Traumen, Entzündungen und Meniskektomie.
- *Vermindern der Druckbelastung* durch Puffersohlen und Gehhilfen.
- Entzündliche Schübe möglich, sog. „aktivierte Arthrose“.
- Operative Eingriffe: Umstellungsosteotomie, Schlitten- oder Totalendoprothese.

- **Befundschwerpunkte**
  - Bewegungseinschränkungen im Kapselmuster. Die Flexion ist zuerst eingeschränkt, die funktionelle Beeinträchtigung ist aber geringer als durch das Extensionsdefizit.
  - Langfristig auch Extensionsdefizit im Hüftgelenk durch die veränderte Statik.
  - Duchennehinken mit verkürzter Standbeinphase.
  - *Schmerzen:* Verlauf wie bei Koxarthrose (s. S. 213 f.).
  - Befund bei Genu valgum und varum: s. S. 194 f. und S. 195.
- **Typische Behandlungsziele und Maßnahmen (s. S. 211)**
  - Entsprechend denen bei Koxarthrose (s. S. 213 f.).
  - Zusätzlich Hubbelastung des M. quadriceps im Alltag vermindern, um die Kompressionsbelastung im Gelenk zu reduzieren:
    - Erhalten oder Erarbeiten der vollen Streckung im Knie- und Hüftgelenk entlastet den M. quadriceps.
    - Treppensteigen mit Hochziehen am Geländer oder Benutzen von Gehhilfen, Abstützen auf Armlehnen oder Tisch beim Aufstehen und Hinsetzen.
    - Bücken mit mehr horizontaler Einstellung des Oberkörpers (s. S. 48 ff.).
  - Verbessern die Ernährung des Knorpels durch Pendelbewegungen des Unterschenkels im Kniegelenk und hubfreies Bewegen.
- Behandlung bei aktivierter Arthrose: s. S. 226.
- Behandlung prä- und postoperativ bei Umstellungsosteotomie: s. S. 236.
- Behandlung prä- und postoperativ bei Schlitten- und Totalendoprothese: s. S. 245.

Retropatellararthrose

- **Allgemeines**
  - *Ursachen:* Angeborene Fehlformen der Patella, Genu valgum, Folgezustand nach Traumen.
  - Häufig zusammen mit Gonarthrose.
  - Vermindern der Druckbelastung im Kniegelenk durch Puffersohlen und Gehhilfen.
  - Entzündliche Schübe möglich, sog. „aktivierte Arthrose".
- **Befundschwerpunkte**
  - *Schmerzen* unter der Kniescheibe bei Anspannung des M. quadriceps, z. B. beim Treppengehen, Aufstehen aus dem Sitzen, Bergab- und Bergaufgehen und in Beugestellung (Sitzen).
  - Reiben unter der Kniescheibe beim Bewegen.
  - Evtl. Atrophie des M. vastus medialis und Hypertonus und Verkürzung des M. rectus femoris und der Ischiokruralen.
- **Typische Behandlungsziele und Maßnahmen (s. S. 211)**
  - Entsprechend denen bei Koxarthrose und Gonarthrose (S. 213 f. und S. 214).
  - Die Reduktion der Hubbelastung des M. quadriceps im Alltag ist besonders wichtig.
  - Manualtherapeutische Mobilisation der Patella.
- Behandlung bei aktivierter Arthrose: s. S. 226.

Hallux ridigus

- **Allgemeines**
  - *Synonyme:* Hallux flexus, Metatarsus primus elevatus.
  - Arthrose des Großzehengrundgelenkes bei Hallux valgus, nach Entzündungen und bei Stoffwechselstörungen.
  - Abrollsohlen und versteifende Einlagen erleichtern das Gehen.
  - Operation bei starker Einschränkung der Steh- und Gehfähigkeit.
- **Befundschwerpunkte**
  - *Kontrakturen:* Zuerst Streckkontraktur, die so stark ausgeprägt sein kann, daß der Zeh hochsteht. Später auch Beugekontraktur.
  - Fußabrollung schmerzhaft oder gar nicht möglich. Durch Außenrotation des Beines im Hüftgelenk wird Abrollen über das Großzehengrundgelenk vermieden (s. S. 26 ff.: Häufige Hinkmechanismen).
- **Typische Behandlungsziele und Maßnahmen (s. S. 211)**
  - Schmerzlinderung
    - Eis, Wärme, Hitze (s. S. 86 f.),
    - Traktion (s. S. 98 ff.).
  - Verbessern der Tophik:
    - Fuß warmhalten,
    - Selbstmassage des Fußes, z.B. mit Igelball oder Bürstenmassage (s. S. 91 f.),
    - Enge Strümpfe vermeiden.
  - Dehnen der verkürzten Muskulatur (s. S. 65 ff.).
  - Mobilisation des Großzehengrundgelenkes (s. S. 62 ff.).
  - Beinachsentraining mit den erforderlichen Einlagen und Schuhzurichtungen (s. S. 29 f.).
  - Gangschulung (s. S. 36 ff.). Lange Gehstrecken vermeiden.
- Behandlung bei Hallux valgus: s. S. 206 f.
- Behandlung prä- und postoperativ: s. S. 239.

Omarthrose

- **Allgemeines**
  - *Ursachen:* Idiopathisch, nach Traumen und Entzündungen.
- **Befundschwerpunkte**
  - Schmerzen nach Belastung, später auch in Ruhe.
  - Die Patienten können nicht auf der betroffenen Schulter liegen.
  - Die Außenrotation ist stärker eingeschränkt als die Innenrotation und die Abduktion (Kapselmuster).
  - Schonhaltung mit protrahiertem und hochgezogenem Schultergürtel.
  - Ausweichbewegungen mit zu früh weiterlaufenden Bewegungen des Schultergürtels und der Wirbelsäule (s. S. 39 ff.).
  - Hypertonus der Nackenmuskulatur.
  - Atrophie der Außenrotatoren und des M. deltoideus.
- **Typische Behandlungsziele und Maßnahmen (s. S. 211)**
  - Schmerzlinderung, Durchblutungsförderung und Kapseldehnung: s. Koxarthrose (S. 213 f.).
  - Bindegewebsmassage zur Dämpfung der Sympathikusaktivität (s. S. 88 ff.).

- Die Hubfreie Mobilisation der Brustwirbelsäule beeinflußt den sympathischen Grenzstrang, wirkt schmerzlindernd und entlastend.
- Entspannen und Dehnen hypertoner und verkürzter Muskulatur (Pektoralis, Schulterblattelevatoren).
- Schonende Mobilisation, vor allem in die Außenrotatoren (s. S. 62 ff.).
- Haltungsschulung mit dem Schwerpunkt Stabilisation der Brustwirbelsäule, um die Überlastung der Schultergürtelmuskulatur als Haltemuskulatur zu reduzieren. Der Schultergürtel soll wieder auf dem Brustkorb abgelegt werden können (s. S. 44 ff.).
- Bei bleibenden Bewegungseinschränkungen Kompensationsbewegungen mit dem Patienten herausfinden und üben.
- ADL-Training evtl. mit einfachen Hilfsmitteln, z. B. Griffverlängerung für Haarbürste (s. S. 53).

Impingementsyndrom

➤ **Allgemeines**
- Degeneratives Schultersyndrom, bei dem der Humeruskopf bei Bewegungen in die Flexion und Abduktion am Schulterdach anstößt.
- Es werden die Bursa subacromialis und die Muskulatur der Rotatorenmanschette gereizt, vor allem der M. supraspinatus. Seine Sehne kann Kalkeinlagerungen aufweisen und so stark degenerieren, daß eine Ruptur entsteht.
- *Ursache* ist eine Verengung des subakromialen Raumes.
- Ein bestehendes Halswirbelsäulensyndrom kann die Symptomatik verschlechtern und wird stets mitbehandelt.
- Operative Dekompression, wenn konservative Behandlung versagt.

➤ **Befundschwerpunkte**
- Schmerzhafte Bewegungseinschränkungen in die Außenrotation und Abduktion, weniger in die Innenrotation (Kapselmuster).
- *Schmerzhafter Bogen* durch Bursitis und Tendopathie des M. supraspinatus.
- Schonhaltung und Ausweichbewegungen: s. Omarthrose (S. 216 f.).

➤ **Typische Behandlungsziele und Maßnahmen (s. S. 211)**
- Kaudalisieren des Humeruskopfes, um den subakromialen Raum zu vergrößern:
  - Gleiten/Traktion nach kaudal (s. S. 98 ff.).
  - Training der Muskeln, die vom Humeruskopf während der Abduktion zentrieren: M. subscapularis, M. infraspinatus, M. teres minor.
  - Während der Abduktion greift der Therapeut in die Achsel des Patienten und gibt den taktilen Reiz, den Oberarmkopf „fußwärts zu den Fingern des Therapeuten“ zu schieben.
  - Der Patient kann dieses Training nach kurzer Zeit selbst übernehmen.
- Weitere Ziele s. Omarthrose (S. 216 f.).

➤ Behandlung der Tendopathie des M. Supraspinatus: s. S. 208.

➤ Behandlung postoperativ bei Dekompression: s. S. 241.

➤ Behandlung postoperativ bei Rotatorenmanschettenruptur: s. S. 240 f.

Rhizarthrose

- **Allgemeines**
  - Arthrose des Daumensattelgelenkes (Karpometakarpalgelenk).
  - Die relativ kleine Gelenkfläche wird im Alltag hohen Drucken ausgesetzt, z. B. beim Stützen und festen Zugreifen.
- **Befundschwerpunkte**
  - Abduktion und Extension sind im Sinne eines Kapselmusters schmerzhaft eingeschränkt.
  - Der Patient ist in Alltag und Beruf stark eingeschränkt.
  - Die Thenarmuskulatur kann atrophiert sein.
- **Typische Behandlungsziele und Maßnahmen (s. S. 211)**
  - Traktionen kann der Patient als Selbsthilfe lernen (s. S. 98 ff.).
  - Mobilisation (s. S. 62 ff.).
  - Die *Reduzierung der Belastung* kann durch Umstellen von Alltagsaktivitäten und kleine Anpassungen erreicht werden, z. B.:
    - Beim Schreiben mit der Hand breite Schreibgeräte verwenden oder Schreibgerät umwickeln. Auch Halten des Schreibgerätes mit dem 2. bis 5. Finger und leichtem Gegenhalt des Daumens ist möglich.
    - Abstützen auf die Faust ohne Daumen, nicht auf die gestreckten Finger.
    - Herausziehen von Schubladen ohne Einsatz des Daumens.
- Behandlung von aktivierter Arthrose: s. S. 226.

Aseptische Knochennekrosen – Grundsätzliche Gesichtspunkte

Allgemeines

- Stabilitätsverlust des betroffenen Knochens erfordert reduzierte Belastung in der physiotherapeutischen Behandlung und im Alltag des Patienten in der akuten Phase (s. S. 140 f.).
- Geringe Beschwerden und Erkrankungsbeginn in jungen Jahren erfordern konsequente und einfühlende Patientenführung.
- Hubarmes Bewegen der Gelenke und isometrisches Üben als Prophylaxe vor degenerativen Knorpelveränderungen, zur Atrophie- und Kontrakturenprophylaxe (s. S. 79 f.).
- Ausheilung häufig mit bleibender Formveränderung, biomechanische Belastbarkeit dann reduziert.
- Frühzeitige degenerative Veränderungen möglich.
- Evtl. entlastende und stützende Hilfsmittel und vorübergehend Sportverbot.
- Bei Erkrankung an den Extremitäten evtl. Operation.

Physiotherapeutische Schwerpunkte der Behandlung (s. S. 183 und S. 155 ff.)

- **Der Patient soll erhöhte Druckbelastung auf die betroffenen Körperabschnitte vermeiden und sie so oft wie möglich entlasten.**
  - Dem Patienten die Folgen von hohem Druck auf den nekrotischen Knochen erklären (Verformbarkeit des Knochens).
  - Gelenkschonende Möglichkeiten zur Selbsthilfe mit dem Patienten ausprobieren (s. S. 54 f.).
  - Bewegungen mit großer Hubbelastung im Alltag herausfinden und vermeiden oder wenigstens verändern, z. B. Anheben des Beines aus Rückenlage bei M. Perthes mit Hilfe der Arme.
  - Schlingentisch (s. S. 81 ff.) und Bewegungsbad (s. S. 84 f.) in der Behandlung nutzen.
  - Entlastungsstellungen mit dem Patienten erarbeiten, deren häufige Einnahme realistisch ist (s. S. 51 f.).
- **Patienten altersentsprechend zum Bewegen der Gelenke bei geringer Belastung und isometrischem Üben anleiten.**
  - Bei sehr jungen Patienten *Elternanleitung*.
  - Kurze, regelmäßig durchgeführte „Hausaufgaben" sind realistischer als lange Übungsprogramme.
- **Der Patient soll die verordneten Hilfsmittel als Teil des Behandlungskonzeptes akzeptieren und benutzen.**
  - ADL-Training mit den Hilfsmitteln (s. S. 53).
  - Gangschule mit Thomassplint usw.
- **Der Patient soll nach Ausheilung der Erkrankung die normalen Funktionen des betroffenen Körperabschnittes weitmöglichst wiedererlangen.**
  - Verbessern von Kraft, Koordination und Ausdauer der Muskulatur (s. S. 72 ff.).
  - Gangschulung (s. S. 36 ff.) mit Vollbelastung.
  - Haltungsschulung (s. S. 44 ff.).

Morbus Scheuermann

- **Allgemeines**
  - *Synonyme:* Juvenile Kyphose, Adoleszentenkyphose.
  - Eindringen von Bandscheibengewebe durch Erweichung von Grund- und Deckplatten der Wirbelkörper (Schmorlsche Knötchen).
  - Allmähliches Zusammensinken an den Stellen höchster Druckbelastung, dadurch zunehmende Kyphose der Brustwirbelsäule.
  - Bei starker Kyphose evtl. Korsett bis zur Ausheilung.
  - Nur bei sehr starker Kyphose verringerte Belastbarkeit der Wirbelsäule nach Ausheilung.
- **Befundschwerpunkte**
  - *Diffuse Rückenschmerzen* und „Rückenmüdigkeit", vor allem nach Sport, Gartenarbeit, längerem Wandern usw.
  - Ausprägung der Kyphose abhängig von Schwere und Dauer der Erkrankung.
  - Befund bei starkem Rundrücken: s. S. 201.
  - Bewegungseinschränkungen der Wirbelsäule in alle Richtungen.
- **Typische Behandlungsziele und Maßnahmen (s. S. 219)**
  - Schonende Mobilisation der Wirbelsäule vor allem in die Extension (s. S. 62 ff.).
  - Entspannen und Dehnen hypertoner Muskulatur (s. S. 65 ff.).
  - Stabilisationstraining und intensive Haltungsschulung zur Aufrichtung des Brustkorbes und um ein weiteres Zusammensinken durch eine bessere axiale Druckverteilung auf den Wirbelkörpern zu verhindern (s. S. 70 f. und S. 44 ff.).
  - Bücktraining (s. S. 48 ff.) evtl. mit Korsett mit vertikaler Einstellung des Oberkörpers, um die Hubbelastung für die Rückenstrecker zu reduzieren.
  - ADL-Training (s. S. 53).
  - Entlastungsstellungen (s. S. 51 f.).
  - Sport- und Freizeitaktivitäten in Zusammenarbeit mit dem Patienten an Befund anpassen, z. B. beim Rennradfahren Lenker mit den Griffen nach oben montieren, Schwimmstil umstellen usw.
  - *Nach Ausheilung* und Korsettabnahme evtl. Rückenschulgruppe der Sekundärprävention und intensive Mobilisation.

Morbus Perthes

- **Allgemeines**
  - Die Krankheit verläuft in Stadien.
  - Bis zur Ausheilung ist eine sofortige lange Entlastung mit einer entlastenden Schiene oder Hüfthängebandage erforderlich.
  - Bei ausgeprägter pilzförmiger Deformierung des Hüftkopfes evtl. Operation zur besseren Einstellung und Überdachung.
  - Risiko frühzeitiger Arthrose.
- **Befundschwerpunkte**
  - Evtl. Leisten- oder Knieschmerz.
  - Schnelle Ermüdbarkeit des Beines.
  - Beweglichkeit des Hüftgelenks in Abduktion und Rotation, bei längerer Krankheitsdauer auch Extension eingeschränkt.

➤ **Typische Behandlungsziele und Maßnahmen (s. S. 219)**
  - Sehr schonendes Bewegen des Hüftgelenks in alle Bewegungsrichtungen:
    - Unter Gewichtsabnahme.
    - Bewegen vom proximalen Hebel.
    - Im Schlingentisch (s. S. 81 ff.).
    - Im Bewegungsbad (s. S. 84 f.).
  - Isometrisches Üben mit der gesamten Beinmuskulatur.
  - Fußmuskelübungen zur Stabilisation der Längswölbung (lange Entlastung!).
  - Gangschulung mit Schiene oder Bandage (s. S. 24 f.).
    - Bei entlastender Schiene ausreichende Schuherhöhung der anderen Seite überprüfen.
    - Bei Thomasschiene Unterarmstützen nur am Anfang nötig.
    - Technik wie Prothesengangschulung (s. S. 36 ff.).
  - ADL-Training mit Schiene, z. B. Lösen der Kniesperre beim Hinsetzen und Einrasten vor dem Aufstehen.
  - Druckreduzierende Maßnahmen für das Hüftgelenk im Alltag, z. B.:
    - bei längerem Sitzen Gewicht des Oberkörpers abstützen, z. B. durch Reitsitz auf dem Stuhl oder Anlehnen an die Rückenlehne in der Schule.
    - Zu Hause besser liegen als sitzen, z. B. beim Fernsehen.
  - Evtl. Elternanleitung.
  - *Nach Ausheilung* weiterhin hohe Druckbelastungen vermeiden, z. B.
    - Schultasche so leicht wie möglich.
    - Sportberatung (Radfahren, Schwimmen).
  - Gangschule, anfangs mit Teil-, später mit Vollbelastung (s. S. 24 f., S. 36 ff.).
  - Haltungsschulung (s. S. 44 ff.).

➤ Behandlung prä- und postoperativ bei Varisierungsosteotomie: s. S. 233 f.

➤ Behandlung prä- und postoperativ bei pfannenverbessernden Eingriffen: s. S. 232 f.

Allgemeines

- Gelenke und periartikuläre Gewebe werden durch Entzündungen dauerhaft oder vorübergehend geschädigt.
- Die betroffenen Strukturen sind weniger belastbar.
- Akute Schübe mit hoher Entzündungsaktivität erfordern eine Anpassung der Behandlungsziele und -techniken an die aktuelle Situation.
- Entzündete Gewebe verlieren ihre Stabilität und sind weich und ödematös.
- Bei schubweisem Krankheitsverlauf klärt die aktuelle Befunderhebung das Ausmaß der reversiblen oder irreversiblen funktionellen Einbußen.
- Fortschreitende Kontrakturen und Gelenkfehlstellungen sind auch bei intensiver physiotherapeutischer Behandlung nicht zu vermeiden, die Ausprägung ist aber deutlich geringer.
- Subluxierte Gelenke werden vor und während des Bewegens so gut wie möglich zentriert.
  - Diese Maßnahme dient dem Gelenkschutz, weil sich die Belastung auf den vergrößerten Kontaktflächen der Gelenkpartner günstiger verteilt.
  - Dem Therapeuten ermöglicht sie die Orientierung über die tatsächliche Beweglichkeit des Gelenkes.
  - Nach palmar subluxierte Fingergrundgelenke eines Polyarthritikers können z.B. bei mangelnder Erfahrung des Therapeuten als verminderte palmare Gleitfähigkeit interpretiert werden.
- Gehhilfen, Lagerungsschienen, dynamische Orthesen und andere Hilfsmittel für den Alltag unterstützen die physiotherapeutische Behandlung.
- Die optimale Versorgung geschieht in enger Zusammenarbeit zwischen Arzt, Ergotherapeut, Orthopädiemechaniker und Physiotherapeut.

Physiotherapeutische Schwerpunkte der Behandlung (s. S. 183, S. 167 ff., S. 155 ff., S. 145 ff.)

- **Im akuten Schub**
  - Schmerzlinderung (s. S. 59 ff.) und Kontrakturenprophylaxe (s. S. 79 f.).
  - Sind die Extremitäten betroffen, lernt der Patient die selbständige Eigenbehandlung (s. S. 59 ff.).
  - Passives und unterstütztes Bewegen und Mobilisationstechniken aus der Manuellen Therapie (s. S. 98 ff.) verursachen weniger Schmerzen als Bewegen unter Hubbelastung.
  - Grifftechniken werden in Absprache mit dem Patienten angepaßt.
  - Günstig ist ein häufiger Wechsel der Gelenkstellungen durch Umlagern.
  - In Ruhezeiten werden die betroffenen Gelenke möglichst in Funktionsstellung gelagert.
  - Vermeiden von Schonhaltungen, z.B. die destabilisierte Brustwirbelsäule mit Protraktion des Schultergürtels und Innenrotation der Arme in den Schultergelenken.

- **Außerhalb des akuten Schubes soll der Patient seine Gelenkbeweglichkeit und muskuläre Koordination verbessern.**
  - Subluxierte und degenerativ veränderte Gelenke erfordern auf Dauer eine sorgfältige Auswahl und Anpassung der physiotherapeutischen Techniken und Maßnahmen und des ADL-Trainings (s. S. 53) unter dem Gesichtspunkt des Gelenkschutzes.
  - Bei instabilen Gelenken erlernt der Patient die muskuläre Stabilisation in möglichst achsengerechter Stellung,
    - z. B. im unbelasteten und teilbelasteten Beinachsentraining (s. S. 29 f.).
  - Alltagsbewegungen und -haltungen in Beruf und Freizeit werden so verändert, daß Fehlstellungen der Gelenke vermieden werden.
  - Degenerativ veränderte Sehnen erfordern eine sehr zurückhaltende Dosierung der Zugbelastung.
  - Bewegungsabläufe können evtl. so angepaßt werden, daß starke Anspannung oder Dehnung der entsprechenden Muskulatur vermieden werden.
  - Therapeut und Patient entwickeln ein tägliches Übungsprogramm für zu Hause.

Chronische Polyarthritis

➤ **Allgemeines**

- *Synonyme:* rheumatoide Arthritis, im Kindes- und Jugendalter: Still-Syndrom, Stillkrankheit.
- Die chronische Polyarthritis verläuft schubweise.
- Im akuten Schub schwere Störungen des Allgemeinbefindens.
- *Fortschreitende Gelenkzerstörung* und Entwicklung typischer Gelenkdeformitäten mit Subluxationsstellungen, Kontrakturen und Gelenkinstabilitäten.
- Zu Anfang meistens beidseitiger Befall der distalen Extremitätengelenke, Sehnenscheidenentzündungen und Bursitiden.
- Im weiteren Verlauf können alle Gelenke und die Halswirbelsäule betroffen sein. Entwicklung einer Osteoporose.
- *Hilfsmittelversorgung* frühzeitig, um den erforderlichen Krafteinsatz zu reduzieren und die Bewältigung des Alltags gelenkschonender zu gestalten.
  - Tapeverbände (s. S. 56 ff.), Einlagen, Schienen und Orthesen gegen die Gelenkfehlstellungen.
- Bei jeder Behandlung werden die Gelenke manuell zentriert, um durch größere Kontaktflächen der Gelenke beim Üben und Bewegen gelenkschonender zu arbeiten.
- *Die umfassende Aufklärung* des Patienten über seine Erkrankung ist Voraussetzung für die erforderliche kontinuierliche Mitarbeit während der physio- und ergotherapeutischen Behandlung und beim selbständigen Üben.
- *Operative Eingriffe:* Synovektomien, Korrekturosteotomien, Sehnenoperationen, Arthrodesen, gelenkersetzende Operationen.

➤ **Befundschwerpunkte**

- *Im akuten Schub*
  - Gelenkerguß
  - Weichteilschwellungen der periartikulären Gewebe
  - Starker Ruhe-, Belastungs- und Bewegungsschmerz.
- Morgendliche Gelenksteife ist ein typisches Merkmal der rheumatoiden Arthritis. Sie kann mehrere Stunden anhalten.
- *Typische Gelenkfehlstellungen* sind z. B.:
  - Ulnare Deviation und palmare Subluxation der Fingergrundgelenke
  - Hyperextension des Fingermittelgelenkes und Beugestellung des Fingerendgelenkes *(„Schwanenhalsdeformität")*
  - Beugestellung des Fingermittelgelenkes und Hyperextension des Fingerendgelenkes (*„90–90-Deformität"* des Daumens bzw. *„Knopflochdeformität"* der Langfinger)
  - Handgelenk etwas radial abduziert und nach palmar subluxiert
  - Mittelfußköpfchen nach plantar subluxiert
  - Spreizfuß, Krallen- oder Hammerzehen, Hallux valgus (s. S. 205 und S. 206).
  - Genu valgum oder Genu varum (s. S. 194 f. und S. 195).
  - atlantoaxiale Subluxation.
- Der weitere Befund entspricht dem Ausmaß der Gelenk- und Weichteilveränderungen.
- In Sehnen, Ligamenten und Faszien können Rheumaknoten sicht- und fühlbar sein.

- **Typische Behandlungsziele und Maßnahmen (s. S. 222 f.)**
  - *Im akuten Schub* Schmerzlinderung und Kontrakturenprophylaxe (s. S. 59 ff. und S. 79 f.).
    - Im Bereich der unteren Extremität Entlastung durch geeignete Gehhilfen, z. B. sog. „Rheumastützen", bei denen die Unterarme das Gewicht abstützen.
  - *Außerhalb eines Schubes* Gelenkmobilisation (s. S. 62 ff.).
    - Jede noch so geringfügige Verbesserung der Gelenkbeweglichkeit ist ein Fortschritt, der im ADL-Training (s. S. 53) sofort genutzt werden kann.
  - Gelenkschonendes Verhalten, z. B. beidhändiges Greifen von Gegenständen, häufiges Entlasten der Beine (s. S. 54 f.).
  - Entlastungsstellungen durch Ablegen der schmerzenden Körperabschnitte auf gepolsterte Flächen, z. B. Arme auf Sessellehnen (s. S. 51 f.).
  - Beinachsentraining vermindert einseitige Belastung der Kniegelenke bei Genu valgum und varum und trainiert Kraft und Koordination (s. S. 29 f.).
  - Zur Entlastung der oberen Halswirbelsäule die angrenzenden Wirbelsäulenabschnitte mobilisieren, um eine ökonomischere Verteilung der Bewegungstoleranzen zu erreichen, auch die Brustwirbelsäule mobilisieren.
  - Haltungsschulung mit dem Schwerpunkt Stabilisation der Brustwirbelsäule, um die Statik der Halswirbelsäule zu verbessern (s. S. 44 ff.).
  - Gangschule evtl. mit Hilfsmitteln (s. S. 36 ff. und S. 24 f.).
  - Anleiten zum täglichen Üben.
- Behandlung bei Achsenabweichungen und Fehlstellungen im Bereich der unteren Extremität: s. S. 194 f., S. 195, S. 205, S. 206 f., S. 216.
- Behandlung postoperativ bei Synovektomie: s. S. 238.
- Behandlung prä- und postoperativ bei Korrekturosteotomie: s. S. 236 und S.239.
- Behandlung prä- und postoperativ bei Arthrodese: s. S. 248 f.
- Behandlung prä- und postoperativ bei gelenkersetzender Operation: s. S. 244 f.

Morbus Bechterew

- **Allgemeines**
  - *Synonym:* Spondylitis ankylosans.
  - Zunehmende Kontrakturen der Iliosakralgelenke und der Wirbelsäule durch rheumatische Entzündungsprozesse, die zu Ossifikationen führen.
  - Die Rippenwirbelgelenke und die knorpeligen Verbindungen zwischen Sternum und Rippen sind ebenso mitbetroffen wie paravertebrale Ligamente und Sehnen-Knochenübergänge.
  - Übergreifen auf die proximalen Extremitätengelenke möglich.
  - *Verändertes Bewegungsverhalten*
    - Beispiel: Geringe Rotationstoleranzen der Wirbelsäule erschweren die Orientierung im Straßenverkehr.
    - Kleine Schritte wegen der fehlenden Rotationstoleranzen in der Wirbelsäule und den Hüftgelenken. Beim „Überholen" des Spielbeines muß das Standbein vorzeitig den Bodenkontakt lösen, weil der Oberschenkel wegen der veränderten Statik des Beckens nicht im Standhüftgelenk gestreckt werden kann (s. S. 21 ff.: Gangbeschreibung).

- Bei ausgeprägten Kyphosen mit geringen Bewegungstoleranzen in der Halswirbelsäule sind die sozialen Kontaktmöglichkeiten erschwert (Unfähigkeit zur horizontalen Blickrichtung!).

➤ **Befundschwerpunkte**
- Bewegungseinschränkungen der Wirbelsäule in alle Bewegungsrichtungen, besonders in die Extension.
- Die Lendenwirbelsäule und die Brustwirbelsäule steifen meistens in Flexion ein.
- Seltener ist die Einsteifung der Wirbelsäule in totaler Flachrückenform (sog. „Bügelbrettwirbelsäule").
- Das Becken ist in der Lendenwirbelsäule flektiert und in den Hüftgelenken extendiert.
- Evtl. Bewegungseinschränkungen der Hüft- und Schultergelenke.
- Zu Anfang schmerzhafter Hypertonus der Extensoren der Wirbelsäule, später mit zunehmender Unbeweglichkeit Atrophie der gesamten Rumpfmuskulatur.
- Mit zunehmender Versteifung steht der Thorax in leichter Inspirationsstellung.
- Die Vitalkapazität nimmt ab.

➤ **Typische Behandlungsziele und Maßnahmen (s. S. 222 f.)**
- Von Anfang an intensive Haltungsschulung, um eine Einsteifung der Wirbelsäule in bestmöglicher Aufrichtung zu erreichen (s. S. 44 ff.).
- Mobilisation und Erhalten der Beweglichkeit aller Wirbelsäulenabschnitte und der Hüft- und Schultergelenke.
- Kräftigen der Rumpfmuskulatur, auch bei geringen Bewegungstoleranzen in der Wirbelsäule.
- Das Training der Bauchmuskulatur verhindert die von den Patienten als sehr störend empfundene Vorwölbung des Bauches und die damit verbundenen Blähbauch- und Verdauungsprobleme.
- Atemtherapie (s. S. 77 f.) mit Mobilisation des Thorax und Kräftigung des Zwerchfells.
- Ergänzend zur physiotherapeutischen Behandlung sind die Teilnahme an einer Bechterew-Gymnastikgruppe und regelmäßiger Sport (z. B. Joggen, Langlauf) empfehlenswert.

Aktivierte Arthrose

➤ **Allgemeines**
- *Synonym:* dekompensierte Arthrose.
- Nach akut entzündlichen Schüben können Kapselverklebungen, Schonhaltungen und der reaktive Hypertonus ausgeprägte Bewegungseinschränkungen verursachen.

➤ **Befundschwerpunkte**
- Reizerguß mit starkem Ruhe-, Belastungs- und Bewegungsschmerz.

➤ **Typische Behandlungsziele und Maßnahmen (s. S. 222 f.)**
- *Während des akuten Schubes:* s. chronische Polyarthritis.
- *Nach Abklingen der Entzündung:*
  - Kapseldehnung und Gelenkmobilisation (s. S. 98 ff. und S. 62 ff.).
- Weitere Behandlung s. Arthrose (S. 213 ff.).

Periarthritis humeroscapularis

- **Allgemeines**
  - *Synonyme:* Frozen shoulder, Adhäsive Kapsulitis, Idiopathische Schultersteife.
  - Sich selbst limitierende Kapsulitis des Schultergelenkes.
  - Erkrankungsdauer bis zu etwa 2 Jahren.
  - *Initialstadium* („Einfrierphase") maximal 12 Wochen.
  - *Zwischenstadium* („Frostphase") maximal 52 Wochen.
  - *Endstadium* („Auftauphase") maximal 52 Wochen.
  - Radikuläre Beschwerden im Bereich der Halswirbelsäule können den Krankheitsverlauf ungünstig beeinflussen und werden stets mitbehandelt.
- **Befundschwerpunkte**
  - *Im Initialstadium* geringe Bewegungseinschränkungen, vor allem in die Außenrotation (Kapselmuster). Starke Schmerzen, z.T. ausstrahlend in den Oberarm.
  - *Im Zwischenstadium* Zunahme der Bewegungseinschränkungen und kompensatorische Hypermobilität der Schultergürtelgelenke. Hypertonus der hebenden Schultergürtelmuskulatur. Nachlassende Schulterschmerzen.
  - *Im Endstadium* bilden sich die Bewegungseinschränkungen z.T. spontan zurück, typische Ausweichbewegungen sind automatisiert und bestehen weiter.
- **Typische Behandlungsziele und Maßnahmen (s. S. 222 f.)**
  - Dämpfen des Sympathikotonus, um die Entzündungsaktivität herabzusetzen, z.B. durch Mobilisation der Brustwirbelsäule oder Bindegewebsmassage (s. S. 88 ff.).
  - Schmerzen lindern (s. S. 59 ff.) und Schmerzreize in der Behandlung und im Alltag des Patienten unbedingt vermeiden.
  - Patient darin bestärken, Beweglichkeit nicht zu erzwingen und Alltagsbewegungen „am Schmerz vorbei" zu gestalten.
  - In den Phasen mit starkem Schmerz alle Möglichkeiten schmerzfreier Bewegung nutzen.
    - Pendelübungen bei nach vorne und zur Seite geneigter Körperlängsachse für die Flexion und Abduktion,
    - Gleitbewegungen des Humeruskopfes mit manueller Therapie (s. S. 98 ff.) und Bewegen vom proximalen Hebel aus sind meistens möglich.
  - Ausweichbewegungen im Sinne von zu früh einsetzenden weiterlaufenden Bewegungen des Schultergürtels, wie sie bei Heben des Armes gegen die Schwerkraft entstehen, werden durch realistische Ziel- und Richtungsangaben für die Hand bzw. den Arm vermieden (s. S. 39 ff.).
  - Entspannen der hypertonen Muskulatur (s. S. 65 ff.).
  - Endgradige Mobilisation des Schultergürtels erst ab dem Endstadium. Neu erreichte Bewegungstoleranzen muskulär stabilisieren (s. S. 70 f.).
  - „Abtrainieren" der Ausweichbewegungen durch geeignete Wahrnehmungshilfen und taktile Hilfen (s. S. 3 ff.).

Skelettsystemerkrankungen mit reduzierter Knochendichte – Grundsätzliche Gesichtspunkte

Allgemeines

- Durch verminderte Knochenstabilität erhöhtes Frakturrisiko.
- Häufig Fehlstellungen nach Frakturen.
- Ruhigstellungen nach Frakturen und reduzierte Mobilität führen zu Inaktivitätsatrophien und Kontrakturen.
- Tägliches hubarmes Bewegen und Isometrie beugen degenerativen Knorpelveränderungen, Atrophien und Kontrakturen vor (s. S. 79 f.).
- Entlastende und stützende Hilfsmittelversorgung (z. B. Schienen, Mieder).
- Bei Bedarf Hilfsmittel, die die Selbständigkeit des Patienten im Alltag unterstützen.

Physiotherapeutische Schwerpunkte der Behandlung (s. S. 183)

- **Der Patient soll risikoarme Bewegungsmöglichkeiten erkennen und nutzen.**
  - Der Patient erfährt, welche Bewegungsarten für sein Skelettsystem günstig oder ungünstig sind.
  - Langsame Gewichtsübernahme auf einen Körperabschnitt reduziert die Gefahr von Frakturen, z. B. Gehen und Bewegungsübungen in langsamem Tempo.
  - Beim Treppaufgehen am Geländer hochziehen, beim Treppabgehen evtl. zusätzlich Gehstock oder Stützen.
  - Bei schnell beschleunigenden und bremsenden Bewegungen und schnellen Richtungswechseln, typisch für viele Sportarten, treten kurzfristig hohe Belastungen auf. Auch wegen der Unfallgefahr sind sie ungünstig.
  - Bei ausreichender Mobilität stellt der Physiotherapeut ein Programm zum selbständigen Üben zusammen, das die Behandlung ergänzt.
- **Der Patient soll die verordneten Hilfsmittel als Teil des Behandlungskonzeptes akzeptieren und benutzen.**
  - Gangschulung und ADL-Training mit Hilfsmitteln (s. S. 24 f. und S. 53).

Osteoporose

➤ **Allgemeines**
- Stoffwechselstörung der Knochen mit Stabilitätsverlust.
- Starke Ausprägung besonders häufig bei Frauen in der Menopause.
- Entsteht auch nach Immobilisierung und Therapie mit Glukokortikoiden, bei chronischer Polyarthritis, Diabetes mellitus u. a. Erkrankungen.
- Tägliche, dem Stabilitätsverlust angepaßte Bewegung kann weiterem Knochenabbau vorbeugen und die Knochenneubildung anregen.

➤ **Befundschwerpunkte**
- Kein besonderer Befund.
- Langsamer Haltungsverfall und Verlust an Körpergröße durch Verformung der Wirbelkörper (sog. Keil- und Fischwirbelbildung).
- Vorsicht bei starken, lokal begrenzten Wirbelsäulenbeschwerden – häufig Symptom für Spontanfraktur!

➤ **Typische Behandlungsziele und Maßnahmen (s. S. 228)**
- Dosierte Mobilisation der Wirbelsäule, um eine bessere Aufrichtung zu erreichen.
- Entspannen und Dehnen verkürzter und verspannter Muskulatur, z. B. der geraden Bauchmuskulatur und des M. errector spinae im Lendenwirbelsäulenbereich (s. S. 65 ff.).
- Kräftigen der Rücken-, Bauch- und Beinmuskulatur ohne Widerstände oder mit gelenknahen Widerständen, um Scherbelastungen zu vermeiden.
- Achsengerechte Belastung anstreben:
  - Haltungsschulung (s. S. 44 ff.),
  - Bücktraining/Heben und Tragen (s. S. 48 ff.).
  - Rückenschonendes ADL-Training (s. S. 53).
- Dosiertes Koordinationstraining, um die Unfallgefahr herabzusetzen, z. B. Gehen auf weicher Matte, Übungen auf dem Pezziball.
- Entlastungsstellungen der Wirbelsäule (s. S. 51 f.).
- Teilnahme an Osteoporosegruppe empfehlen.

➤ Behandlung nach Frakturen: s. traumatologischer Teil.

Osteogenesis imperfecta

➤ **Allgemeines**
- *Synonyme:* Periostale angeborene Dysplasie, Glasknochenkrankheit
- Genetisch bedingte verminderte Kompakta- und Spongiosabildung und Bindegewebsschwäche.
- *Bei der Frühform* sehr geringe Lebenserwartung (ca. 2 Jahre).
- *Bei der Spätform* erste Frakturen im Kleinkinder- und Jugendalter.
- Die Knocheninstabilität bessert sich ab der Pubertät.
- Die Ausprägung der Erkrankung bestimmt die z. T. extremen Verformungen und Fehlstellungen der Knochen und Gelenke, die schon bei normaler statischer Belastung entstehen können.
- Steh- und Gehfähigkeit werden z. T. nur nach Korrekturosteotomien erreicht.
- Entlastende Schienen für die untere Extremität beugen Verformungen vor.
- Befreiung vom Schulsport.

Skelettsystemerkrankungen mit reduzierter Knochendichte – Spezieller Teil

- **Befundschwerpunkte**
  - Der Befund richtet sich nach dem Ausmaß der Fehlstellungen und der Mobilität des Patienten.
  - Bei Skoliose und Fehlstellungen der unteren Extremität: s. S. 187 ff.
- **Typische Behandlungsziele und Maßnahmen (s. S. 228)**
  - Kindern und Jugendlichen bei geringer Ausprägung der Erkrankung ausreichende Bewegungsmöglichkeiten verschaffen, z. B. Schwimmen, Bewegungsspiele ohne Gewinner.
  - Achsengerechte Belastung evtl. mit Schienen üben:
    - Haltungsschulung (s. S. 44 ff.)
    - Bücktraining, Heben und Tragen nur mit leichten Gewichten (s. S. 48 ff.)
    - Beinachsentraining (s. S. 29 f.).
  - Bei stärkerer Ausprägung Atrophie- und Kontrakturenprophylaxe (s. S. 79 f.).
- Behandlung nach Frakturen: s. traumatologischer Teil.

Gelenkerhaltende Operationen – Grundsätzliche Gesichtspunkte

Allgemeines

- Bei Osteotomien können sich die Zugrichtung des Muskels und/oder der Abstand zwischen Ursprung und Ansatz verändern.
- Der Patient lernt durch ein funktionelles, dem Stabilitätsgrad angepaßtes Koordinationstraining die Umstellung auf die neuen Achsenverhältnisse.
- Die differenzierte präoperative Befundaufnahme ist bei allen gelenkerhaltenden Eingriffen Wegweiser für die prä- und postoperative Behandlung.
- Postoperativ addieren sich die präoperativen funktionellen Probleme zu den typischen postoperativen Defiziten, die durch Schmerz, Angst und die Traumatisierung der Gewebe verursacht werden.

Physiotherapeutische Schwerpunkte der Behandlung

- Siehe auch: Physiotherapie in der Traumatologie, S. 140 ff., S. 166 ff., S. 153 ff., S. 145 ff.
- Sie entsprechen präoperativ der konservativen Behandlung (s. Physiotherapie in der konservativen Orthopädie S. 183).
  - Bewegungseinschränkungen konservativ mobilisieren und hypertone und verkürzte Muskulatur entspannen und dehnen (s. S. 62 ff. und S. 65 ff.), um den postoperativen Start zu erleichtern.
  - Zusätzlich wird der Umgang mit den postoperativ erforderlichen Hilfsmitteln geübt, z. B.
    - Gangschulung und ADL-Training mit der postoperativ üblichen Teilbelastung (s. S. 24 f. und S. 53),
    - En-bloc-Drehen usw.
- Postoperativ Pneumonie-, Kontrakturen-, und Dystrophieprophylaxe (Prophylaxen s. S. 79 f.).
  - Je nach Übungsstabilität und Belastbarkeit der operierten Struktur ist nur
    - Irradiation auf den operierten Körperabschnitt möglich (nicht übungsstabil/lagerungsstabil),
    - Bewegen unter Einschränkungen (bedingt übungsstabil),
    - Bewegen ohne distale Widerstände (übungsstabil),
    - Bewegen gegen dosierte distale Widerstände (Teilbelastbarkeit).
- *Bei voller Belastbarkeit*
  - Keine Einschränkungen für die Auswahl der Behandlungstechniken.
  - Bei Operationen am Becken und der unteren Extremität kann das Gehen ohne Hilfsmittel geübt werden.

Bandscheibenoperation

➤ **Allgemeines**
- Entfernung des prolabierten Bandscheibengewebes bei Nervenschädigung und Versagen konservativer Therapie.
- Präoperativ in der Regel Bettruhe und schmerzfreie Lagerung. Unterlagern der Lordose oder Stufenbettlagerung je nach subjektiver Schmerzempfindung.
- Postoperativ unterschiedlich lange Ruhigstellung.
- Für ca. 3 Monate nur hohes Sitzen erlaubt.
- *Bei Lähmungen:*
  - Hilfsmittelversorgung, z.B. Peroneusschiene, Gehstützen.
  - Paresenbehandlung (s.S. 75 f.).

➤ **Befundschwerpunkte**
- Bei peripheren Paresen wenn möglich präoperativ und postoperativ Muskeltest (s.S. 19 f.).
- Differenzierter Befund postoperativ nach der Ruhigstellung.

➤ **Typische Behandlungsziele und Maßnahmen (s.S. 231)**
- *Präoperativ*
  - En-bloc-Drehen.
  - Therapeutische Brücke für pflegerische Maßnahmen.
  - Überprüfen der schmerzfreien Lagerung.
  - Evtl. dosierte Mobilisation im schmerzfreien Bereich, falls dadurch Schmerzlinderung möglich.
- *Postoperativ*
  - Während der Ruhigstellung Prophylaxen und Stabilisationstraining der Wirbelsäule in Rücken- und Seitlage (s.S. 79 f. und S. 70 f.). In Seitlage auf die Nullstellung der Wirbelsäule achten, bei Bedarf unterlagern.
  - Nach der Ruhigstellung en-bloc-Aufstehen und Haltungsschulung (s.S. 44 ff.). Dosierte, hubfreie Mobilisation der Wirbelsäule unterstützt die bindegewebige Heilung (s.S. 119 ff.).
  - Rückenschonendes ADL-Training, z.B. An- und Ausziehen, Bücktraining (s.S. 53 und S. 48 ff.).
  - Teilnahme an einer Rückenschulgruppe der Sekundärprävention.

Pfannenverbessernde Operationen am Hüftgelenk

➤ **Allgemeines**
- Verschiedene Operationsarten (z.B. nach Pemberton, Salter, Chiari) zur besseren Überdachung des Femurkopfes. Fixierung mit Kirschner-Drähten, Schrauben oder Drahtcerclage.
- Evtl. Kombination mit Varisierungsosteotomie oder Derotations-Varisierungsosteotomie.
- *Ruhigstellung* im Becken-Bein-Fußgips für 6 Wochen.
- Bei Kleinkindern davon 3 Wochen hochgezogener Gips bis zum Brustkorb, um die Aufrichtung des Oberkörpers zum Sitzen zu vermeiden.
- Bis zum Schulkindalter anschließend Schederad bis zur Vollbelastung nach etwa 3 Monaten.
- Schuheinlagen zur Unterstützung der Längswölbung bei beginnender Belastung.

- **Befundschwerpunkte**
  - Entsprechen der Operationsindikation, z.B. Hüftdysplasie, M. Perthes (s.S.190ff. und S.220f.).
- **Typische Behandlungsziele und Maßnahmen (s.S.231)**
  - *Präoperative Behandlung* wie konservative Behandlung.
  - *Postoperativ bei Ruhigstellung*
    - Prophylaxen, besonders intensiv Atrophieprophylaxe durch Nutzen der Irradiation (s.S.123ff.).
    - Verbessern der Stützkraft der Arme, wenn später Gangschule mit Hilfsmitteln geübt werden soll.
    - Bei Becken-Bein-Fußgips kann die Flexion im Kniegelenk der nicht operierten Seite im Überhang geübt werden.
  - *Nach Gipsabnahme* Übungsstabilität.
    - Schonende Mobilisation des operierten Hüftgelenks, z.B. durch Bewegen vom proximalen Hebel aus, Behandlung im Schlingengerät (s.S.81ff.) und Einzelbehandlung im Bewegungsbad (s.S.84f.).
    - Kräftigen und Verbessern der Koordination der gesamten Hüft-, Bein- und Rumpfmuskulatur. Tonisieren der Fußmuskulatur.
    - Gangschulung mit der erlaubten Belastung (s.S.24f.).
    - Beinachsentraining (s.S.29f.).
  - *Bei Vollbelastung* Weiterbehandlung wie bei konservativer Behandlung.

Intertrochantäre Varisierungsosteotomie

- **Allgemeines**
  - Bei Hüftdysplasie evtl. in Kombination mit pfannenverbessernden Eingriffen.
  - Nachbehandlung richtet sich dann nach dem größeren Eingriff an der Pfanne (s.S.232f.).
  - Die Varisierungsosteotomie wird mit einer Winkelplatte fixiert.
  - Bei großem Antetorsionswinkel zusätzlich Derotation.
  - Die Korrektur des Schenkelhalswinkels verkleinert den Abstand zwischen Trochanter major und Becken.
  - Postoperativ Übungsstabilität (s.S.140f.).
  - Lagerung in leichter Abduktion.
  - Hubarmes Bewegen vermeidet Scherbelastungen auf die Osteotomie.
  - *Vollbelastung* nach ca. 3 Monaten.
  - Bei Beinlängendifferenz Schuhausgleich.
- **Befundschwerpunkte**
  - Entsprechen der Operationsindikation (z.B. Coxa valga, Coxa valga antetorta).
  - Schwäche der Abduktoren und dadurch typisches Duchennehinken.

- **Typische Behandlungsziele und Maßnahmen (s. S. 231)**
  - *Präoperative Behandlung* wie konservative Behandlung, zusätzlich Gangschulung ohne Belastung, evtl. Stützkraft der Arme verbessern.
  - *Postoperativ:*
    - Bei Derotation besonders auf Lagerung des Beines in Nullstellung zwischen Innen- und Außenrotation achten.
    - Schonende Mobilisation des Hüftgelenks, z. B. durch Bewegen vom proximalen Hebel aus (s. S. 62 ff.). Adduktoren entspannen (s. S. 65 ff.).
    - Kraft und Koordination der Abduktoren und Außenrotatoren verbessern, z. B. durch Haltearbeit bei gebeugtem Hüft- und Kniegelenk in verschiedenen Winkelstellungen des Hüftgelenks.
    - Gangschulung (s. S. 24 f.) und Beinachsentraining (s. S. 29 f.) mit der erlaubten Belastung.
  - *Bei Vollbelastung* Weiterbehandlung wie bei konservativer Behandlung.

Intertrochantäre Valgisierungsosteotomie

- **Allgemeines**
  - Wegen Beinverkürzung und hoher Biegebelastung des koxalen Femurendes frühe Operation.
  - Die Korrektur des Schenkelhalswinkels vergrößert Abstand zwischen Trochanter major und Becken.
  - Fixation mit Winkelplatte.
  - Lagerung in leichter Abduktion.
  - Übungs- und Belastungsstabilität wie intertrochantäre Varisierungsosteotomie (s. S. 233 f.).
  - Bei Beinlängendifferenz Schuhausgleich.
- **Befundschwerpunkte**
  - *Präoperativ:*
    - Bei sehr varischem Schenkelhals Abduktionseinschränkung durch den hochstehenden Trochanter major.
    - Abduktoren durch die Annäherung insuffizient.
  - *Postoperativ:*
    - Hypertonus der Abduktoren.
- **Typische Behandlungsziele und Maßnahmen (s. S. 231)**
  - *Präoperativ:*
    - Abduktoren entspannen und dehnen (s. S. 65 ff.).
    - Gangschulung ohne Belastung (s. S. 24 f.).
    - Evtl. Stützkraft der Arme verbessern.
  - *Postoperativ:*
    - Schonende Mobilisation des Hüftgelenks, z. B. durch Bewegen vom Becken aus.
    - Koordinationstraining für die Ab- und Adduktoren.
    - Scherbelastungen vermeiden, z. B. durch Gewichtsabnahme.
    - Gangschulung (s. S. 24 f.) und Beinachsentraining (s. S. 29 f.) mit der erlaubten Belastung.

Intertrochantäre Osteotomie nach Imhäuser

➤ **Allgemeines**
- Korrekturosteotomie zur Einstellung des Femurkopfes in die Gelenkpfanne bei Epiphysiolysis capitis femoris.
- Fixation mit Winkelplatte und Schraube.
- Die andere Seite wird auch bei fehlenden Krankheitszeichen prophylaktisch mit Kirschner-Drähten oder Schrauben fixiert.
- Postoperativ beidseits Lagerung in leichter Abduktion.
- Entlastung der osteotomierten Seite, z.B. mit Hüfthängebandage bis die Erkrankung ausgeheilt ist.
- Postoperativ beidseits Übungsstabilität und volle Belastbarkeit der prophylaktisch operierten Seite.
- Scherbelastungen der osteotomierten Seite vermeiden.
- Bei Beinlängendifferenz Schuhausgleich.
- Schuheinlagen zur Unterstützung der Längswölbung bei beginnender Belastung der osteotomierten Seite.
- Bei sehr übergewichtigen Kindern sofort postoperativ für das überlastete Standbein Einlagen geben.

➤ **Befundschwerpunkte**
- Die Patienten sind meistens übergewichtig.
- Das Hüftgelenk wird prä- und postoperativ in Außenrotation gehalten.
- Die Innenrotation ist stark eingeschränkt, z.T. wird die Nullstellung der Rotationen nicht erreicht.
- Bewegungseinschränkungen prä- und postoperativ in die Extension, meistens wird die Nullstellung nicht erreicht.
- *Präoperativ:*
  - Schonhinken.
  - Bestand es längere Zeit, sind Kraft, Koordination und Ausdauer der Hüft- und Beinmuskulatur stark reduziert.

➤ **Typische Behandlungsziele und Maßnahmen (s.S. 231)**
- Auf sorgfältige Lagerung in Nullstellung zwischen Innen- und Außenrotation achten.
- Schonende Mobilisation des Hüftgelenks vor allem in die Extension und Innenrotation, z.B. vom proximalen Hebel aus.
- Entspannen der Außenrotatoren (s.S. 65 ff.).
- Scherbelastungen vermeiden, z.B. durch Gewichtsabnahme.
- Verbessern der Kraft, Koordination und Ausdauer für die gesamte Hüft- und Beinmuskulatur.
- Tonisieren der Fußmuskulatur.
- ADL-Training wegen der langen Entlastungsdauer besonders wichtig (s.S. 53).
- Gangschulung mit der erlaubten Belastung (s.S. 24 f.).
- Beinachsentraining bei beginnender Teilbelastung (s.S. 29 f.).
- Erklären und Üben gelenkschonender Maßnahmen: z.B.
  - Reduzieren der Stehbelastung durch hohes Sitzen auf Tischkanten in der Schule.
  - Sorgfältiges Packen der Schultasche, um zusätzliche Gewichtsbelastung zu vermeiden.

Korrekturosteotomie bei Genu valgum oder varum

➤ **Allgemeines**
- Keilosteotomie suprakondylär oder unterhalb des Tibiakopfes oder Pendelosteotomie.
- Übungsstabilität bei Plattenosteosynthese.
- Bei Fixation mit Krampen oder Kirschner-Drähten Ruhigstellung im Oberschenkelliegegips für 6 Wochen, danach übungsstabil.
- Vollbelastung nach 3 Monaten.
- Bei Beinlängendifferenz Schuhausgleich.
- Bei *suprakondylärer* Osteotomie beim Sitzen darauf achten, daß die Stuhlkante nicht in Höhe der Osteotomie liegt (Scherbelastung bei Vorneigen des Oberkörpers).

➤ **Befundschwerpunkte**
- *Präoperativ* s. Genu valgum und Genu varum (S. 194 ff.).
- *Bei Gonarthrose* Bewegungseinschränkungen in die Flexion und Extension. Verschieblichkeit der Patella evtl. vermindert.
- *Postoperativ* häufig Kniegelenkserguß.

➤ **Typische Behandlungsziele und Maßnahmen (s. S. 231)**
- *Präoperativ:*
  - Wie bei Genu valgum und Genu varum (s. S. 194 f.).
  - Zusätzlich Gangschulung ohne Belastung (s. S. 24 f.).
  - Evtl. Verbessern der Stützkraft der Arme.
  - Dehnen der verkürzten Muskulatur (s. S. 65 ff.).
- *Postoperativ:*
  - Abschwellende Maßnahmen, z. B. Hochlagern, unterstütztes Bewegen im Hüftgelenk, Isometrie.
  - Bei Oberschenkelliegegips Anleiten zum Bewegen der nicht ruhiggestellten Gelenke (Hüftgelenk, Zehengelenke) und zum isometrischen Üben.
  - ADL-Training: An- und Ausziehen, Aufstehen und Hinsetzen.
  - Patienten, deren Armstützkraft oder Stehfähigkeit auf dem nicht operierten Bein nicht ausreicht, sollten zusätzlich mit einem Rollstuhl versorgt werden (nur eine Fußraste zum Hochlagern des operierten Beines).
  - *Sofortige Mobilisation auf einer Bewegungsschiene* beugt Kapselverklebungen vor und fördert die Knorpelernährung.
  - Bei Übungsstabilität schonende Mobilisation des Kniegelenkes und Gleitfähigkeit der Patella verbessern.
  - Schmerzfreie, kleine, alternierende Bewegungen in die Flexion und Extension fördern die Ergußresorption.
  - *Hitze- oder Kälteanwendungen* werden hinsichtlich ihrer Wirksamkeit unterschiedlich beurteilt (s. S. 86 f.).
  - Verbessern von Kraft, Koordination und Ausdauer der Hüft- und Beinmuskulatur.
  - Intensives Beinachsentraining und Gangschulung mit der erlaubten Belastung (s. S. 29 f. und S. 24 f.).

➤ Behandlung bei Gonarthrose: s. S. 214 f.

Temporäre Krampenepiphysiodese

- **Allgemeines**
  - Extraartikulärer Eingriff bei Jugendlichen zur Korrektur eines Genu valgum oder Genu varum oder bei Beinverkürzung.
  - Gekrampt wird femoral oder tibial oder beide Etagen zusammen.
  - Bei Genu valgum liegen die Krampen medial, bei Genu varum lateral, bei Beinverkürzung medial und lateral am längeren Bein.
  - Sofortige Übungsstabilität, in der Regel schnelle Belastbarkeit.
- **Befundschwerpunkte**
  - *Präoperativ* bei Genu valgum und Genu varum: s. S. 194 ff.
  - *Postoperativ* evtl. Bewegungseinschränkungen durch Gelenkerguß.
- **Typische Behandlungsziele und Maßnahmen (s. S. 231)**
  - *Präoperativ* bei Genu valgum und varum wie konservative Behandlung. Zusätzlich Gangschulung ohne Belastung, mit Teil- und Vollbelastung (s. S. 24 f. und S. 36 ff.).
  - *Postoperativ:*
    - Fördern der Ergußresorption durch schmerzfreie, kleine, alternierende Bewegungen in die Flexion und Extension.
    - Hitze- oder Kälteanwendungen werden hinsichtlich ihrer Wirksamkeit unterschiedlich beurteilt (s. S. 86 f.).
    - Zügige Mobilisation des Kniegelenkes (s. S. 62 ff.).
    - Gangschulung mit der erlaubten Belastung.
  - Weitere Behandlung bei Genu valgum und Genu varum wie konservative Behandlung.

Eingriffe bei habitueller Patellaluxation

- **Allgemeines**
  - Operativ wird der Luxationsweg der Patella nach lateral durch aktive oder passive Zügelung nach medial verhindert.
  - Entweder frühfunktionelle Nachbehandlung oder ca. 6 Wochen Ruhigstellung im Oberschenkelgips.
  - Vollbelastung nach 3 Monaten.
- **Befundschwerpunkte**
  - *Präoperativ* bei Genu valgum: s. S. 194 f. M. quadriceps z. T. atrophiert.
  - *Postoperativ* evtl. Kniegelenkserguß.
- **Typische Behandlungsziele und Maßnahmen (s. S. 231)**
  - *Präoperativ:*
    - Intensives Beinachsentraining (s. S. 29 f.).
    - Gangschulung ohne Belastung (s. S. 24 f.).
  - *Postoperativ:*
    - Intensiv abschwellende Maßnahmen, z. B. Hochlagern und Bewegen des Hüftgelenks.
    - Isometrie, vor allem für den M. vastus medialis.
    - Bei frühfunktioneller Behandlung zusätzlich hubarmes Bewegen im erlaubten Bewegungsausmaß.
    - Gangschulung mit der erlaubten Belastung (s. S. 36 ff.).

- Bei Übungsstabilität Mobilisation des Kniegelenkes und Verbessern der Gleitfähigkeit der Patella (s. S. 62 ff.).
- Schmerzfreie, kleine, alternierende Bewegungen in die Flexion und Extension fördern die Ergußresorption.
- Hitze- oder Kälteanwendungen werden hinsichtlich ihrer Wirksamkeit unterschiedlich beurteilt (s. S. 86 f.).
- Beinachsentraining (s. S. 29 f.).
- Muskeltraining für das gesamte Bein (s. S. 72 ff.).

Synovektomie

➤ **Allgemeines**
- Arthroskopischer oder offener Eingriff, z. B. bei Patienten mit chronischer Polyarthritis.
- *Postoperativ sofortige Mobilisation* des Gelenkes mehrmals täglich.
- *Bewegungsschiene* nach Eingriffen z. B. am Kniegelenk günstig.
- Bei Finger- und Zehengelenken evtl. dynamische Schienennachbehandlung.
- In der Regel schnelle Belastbarkeit.

➤ **Befundschwerpunkte**
- Präoperativ und postoperativ wie Grunderkrankung.
- Bei chronischer Polyarthritis s. S. 224 f.

➤ **Typische Behandlungsziele und Maßnahmen (s. S. 231)**
- *Präoperativ* wie konservative Behandlung.
  Zusätzlich Gangschule ohne Belastung und mit Teilbelastung (s. S. 24 f.).
- *Postoperativ:*
  - Schonende Mobilisation des operierten Gelenkes (s. S. 62 ff.).
  - Abschwellende Maßnahmen, z. B. Hochlagern der Extremität und Bewegen benachbarter Gelenke.
  - Kälteanwendung bei Schmerzen (s. S. 86 f.).
  - Gangschule mit der erlaubten Belastung (s. S. 24 f.).
- Weiterbehandlung richtet sich nach der Grunderkrankung.

Korrekturen von Fußfehlstellungen

➤ **Allgemeines**
- Verschiedene Operationsmethoden je nach Fehlstellung und Alter des Patienten.
- Postoperativ 6 Wochen Ruhigstellung im Oberschenkelliegegips.
- Danach Nachtschienen, Einlagen oder orthopädische Schuhzurichtungen.
- Bei reinen Weichteileingriffen (z. B. Achillessehnenverlängerung, Muskelversetzung) Vollbelastung nach 6 Wochen.
- Bei Osteotomien Vollbelastung nach 3 Monaten.

➤ **Befundschwerpunkte**
- *Präoperativ:* s. strukturelle Fehlstellungen, S. 195 bis S. 198.
- *Postoperativ* nach Gipsabnahme typische Atrophien.

➤ **Typische Behandlungsziele und Maßnahmen (s. S. 231)**
- *Präoperativ* wie konservative Behandlung: s. strukturelle Fehlstellungen, S. 195 bis S. 198. Bei älteren Kindern und Erwachsenen Gangschulung ohne Belastung (s. S. 24 f.).

- *Postoperativ:*
  - Abschwellende Maßnahmen, z. B. Bewegen des Hüftgelenks, Hochlagern.
  - Bei älteren Kindern und Erwachsenen Gangschulung mit der erlaubten Belastung.
  - ADL-Training mit dem Gips (Aufstehen, Hinsetzen, An- und Ausziehen).
  - Nach Gipsabnahme gezieltes Muskeltraining gegen die Fehlstellung, bei Muskelversetzung Muskelwert 3 (Arbeit gegen die Schwerkraft) anstreben (s. S. 19 f.).
  - Bei Achillessehnenverlängerung intensive Dehnung und Narbenbehandlung (s. S. 65 ff.).
  - Gleichgewichtsschulung mit und ohne Schuhzurichtung.
  - Gangschulung (s. S. 36 ff.).
  - Beinachsentraining (s. S. 29 f.).

➤ Behandlung bei subtalarer Arthrodese: s. S. 249.

Korrekturen von Zehenfehlstellungen

➤ **Allgemeines**
- Verschiedene Operationsverfahren je nach Fehlstellung, Alter und degenerativen Veränderungen der Gelenke.
- Postoperativ Ruhigstellung im Unterschenkelgips, Therapieschuh oder Drahtextension.
- Später z. T. Schuheinlagen, z. B. bei Spreizfuß.

➤ **Befundschwerpunkte**
- *Präoperativ:* s. statisch bedingte Symptome und Funktionskrankheiten, S. 206f.
- *Postoperativ* kein besonderer Befund. Schwellneigung.

➤ **Typische Behandlungsziele und Maßnahmen (s. S. 231)**
- *Präoperativ* wie konservative Behandlung. Zusätzlich Gangschulung mit der postoperativ erlaubten Belastung (s. S. 24 f.).
- *Postoperativ:*
  - Abschwellende Maßnahmen, z. B. Bewegen angrenzender Gelenke, Hochlagern.
  - Hitze- oder Kälteanwendungen werden hinsichtlich ihrer Wirksamkeit unterschiedlich beurteilt (s. S. 86 f.).
  - Gangschulung mit der erlaubten Belastung (s. S. 24 f.).
  - Bei Übungsstabilität Mobilisation des Gelenkes, ggf. unter Zug (z. B. bei Operation nach Hueter-Mayo).
  - Beinachsentraining, besonders üben der Längswölbung (s. S. 29 f.).

Operative Eingriffe bei habitueller Schulterluxation

➤ **Allgemeines**
- Verschiedene Operationsverfahren: Kapselraffung, Einbringen eines Knochenspanes, subkapitale Rotationsosteotomie u. a.
- Der M. subscapularis wird bei der vorderen Luxation häufig lateralisiert.
- Unterschiedliche Ruhigstellungszeiten im Gilchrist-Verband oder auf einer Abduktionsschiene.
- *Ärztliche Verordnung* soll über die Übungs- und Belastungsstabilität (Zug- und Druckbelastung) informieren und Angaben über ein evtl. operationsbedingtes, bleibendes Außenrotationsdefizit enthalten.

- **Befundschwerpunkte**
  - *Präoperativ:*
    - Haltungsbefund, besonders um die Lage des Schultergürtels auf dem Brustkorb und die Lage der Arme zu überprüfen.
      Arme können z. B. bei breitem Brustkorb nicht im Lot hängen.
      Pendelbewegungen des Armes im Schultergelenk sind dann nur bei Verlagerung des Oberkörpers zur Seite oder nach vorne möglich (s. S. 6 ff.: Physiotherapeutischer Befund).
    - Häufig Atrophie der Außenrotatoren und des M. deltoideus.
- **Typische Behandlungsziele und Maßnahmen (s. S. 231)**
  - Präoperativ und postoperativ Haltungsschulung mit Stabilisation der Brustwirbelsäule (s. S. 44 ff. und S. 70 f.).
  - *Postoperativ:*
    - Während der Ruhigstellung den Patienten zum Bewegen von Ellbogen-, Hand- und Fingergelenken anleiten.
    - Bei Abduktionsschiene auf Leichtgängigkeit des Ellbogenscharnieres achten – es soll kein Widerstand überwunden werden müssen.
    - Bei Lateralisierung des M. subscapularis 6 Wochen keine Anspannung oder Dehnung des Muskels.
    - Bei Übungsstabilität Mobilisation des Schultergelenkes bei zentriertem Humeruskopf.
    - Muskuläre Stabilisation des Schultergelenks und Muskeltraining für den gesamten Schultergürtel und Arm (s. S. 70 f. und S. 72 ff.).
    - Mobilisation und Stabilisation der Brust- und Halswirbelsäule.
    - Bei Schmerzen evtl. Eisanwendungen (s. S. 87) und Bindegewebsmassage (s. S. 88 ff.).

Naht oder Reinsertion bei Rotatorenmanschettenruptur

- **Allgemeines**
  - Am häufigsten ist die Ruptur des M. supraspinatus.
  - Bei größeren Defekten können auch der M. subscapularis und der M. infraspinatus betroffen sein.
  - Je nach Größe des operierten Defektes Ruhigstellung auf Abduktionsschiene oder Abduktionskissen (sog. Briefträgerkissen) bis zu 6 Wochen.
  - Nach ca. 3 Wochen auch Kombination zwischen Gilchrist-Verband tagsüber und Abduktionskissen für nachts.
  - Bei Impingement wird zusätzlich eine Dekompression durchgeführt (s. S. 241).
  - *Ärztliche Verordnung* sollte Angaben über die Übungs- und Belastungsstabilität enthalten (Zug- und Druckbelastung).
- **Befundschwerpunkte**
  - *Präoperativ:*
    - Funktionsverlust im Bereich des Schultergürtels und Schultergelenks.
    - Unsicheres Gefühl, evtl. Instabilität des Schultergelenks, Schmerzen.
    - Haltungsbefund, um die Einordnung Halswirbelsäule/Kopf und Schultergürtel/Arme zu überprüfen.

- *Postoperativ:*
  - Nach der Ruhigstellung insuffiziente Muskulatur und Bewegungseinschränkungen.
  - Evtl. Angst vor Bewegung.
- **Typische Behandlungsziele und Maßnahmen (s. S. 231)**
  - *Postoperativ:*
    - Während der Ruhigstellung wird der Arm täglich passiv in der Skapulaebene in die Abduktion bewegt, um Kapselverklebungen vorzubeugen.
    - Beginn mit unterstütztem Bewegen und weiterer Aufbau nach ärztlicher Verordnung.
    - Die aktive Außenrotation wird frühestens nach 6 Wochen geübt.
    - Dann auch endgradige Mobilisation des Gelenkes in allen Richtungen.
    - Muskuläre Stabilisation des Schultergelenks und Muskeltraining für den gesamten Schultergürtel und Arm (s. S. 70 f. und S. 72 ff.).
    - Mobilisation und Stabilisation der Brust- und Halswirbelsäule (s. S. 62 ff.).
    - Bei Schmerzen evtl. Eisanwendungen (s. S. 86 f.) und Bindegewebsmassage (s. S. 88 ff.).

Dekrompression bei Impingement

- **Allgemeines**
  - Durch Resektion des Lig. coracoacromiale und der Bursa subakromialis wird der subakromiale Raum ohne Stabilitätsverlust der Schulter erweitert.
  - Evtl. zusätzlich Narkosemobilisation.
  - Postoperativ Übungsstabilität, wenn keine Rotatorenmanschettenruptur vorliegt. Widerstände nur im schmerzfreien Bewegungsausmaß einsetzen.
- **Befundschwerpunkte**
  - *Präoperativ* s. konservative Behandlung S. 217.
  - *Postoperativ* hängt die Rückbildung der Symptomatik u. a. vom Zustand der Rotatorenmanschette ab.
- **Typische Behandlungsziele und Maßnahmen (s. a. S. 231)**
  - Präoperativ und postoperativ wie konservative Behandlung.
  - *Postoperativ:*
    - Die zentrierende Funktion der Rotatorenmanschette so früh wie möglich aktiv üben.
    - Mobilisation des Schultergelenkes (s. S. 62 ff.).
    - Beim Üben unkonventionelle Bewegungsmöglichkeiten nutzen, um die meist automatisierten Ausweichbewegungen zu umgehen (s. S. 39 ff.).

Operation nach Hohmann bei Epikondylitis

- **Allgemeines**
  - Operative Einkerbung der Sehnenplatte der betroffenen Muskulatur.
  - Evtl. zusammen mit sensibler Denervierung nach Wilhelm.
  - Postoperativ Ruhigstellung in Gipsschale für ca. 1 Woche.
  - Danach übungsstabil.
  - Vermeiden des schädigenden Verhaltens ist eine Prophylaxe vor weiteren Tendopathien.

- **Befundschwerpunkte**
  - *Präoperativ* s. konservative Behandlung S. 207 ff.
  - *Postoperativ* Schwellneigung.
- **Typische Behandlungsziele und Maßnahmen (s. S. 231)**
  - *Postoperativ:*
    - Entstauende Maßnahmen während der Ruhigstellung, Hochlagern.
    - Eis oder heiße Rolle (s. S. 86 f.).
    - Patienten zum Bewegen des Schultergelenkes während der Ruhigstellung des Ellbogengelenkes anleiten.
    - Nach der Ruhigstellung Mobilisation des Ellbogen- und Handgelenkes (s. S. 62 ff.).
  - Weiter wie konservative Behandlung.

Allgemeines

- Die Endoprothese kann mit oder ohne Knochenzement verankert sein.
- Die Belastungsstabilität ist unterschiedlich (ärztliche Verordnung).
- Es kann zur Überlastung des Implantates und der Gefahr von Lockerungen kommen:
  - *Die fehlende Propriozeption* der Endoprothese bei Kapsel- und Ligamentresektion stört anfangs die Koordination der Muskulatur.
  - Die postoperativ plötzlich vergrößerten passiven Bewegungstoleranzen können anfangs weder aktiv erreicht noch stabilisiert und kontrolliert werden.
  - Die Orientierung des Patienten am meistens schon lange bestehenden Gelenkschmerz als limitierendem Faktor für Bewegung und Belastung fehlen. Bei beidseitiger Gelenkerkrankung (z. B. Koxarthrose und chronische Polyarthritis) wird die zuerst operierte Seite dadurch zur Hauptbelastungsseite.
- Bei Endoprothesen des Hüftgelenks besteht für ca. 6 Wochen bis zur Bildung eines Kapselersatzgewebes Luxationsgefahr.
- **Beinlängenunterschiede** werden durch Schuherhöhungen ausgeglichen.

Physiotherapeutische Schwerpunkte der Behandlung

- s. a.: Physiotherapie in der Traumatologie, S. 140 ff. und S. 153 ff.
- **Der Patient soll die neuen Bewegungs- und Belastungsmöglichkeiten der Endoprothese nutzen, ohne das Implantat zu gefährden.**
  - Intensives Muskeltraining mit Haltephasen in den neu erreichten Winkelgraden der Bewegung (s. S. 70 f.).
  - Luxationsvermeidendes ADL-Training bei Endoprothesen des Hüftgelenks (s. S. 53).
  - Abtrainieren von Ausweichbewegungen, die nicht mehr nötig sind, z. B. Flexion in der Lendenwirbelsäule bei Vorneigen des Oberkörpers im Sitzen bei Flexionseinschränkung im Hüftgelenk (s. S. 39 ff.: Ausweichbewegungen).
  - Gangschule mit geeigneten Hilfsmitteln auch bei Vollbelastung, bis die muskuläre Stabilisationsfähigkeit die Druckbelastung im Gelenk reduzieren kann.

Totalendoprothese des Hüftgelenks

➤ **Allgemeines**
- Der operative Zugang und die Belastungsstabilität des zementierten oder nicht zementierten Modells sind Teil der ärztlichen Verordnung.
- Wegen der Luxationsgefahr in den ersten 6 Wochen postoperativ eingeschränkte Übungsstabilität.
- Generell keine Adduktion üben.
- Bei dorsolateralem operativem Zugang nicht die Flexion zusammen mit der Außenrotation, bei anterolateralem Zugang nicht zusammen mit der Innenrotation üben.
- Während der stationären Phase Lagerung mit Spreizkissen.
- Erhöhtes Sitzen vergrößert die Sicherheit und Selbständigkeit des Patienten.
- Ist die nicht operierte Seite bewegungseingeschränkt und schmerzhaft, z.B. bei beidseitiger Koxarthrose, umfaßt die physiotherapeutische Behandlung stets beide Seiten.
- Bei Flexions- und Extensionsdefiziten der nicht operierten Seite lernt der Patient, die besseren Bewegungstoleranzen der operierten Seite selbständig zu erhalten.

➤ **Befundschwerpunkte**
- *Präoperativ:* s. konservative Behandlung, z.B. Koxarthrose, S. 213 f.
- *Postoperativ:*
  - Meistens starke Schwellung.
  - Großer Unterschied zwischen passiven und aktiven Bewegungstoleranzen.
  - Evtl. Beinlängendifferenz.

➤ **Typische Behandlungsziele und Maßnahmen (s. S. 243)**
- *Präoperativ:* s. konservative Behandlung.
  - Zusätzlich luxationsvermeidendes Verhalten bei den ADL üben, z.B. Aufstehen aus dem Bett, Lagewechsel im Bett (mit Hilfe), Hinsetzen (ADL-Training, s. S. 53).
  - Stützkraft der Arme verbessern.
  - Gangschulung mit der postoperativ erlaubten Belastung (s. S. 24 f.).
- *Postoperativ:*
  - Intensiv Prophylaxen (s. S. 79 f.).
  - Kräftigen der Hüft- und Beinmuskulatur mit dem Schwerpunkt Stabilisieren der neuen Bewegungstoleranzen (Stabilisationsbehandlung, s. S. 70 f.).
  - Dehnen und Entspannen hypertoner und verkürzter Muskulatur, vor allem Adduktoren und Flexoren des Hüftgelenks (s. S. 65 ff.).
  - Beinachsentraining (s. S. 29 f.).
  - Haltungsschulung besonders wichtig, wenn präoperativ ein Extensionsdefizit des Hüftgelenks bestand (s. S. 44 ff.). Ist das andere Hüftgelenk nicht frei beweglich, kann die Statik der Wirbelsäule meistens nur im hohen Sitzen verbessert werden.
  - ADL-Training (s. S. 53).
  - Gangschulung (s. S. 24 f.).

Unikondylärer und bikondylärer Kniegelenkersatz

- **Allgemeines**
  - Verschiedene Modelle von der Teil- bis zur Totalendoprothese, zementiert oder zementfrei, mit oder ohne Patellarückflächenersatz.
  - Bei der Schlittenendoprothese kann das vordere Kreuzband erhalten sein.
  - Bei Genu valgum oder varum kann die Beinachse bei der Implantation etwas begradigt werden.
  - Bei Totalendoprothesen besteht in der Behandlung kein Unterschied zwischen reinen Scharniergelenken und Modellen mit Rotationskomponente.
  - Die postoperative Belastbarkeit ist Teil der ärztlichen Verordnung.
  - Ist die nicht operierte Seite bewegungseingeschränkt und schmerzhaft, z. B. bei beidseitiger Gonarthrose, umfaßt die physiotherapeutische Behandlung stets beide Seiten.
  - Bei Bewegungseinschränkungen besonders in die Extension der nicht operierten Seite lernt der Patient, die besseren Bewegungstoleranzen der operierten Seite selbständig zu erhalten.
  - Postoperativ unterstützt das hubfreie Bewegen mit der Motorschiene die Behandlung.
- **Befundschwerpunkte**
  - *Präoperativ:* s. konservative Behandlung, z. B. Gonarthrose, S. 214 f.
  - *Postoperativ* entsprechend dem Befund bei Totalendoprothese des Hüftgelenks (s. S. 244).
- **Typische Behandlungsziele und Maßnahmen (s. S. 243)**
  - *Präoperativ* wie konservative Behandlung.
    - Zusätzlich Gangschule mit der postoperativ erlaubten Belastung (s. S. 24 f.).
    - Evtl. Stützkraft der Arme verbessern.
  - *Postoperativ:*
    - Prophylaxen (s. S. 79 f.).
    - Mobilisation des Kniegelenks (s. S. 62 ff.), zu Beginn auch mit Bewegungsschiene.
    - Stabilisationsfähigkeit des Kniegelenks verbessern (s. S. 70 f.).
    - Dehnen und Entspannen hypertoner und verkürzter Muskulatur, besonders die Ischiokruralen (s. S. 65 ff.).
    - Intensives Muskeltraining (s. S. 72 ff.).
    - Beinachsentraining für eine axiale Belastung (s. S. 29 f.).
    - Gangschulung (s. S. 24 f.).

Gelenkversteifende Operationen – Grundsätzliche Gesichtspunkte

Allgemeines

- Die Einbuße an Beweglichkeit und die dadurch erforderlichen Kompensationen, Anpassungen und Hilfsmittel müssen vom Patienten verkraftet werden.
- Operative Fixation der Arthrodese mit Plattenosteotomie, Fixateur externe u. a. Osteosynthesematierial.
- Evtl. zusätzliche Ruhigstellung (Gips, Korsett).
- Postoperative Entlastung bei der unteren Extremität bis zu 12 Wochen, Bodenkontakt evtl. erlaubt. Belastbarkeit grundsätzlich erfragen.
- Angrenzende Gelenke können wegen der Überlastung Beschwerden verursachen, z. B. die Lendenwirbelsäule bei Arthrodese des Hüftgelenks.

Physiotherapeutische Schwerpunkte der Behandlung

- s. a.: Physiotherapie in der Traumatologie, S. 140 ff., S. 153 ff.
- **Der Patient soll seinen Alltag selbständig und sicher bewerkstelligen können.**
  - Präoperativ und postoperativ ADL-Training, z. B. Anziehen und Ausziehen, Lagewechsel usw. (s. S. 53).
  - In Zusammenarbeit mit dem Orthopädietechniker übt der Patient den Umgang mit evtl. erforderlichen Hilfsmitteln, z. B. Strumpfanzieher bei Arthrodese des Hüftgelenks.
  - Vor Arthrodesen der unteren Extremität präoperativ Gangschule mit der postoperativ erlaubten Belastung (s. S. 24 f.).
- **Der Patient soll angrenzende Gelenke vor Überlastung schützen.**
  - Training gelenkschonenden Verhaltens, z. B. Entlastungsstellungen für die Lendenwirbelsäule bei Arthrodese des Hüftgelenks (s. S. 51 f.).
  - Haltungsschulung (s. S. 44 ff.).

Spondylodesen

➤ **Allgemeines**
- In der Lendenwirbelsäule operativer Zugang von ventral oder dorsal.
- Bei Thorakalskoliose Spondylodese nach Harrington.
- *Postoperative Bettruhe* unterschiedlich – muß vom Arzt erfragt werden.
- Flache Rückenlage oder Lagerung in einer Gipsliegeschale.
- Der versteifte Wirbelsäulenabschnitt wird während des Übens muskulär stabilisiert.
- *Korsett oder Mieder* bis zu einem Jahr.
- Höheres Sitzen dann unbedingt ermöglichen, weil die Hüftgelenke nur ca. 90° gebeugt werden können. Bei niedrigem Sitzen bleibt kein Spielraum, um den Oberkörper nach vorne zu verlagern (s. Abb. 85 a – c).
- Sitzbeginn bei Operationshöhe untere Brustwirbelsäule und Lendenwirbelsäule erfragen.

a b c

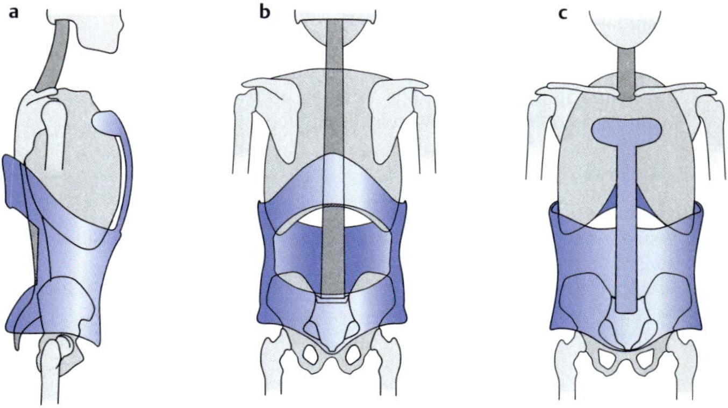

Abb. 85 a, b, c Korsett zur Ruhigstellung der Lendenwirbelsäule.

➤ **Befundschwerpunkte**
- *Präoperativ* bei Skoliose und Spondylolisthese: s. konservative Behandlung.
- *Postoperativ* flache Atmung, der operierte Bereich wird geschont.

➤ **Typische Behandlungsziele und Maßnahmen (s. S. 246)**
- *Präoperativ:*
  - Bei Skoliose und Spondylolisthese schonende Mobilisation des zu operierenden Wirbelsäulenabschnittes in die Korrektur.
  - Intensives Dehnen der verkürzten und hypertonen Muskulatur (s. S. 65 ff.).
  - Drehen en bloc für die postoperative Phase üben.
  - Bei anderen Erkrankungen evtl. isometrisches Üben der Rumpfmuskulatur erlaubt.
- *Postoperativ:*
  - Intensive Atemtherapie *ohne* Vibrieren und Klopfen (s. S. 77 f.).
  - Anleiten zur Thromboseprophylaxe (s. S. 79 f.).

- Isometrie für die Rumpfmuskulatur.
- Beine grundsätzlich einzeln anstellen lassen, um eine Verstärkung der Lordose als Gleichgewichtsreaktion auf das angehobene Beingewicht zu vermeiden.
- Kontrakturenprophylaxe nur bei langer Bettruhe erforderlich (s. S. 79 f.).
- Drehen und Aufstehen en bloc.
- Begleitung beim Gehen nur am Anfang wegen evtl. Kreislaufinstabilität erforderlich.
- Der Patient verkleinert die Schrittlänge, weil das Becken in der Wirbelsäule nicht drehen kann (s. S. 21 ff.: Gangbeschreibung).
- Stabilisation der Wirbelsäule (s. S. 70 f.).
- ADL-Training, z. B. Schuhe anziehen im Sitzen durch Überschlagen eines Beines wie im Schneidersitz mit Flexion/Abduktion/Außenrotation im Hüftgelenk (s. S. 53).
- Bücktraining: Vertikales Bücken, in den ersten Monaten mit zusätzlichem Abstützen des Oberkörpers (s. S. 48 ff.).
- Entlastungsstellungen (s. S. 51 f.).

– *Nach Korsett- bzw. Miederabnahme:*
  - Schonende Mobilisation der nicht versteiften Wirbelsäulenabschnitte.
  - Leichtes Konditionstraining zur Mobilisation der Rippen-Wirbelgelenke und zur Kräftigung des Zwerchfells empfehlen (s. S. 72 ff.).

Arthrodese des Hüftgelenks

➤ **Allgemeines**

- Versteifung in ca. 20° Flexion mit geringer Außenrotation und Nullstellung zwischen Abduktion und Adduktion.
- Postoperativ sorgfältige Lagerung, falls nicht in einer Gipsliegeschale oder Gipshose ruhiggestellt wird.
- Beginn der Gangschulung, Belastungsstabilität und Sitzbeginn (sehr hohes Sitzen auf einem Arthrodesestuhl) erfragen.
- Solange keine Belastungsstabilität besteht, müssen Bewegungen des Beckens vermieden werden, da sie den knöchernen Durchbau stören.
- Ungewollte Mitbewegungen des Beckens könnten beim Bewegen des nicht operierten Beines entstehen. Deshalb z. B. Gewichtsabnahme bei Bewegungen im Hüftgelenk der nicht operierten Seite gegen die Schwerkraft.
- Kniebeugung in Rückenlage mit Unterschenkelüberhang meistens innerhalb einer Woche erlaubt.
- *Hilfsmittelversorgung* in Zusammenarbeit mit dem Orthopädietechniker und der Ergotherapie (Strumpfanzieher, Arthrodesestuhl, Stehstuhl, verlängerter Greifarm usw.).
- Ausgleich der Beinverkürzung durch Schuherhöhung.

➤ **Befundschwerpunkte**

- Kein typischer Befund.
- Häufig starke Inaktivitätsatrophie durch die zugrundeliegende Erkrankung des Hüftgelenks.
- Postoperativ starke Schwellungen.

- **Typische Behandlungsziele und Maßnahmen (s. S. 246)**
  - *Präoperativ:*
    - Hilfsmittelversorgung einleiten, damit die Selbständigkeit des Patienten postoperativ so schnell wie möglich gefördert werden kann.
    - Kräftigung der Rumpf- und Unterschenkelmuskulatur, wenn die Erkrankung des Patienten dies zuläßt.
    - Gangschulung ohne Belastung (s. S. 24 f.) zur Vorbereitung auf postoperative Situation.
    - Stützkraft der Arme evtl. verbessern.
    - Mobilisation der Lendenwirbelsäule besonders in die Lateralflexion für die spätere Gehbewegung (Vorwärtsbringen des operierten Beines).
  - *Postoperativ:*
    - Intensiv Thromboseprophylaxe und Resorptionsförderung (s. S. 79 f.).
    - Isometrisches Üben beider Seiten.
    - Entlastungsstellungen für die Lendenwirbelsäule (s. S. 51 f.).
  - *Postoperative Gangschulung:*
    - Die Patienten verstärken auf der operierten Seite die Plantarflexion bei der Fußabrollung, um durch Kniestreckung auf der gesunden Seite den Fuß nach vorne zu bringen.
    - Bei Belastung der gesunden Seite wird das Becken der operierten Seite lateralflexorisch in der Lendenwirbelsäule angehoben, um den Fuß nach vorne zu bringen.
    - Schuhe mit kleinem Absatz erleichtern den meisten Patienten einen flüssigen Bewegungsablauf.
    - Bei Vollbelastung können einige Patienten lernen, ohne Hilfsmittel zu gehen, sonst reicht meistens ein Handstock.

Subtalare Arthrodese

- **Allgemeines**
  - Postoperativ in der Regel 12 Wochen Gipsruhigstellung, davon 6 Wochen Unterschenkelgehgips.
  - Anschließend entweder orthopädische Schuhversorgung oder feste Einlage.
- **Befundschwerpunkte**
  - *Präoperativ:* bei Fußfehlstellungen s. konservative Behandlung.
  - *Postoperativ* kein besonderer Befund. Starke Schwellneigung.
- **Typische Behandlungsziele und Maßnahmen (s. S. 246)**
  - *Präoperativ:*
    - Gangschulung ohne Belastung (s. S. 24 f.).
    - Stützkraft der Arme evtl. verbessern.
  - *Postoperativ:*
    - Resorptionsförderung, z. B. durch Hochlagern und Bewegen der Zehengelenke (s. S. 79 f.).
    - Gangschulung mit der erlaubten Belastung.
    - Nach Gipsabnahme Mobilisation des unteren Sprunggelenkes und der Metatarsalia (s. S. 62 ff.).
    - Stabilisationstraining für das obere Sprunggelenk, zur Verbesserung von Kompensationen bei Gleichgewichtsreaktionen.

Gelenkresezierende Operationen, Hüftgelenk – Grundsätzliche Gesichtspunkte

Allgemeines

- Bei Gelenkresektion wegen Infekten meistens längere Ruhigstellung und Bettruhe.
- Der Trochanter minor stützt sich in der Gelenkpfanne, der Trochanter major proximal davon am Becken ab.
- Daraus resultieren:
  - Ein *instabiles* Hüftgelenk
  - Eine *Beinverkürzung* von bis zu 8 cm.
  - *Insuffizienz* der angenäherten Muskulatur.
- Generell Beginn der Übungsstabilität, der Gangschulung und die Belastungssteigerung erfragen.
- Wegen der Instabilität nicht mit Zug und Druck arbeiten.
- Auch bei intensiver physiotherapeutischer Behandlung können weder die volle Kraft noch die freie Beweglichkeit wiedererlangt werden.
- Im Vergleich zur präoperativen Situation ist bei konsequenter Behandlung jedoch eine funktionell zufriedenstellende Situation für den Patienten möglich.
- Die Beinlängendifferenz wird durch orthopädische Schuhe ausgeglichen.
- Eine passive Stabilisierung des Hüftgelenks, z. B. durch eine Schiene oder Bandage ist auf Dauer selten nötig.
- Die weitere Hilfsmittelversorgung (z. B. Stehstuhl, Arthrodesestuhl) wird vor der stationären Entlassung eingeleitet.

Behandlungsschwerpunkte

- s. a.: Physiotherapie in der Traumatologie, S. 140 ff. und S. 153 ff.
- **Während der Ruhigstellung**
  - Intensive Thrombose- und Pneumonieprophylaxe und Resorptionsförderung (s. S. 79 f.).
  - Bein sorgfältig in geringer Abduktion und Neutral-Nullstellung zwischen Innen- und Außenrotation und Flexion und Extension lagern.
  - Evtl. Isometrie erlaubt.
- **Der Patient soll sein Bein kontrolliert im Hüftgelenk bewegen und sicher gehen können.**
  - Die Tendenz zur Außenrotation beim Gehen und Bewegen durch geeignete Orientierungspunkte am Körper des Patienten immer wieder korrigieren.
  - *Der Patient braucht viel Zeit,* um sich auf die veränderten anatomischen Bedingungen („neues Hüftgelenk", Beinverkürzung, angenäherte Muskulatur) und die orthopädische Schuhzurichtung einzustellen.
- **Der Patient soll angrenzende Gelenke vor Überlastung schützen.**
  - Training gelenkschonenden Verhaltens für die Lendenwirbelsäule (s. S. 54 f.).
  - ADL-Training (s. S. 53).
  - Entlastungsstellungen instruieren (s. S. 51 f.).

Girdlestone-Operation oder Entfernung einer Totalendoprothese

- **Allgemeines**
  - Die Kopf-Hals-Resektion und die Entfernung einer Totalendoprothese unterscheiden sich nicht in bezug auf die physiotherapeutische Behandlung.
  - Präoperativ kann der Patient wegen starker Schmerzen meistens nicht oder nur wenig belasten und benutzt bereits Unterarmstützen.
  - Bei Infekten evtl. Ruhigstellung und Bettruhe.
  - Postoperativ besteht eine Instabilität des Hüftgelenks.
  - Deshalb keine Zug- oder Druckbelastung ausüben, z. B. Gelenk nicht approximieren.
  - Übungs- und Belastungsstabilität und Beginn der Gangschulung erfragen.
  - Versorgung mit Stehstuhl und Arthrodesestuhl, evtl. auch verlängerter Greifarm und Strumpfanzieher.
- **Befundschwerpunkte**
  - Präoperativ schmerzhafte Bewegungseinschränkungen. Evtl. Inaktivitätsatrophien.
- **Typische Behandlungsziele und Maßnahmen (s. S. 250)**
  - *Präoperativ:*
    - Isometrie, wenn erlaubt.
    - Bei Bettruhe Prophylaxen (s. S. 79 f.).
    - Evtl. Gangschulung, wenn der Patient aufstehen darf und das Gangbild korrigiert werden muß (s. S. 51 f.), vorbereitend auf postoperative Situation.
  - *Postoperativ:*
    - Prophylaxen (s. S. 79 f.) und das Bein lagern.
    - Isometrie ist in der Regel erlaubt.
    - Bei Übungsstabilität vorsichtige Mobilisation (s. S. 62 ff.).
    - Ziel ist es, daß der Patient erhöht sitzen und mit Hilfsmitteln gehen kann.
    - Intensive Stabilisation in der Mittelstellung zwischen Innen- und Außenrotation in verschiedenen Beugewinkeln des Hüftgelenks (s. S. 70 f.).
    - Gangschulung mit der erlaubten Belastung, ab Sohlenkontakt mit den orthopädischen Schuhen (s. S. 24 f.).
    - ADL-Training, z. B. Schuhe an- und ausziehen (s. S. 53).
    - Entlastungsstellungen für die Lendenwirbelsäule (s. S. 51 f.).
    - Haltungsschulung (s. S. 44 ff.).

Sachverzeichnis

Wichtige Anmerkung zur Benutzung des Sachverzeichnisses:
Die fettgedruckten Zahlen bezeichnen die Haupttextstelle oder die Textstelle, an der ein Begriff definiert ist. Für weitere medizinische Fachausdrücke ist ein Glossar in das Sachverzeichnis integriert, außerdem sind die Abkürzungen an dieser Stelle erläutert. Für die Hauptdiagnosen ist die derzeit gültige ICD 10-Kodierung nach der Seitenzahl angegeben.

A

B

C

D

H

I

J

K

L

M

Q

R

S

T

U

V

Notizen

Notizen